Health Care- und Krankenhaus-Management

Begründet von Udo Janßen, Axel Olaf Kern, Clarissa Kurscheid, Thomas Schlegel, Birgit Vosseler und Winfried Zapp

Herausgegeben von Clarissa Kurscheid, Julia Oswald und Winfried Zapp

Die geplanten und bereits erschienenen Bände in der Übersicht:

Modul I: Gesundheitsökonomie und Gesundheitspolitik

- Markus Lüngen/Guido Büscher:
  »Gesundheitsökonomie«
- Clarissa Kurscheid/Andreas Beivers:
  »Gesundheits- und Sozialpolitik«

Modul II: Betriebswirtschaftslehre und Management in stationären und ambulanten Gesundheitseinrichtungen

- Winfried Zapp/Christine Fuchs/Uwe Bettig/Julia Oswald:
  »Betriebswirtschaftliche Grundlagen im Krankenhaus«
- Wolfgang H. Schulz/Nicole Joisten
  »Logistik, IT, Facility Management und Services«
- Winfried Zapp/Julia Oswald/Claudia Dues/Edgar Kempenich
  »Rechnungswesen und Finanzierung im Krankenhaus«
- Winfried Zapp/Julia Oswald/Sabine Neumann/Frank Wacker
  »Controlling und Reporting im Krankenhaus«
- Personalwirtschaft
- Sascha Saßen/Petra Gorschlüter
  »Klinisches Risikomanagement und Qualitätsmanagement«
- Marketing und Öffentlichkeitsarbeit

Modul III: Gestaltung von Managementsystemen in Gesundheitseinrichtungen Normatives Management und Strategie

- Achim Schütz
  »Leadership und Führung. Systemisch-Lösungsorientierte Handlungsoptionen für das Krankenhaus«
- Netzwerke und Strukturen
- Sylvia Schnödewind (Hrsg.)
  »Projekt- und Potenzialentwicklung in Krankenhaus und Gesundheitswesen«

Modul IV: Recht in der Gesundheitswirtschaft

- Unternehmensrecht im Krankenhaus

Achim Schütz

Leadership und Führung

Systemisch-Lösungsorientierte Handlungsoptionen für das Krankenhaus

Verlag W. Kohlhammer

1. Auflage 2016

Alle Rechte vorbehalten
© W. Kohlhammer GmbH, Stuttgart
Gesamtherstellung: W. Kohlhammer GmbH, Stuttgart

Print:
ISBN 978-3-17-023947-0

E-Book-Formate:
pdf: ISBN 978-3-17-024126-8
epub: ISBN 978-3-17-024127-5
mobi: ISBN 978-3-17-024128-2

Für den Inhalt abgedruckter oder verlinkter Websites ist ausschließlich der jeweilige Betreiber verantwortlich. Die W. Kohlhammer GmbH hat keinen Einfluss auf die verknüpften Seiten und übernimmt hierfür keinerlei Haftung.

Inhaltsverzeichnis

Geleitwort zur Reihe

In der dynamisch wachsenden und zunehmend komplexer werdenden Gesundheitswirtschaft ist in den letzten Jahren der Bedarf stark gestiegen, Management bezogenes theoretisches Wissen und praxisrelevantes Know-how zu beherrschen und zu vermitteln. Dieser Bedarf spiegelt sich u. a. in zahlreichen neuen Hochschulstudiengängen und vielfältigen Angeboten der beruflichen Fort- und Weiterbildung wider.

Die Reihe »Health Care- und Krankenhaus-Management«, die auf den Curricula einschlägiger Hochschulen und wichtiger Fortbildungseinrichtungen aufbaut, setzt hier an. Inhaltlich und didaktisch systematisch angelegt, erhebt sie den Anspruch, das breite Themenfeld weitgehend vollständig abzudecken.

Die in 14 Bänden modular aufgebaute Reihe möchte allen Studierenden und Dozenten der auf das Management in der Gesundheitswirtschaft bezogenen Studiengänge, Berufstätigen in Fort- und Weiterbildung aus Krankenhäusern und weiteren Einrichtungen des Gesundheitswesens und insbesondere (zukünftigen) Führungskräften und leitenden Mitarbeitern aus Ärztlichem Dienst, Medizin- Controlling, Pflegedienst, Marketing und Verwaltung ein hilfreiches Werkzeug für Studium und professionelle Praxis sein.

Die Herausgeberinnen und Herausgeber:
Clarissa Kurscheid, Julia Oswald und Winfried Zapp.

Der Autor

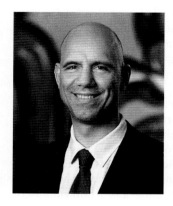

Achim Schütz
Diplom-Betriebswirt und Krankenhausgeschäftsführer im AGAPLESION gAG Konzern.

Teil I Führung und Leadership – Gut aufgestellt Führungstheorien im Wandel der Zeit

Abstract

Das Führen von Menschen ist eine komplexe und verantwortliche Aufgabe. Es beschäftigt die Menschheit nicht erst im modernen Managementzeitalter mit ihren mannigfaltigen Managementratgebern, Seminaren und Literaturempfehlungen. Schon die indischen Veden, die ältesten religiösen Schriften, enthalten Hinweise auf die Grundlagen und Voraussetzungen von Führung. Ebenso die Bibel und die Regeln christlicher Orden. Bass erwähnt, dass bereits vor 5000 Jahren ägyptische Hieroglyphen von Führung (seshemet), Führern (seshemu) und Folgern (shemsu) zeugen (Bass und Bernard 1990). Die Faszination charismatischer Führer, verbunden mit dem Mysterium, das herausragende Führung darstellt, führte zu Mythen und Legenden, die in der Entwicklung von Gesellschaften zentrale Bedeutung haben.

Daher gibt es mittlerweile auf dem Gebiet von Führung und Leadership eine fast unüberschaubare Anzahl von Management-, Führungs- und Beratungsliteratur. Dies liegt unter anderem an den unterschiedlichen Managementlehren zum Thema Führung und deren zugrunde liegenden Ideologien und Theorien.

Das Spektrum reicht von der

- philosophisch, theologisch, spirituell inspirierten Perspektive, wie z. B. bei Notker Wolf, Guntram Platter, Anselm Grün, die sich schwerpunktmäßig mehr mit den moralisch persönlichen Voraussetzungen von Führung beschäftigen über die
- psychologisch, eigenschaftsorientierte Perspektive, wie sie beispielsweise bei Gordon Allport, William James, Hans Eysenck, Daniel Coleman zu finden ist, die sich mit der Erforschung der Persönlichkeits- und Führungseigenschaften beschäftigen, um daraus Führungstheorien zu entwickeln, über die
- technisch, kybernetikbasierte, systemische Perspektive, von z. B. Taylor, Ulrich, Covey, Malik, die sich mit den Arbeitsprozessen, Handlungselementen beschäftigten,

bis hin zur Entwicklung von ganzheitlichen Rahmenkonzeptionen und komplexen Denkgerüsten für Führungsverhalten.

Aus diesen Perspektiven entwickelten sich in der Führungsforschung im Laufe der Zeit Eigenschaftstheorien, Verhaltenstheorien, Situationstheorien, Interaktionstheorien, Transformationstheorien und Systemtheorien der Führung. Das Ziel dieses Buches ist es, Studierende sowie Akteure in Wirtschaft, Verwaltung und Sozial- und Gesundheitswesen zu unterstützen, sich in diesem komplexen Themengebiet zu orientieren.

In Teil I des Buches werden die Begrifflichkeiten erläutert, wesentliche Führungstheorien und -modelle skizziert sowie deren Entwicklungen skizziert und zentrale Managementaufgaben beschrieben. Es wird der Frage nach der idealen Führungskraft und seinen Eigenschaften nachgegangen und zum selbstreflektierten Umgang mit Führungsverantwortung angeregt. Der Umfang dieses Buchteils ermöglicht einen Einstieg in das komplexe Führungs- und Managementthema. Für das detaillierte Studium einzelner Führungs- und Managementtheorien und -konzepte liefert ein umfangreicher Literaturteil wesentliche Hinweise. Dieser soll dazu einladen, sich mit einzelnen Aspekten bzw. Theorien von Führung näher zu beschäftigen.

Teil II des Buches erläutert das Konzept einer Systemisch-Lösungsorientierten Führung des Management by (systemic) Solution – MbS, einem Totalmodell der Führung. Dieses Modell zeigt neue Handlungsoptionen für Führungskräfte aus systemischer Perspektive auf. Sie beschäftigt sich mit den Limitationen klassischer Führungsvorstellungen vor dem Hintergrund einer durch vielfältige Wechselwirkungen geprägten und durch neue Technologien sich immer schneller ändernden, globalisierten Welt.

Dieser Teil des Buches verweist auf einen Mehrwert für Führungskräfte, der sich durch die Berücksichtigung folgender Aspekte ergibt:

- der Erkenntnisse der Allgemeinen Systemtheorie,
- der Erkenntnisse des systemischen Denkens,
- der Erfahrungen des Systemisch-Lösungsorientierten Coachings sowie
- der Transformation von Erkenntnissen aus den Naturgesetzen und der Psychologie.

Systemisch-Lösungsorientierte Führung ist ein mehrdimensionales und multifunktionales Führungsprinzip, welches die Handlungsoptionen von Führungskräften folgendermaßen erweitert: systemisch und lösungsorientiert. Damit realisiert MbS die Idee einer Doppelt-Werteorientierten Unternehmensführung (ökonomisch-wertorientiert – Economic Value und ethisch-werteorientiert – Summum bonum).

1 Grundlagen und Begriffe

1.1 Abgrenzung Führung, Leadership und Management

Eine Kernfunktion von Führung ist eine erfolgreiche Kommunikation. Die Grundlage dafür ist, einen einheitlichen, allgemeinverständlichen Code zu schaffen. Aus diesem Grund beginnt dieses Buch mit einer Begriffsbestimmung von Führung, Leadership und Management. Auch wenn die Begrifflichkeiten im Alltag häufig verwendet werden, kann das Verständnis dafür, was damit gemeint ist, durchaus abweichen.

Der deutsche Begriff »Führen« hat den gleichen etymologischen Ursprung wie »fahren«. Der Terminus wird aus dem germanischen »foran« abgeleitet und bedeutet im eigentlichen Sinne etwas in Bewegung setzen, jemanden den Weg zeigen, indem man mit ihm geht (Bluszcz 2004/2005).

In der Theorie und Praxis sind die Begriffe »Führung« und »Leitung« nicht einheitlich definiert. Ähnliches gilt für die Begriffe »Leadership« und »Management«. Sie werden häufig synonym verwendet (Rahn 2008). Teilweise werden die Bezeichnungen abgegrenzt, wobei jedoch wiederum unterschiedliche Betonungen anzutreffen sind. Das Sprachlexikon dict.leo.org übersetzt Leadership wörtlich mit die Führung, die Herrschaft, die Leitung, die Führerschaft, der Führungsstil, das Führungsverhalten, die Mitarbeiterführung. Das Wort »Management« wird einerseits als die aus dem amerikanischen stammende Bezeichnung für Unternehmensführung angesehen. Andererseits versteht man unter Management funktions- und prozessorientierte Komponenten und sieht managen im Zusammenhang mit Begriffen wie leiten, steuern oder lenken.

Oswald Neuberger hat in seinem Buch »Führen und führen lassen« die gebräuchlichsten Definitionen für »Führung« gesammelt und vier Seiten dafür benötigt (Neuberger 2002).

Aus seiner Orientierungsübersicht zum Thema Führung lässt sich vereinfacht folgende Abgrenzung ausmachen: Führung ist eine Aufgabe von Führungskräften, die Mitarbeiter so einzusetzen, dass sie die gewünschten Ergebnisse der Organisation erreichen. Oder noch kürzer: »Führungsaufgabe ist es, Mitarbeitern zu helfen, erfolgreich zu sein« (Neuberger 2002).

Nach Neuberger beziehen sich die Unterschiede in den Definitionen vor allem darauf, was führen, steuern, beeinflussen, einsetzen, manipulieren oder helfen und unterstützen bedeutet. Aus sozialpsychologischer Sicht ist Führung eine Sonderform der Interaktion. Sie ist geprägt durch das Machtgefälle zwischen

Mitarbeiter und Führungskraft. Aus organisatorischer Sicht ist Führung eine unternehmerische Funktion zur Leistungserstellung (Neuberger 2002 und Grannemann 2014).

Der Begriff der Führung betont nach der Definition von Hoefert die interpersonale Kompetenz im Prozess der Zusammenarbeit. Die Führung ist somit ein Prozess der zielgerichteten Einflussnahme auf einen Mitarbeiter oder eine Gruppe von Mitarbeitern, bei dem die Einflussnahme überwiegend persönlich ausgeübt wird (Hoefert 2007).

Der deutsche Hochschullehrer Horst-Joachim Rahn gilt als Spezialist der systemorientierten Personalführung. Er teilt Führung in Leadership als Synonym für Personalführung und Management als Synonym für Unternehmensführung ein. Für ihn ist Führung der Oberbegriff für die Begriffe Leadership und Management. Unter Management versteht er im funktionalen Sinne die Beschreibung von Prozessen und im institutionellen Sinne jene Personen, die Management wahrnehmen (Rahn 2008).

>»Wer seiner Führungsrolle gerecht werden will, muss genug Vernunft besitzen, um die Aufgaben den richtigen Leuten zu übertragen und genügend Selbstdisziplin, um ihnen nicht ins Handwerk zu pfuschen« (Theodore Roosevelt).

Notwendigkeit von Führung

Zu Beginn der Beschäftigung mit dem Thema Führung stellt sich eine grundsätzliche Frage: Ist Führung überhaupt notwendig? Zumindest evolutionsgeschichtlich hatte der Mensch immer einen Führer oder eine Führungselite, welche die Richtung vorgaben und denen vertrauensvoll gefolgt werden konnte. Führung gibt es vermutlich schon seit Beginn der Menschheit. Erste schriftliche Dokumente u. a. zum Thema Führung finden sich in den indischen Veden. Aber warum eigentlich? Warum hat die Evolution Führung als eine lohnende Erfolgsstrategie akzeptiert? Die Struktur der Führung hat sich im Verlauf der Menschheitsgeschichte weiterentwickelt und sich kulturell unterschiedlich eingebettet. Doch die grundlegenden Verhaltensmuster scheinen vom Leben nicht ausselektiert worden zu sein. Die Evolution erzwingt nicht für jede Gemeinschaft einen Führer, da sie unterschiedliche Formen der Zusammenarbeit erprobt und als erfolgreich akzeptiert hat. So gibt es beispielsweise Symbiosen, Schwärme, Insektenstaaten, Jagdpartnerschaften oder Familien. Es war eine spezielle Zusammenarbeit, bei der sich eine Gruppe zur Bewältigung ihrer gemeinsamen Aufgabe an einem Führenden orientierte. Dies erwies sich als erfolgreicher als eine ungeführte Gruppe. Sonst hätte die Natur diese Strategie aussortiert. Das Erfolgsmodell Führung musste sich auf Ebene der Gruppen bewähren, nicht auf individueller Ebene. Die geführte Gruppe überlebte erfolgreicher, nicht der Führende an sich. Der Erfolg beruht auf Kooperation und nicht auf dem Kampf um Macht. Ursprünglich ging es allein um die Frage, ob sich das neue Lebensmodell evolutionär bewährt. Das hat es, weil unsere Vorfahren mit der neuen Strategie größere Aufgaben bewältigen konnten als allein oder ungeführt (Alznauer 2007).

Aus psychologischer Sicht weist vieles darauf hin, dass der Mensch aus unterschiedlichen Gründen nach Führung verlangt. Menschen sehnen sich nach Führung, da sie sich davon Sicherheit und Stabilität versprechen. Insbesondere in Krisenzeiten wird der Ruf nach einer starken Führung hörbar (DPA 2014; Weimer 2009; Schabel 2012). Die Historie ist voll von solchen Beispielen. Manche Menschen geben gerne Verantwortung ab. Selbst über die Bestimmung für ihr eigenes Leben, indem sie sich führen lassen. Die Motive dafür können vielfältig sein. Beweggründe können beispielsweise die Angst vor dem eigenen Versagen sein, das Misstrauen in die eigenen Stärken, die Gewohnheit, andere Menschen über das eigene Leben bestimmen zu lassen, bloße Verantwortungslosigkeit, Ignoranz oder das bewusste Erleben von Erleichterung, einmal keine Führungsverantwortung übernehmen zu müssen. Oder es handelt sich um ein Phänomen, das die Sozialpsychologen »Ego-Depletion« nennen. Der Begriff stammt aus dem lateinischen »deplere«, was so viel wie »ausleeren« bedeutet. Die Ego-Depletion-Theorie beschreibt ein Phänomen aus der Sozialpsychologie für den Bereich des selbstregulatorischen Verhaltens. Demnach gibt es eine allgemeine Willensenergie, die für alle Handlungen relevant, aber insgesamt begrenzt ist. Diese Willensenergie ist eine Ressource, welche die allgemeine Selbstregulation eines Menschen speist. Somit ist die Fähigkeit zur Selbstkontrolle des Menschen abhängig von seiner Willensenergie. Diese Energie verringert sich bzw. wird aufgezehrt durch Entscheidungen und Handlungen, die eine hohe Selbstkontrolle verlangen. Das geschieht unabhängig von sonstigen Einflussfaktoren wie beispielsweise einer körperlichen Erschöpfung. Dadurch wird die Fähigkeit zur Selbstkontrolle beeinträchtigt. Dies kann dazu führen, dass die darauf folgende Aufgabe die Selbstregulationsperformanz vermindert und die Entscheidungs- und Umsetzungskraft schwächt. Die wird dann anderen überlassen oder nicht mehr wahrgenommen (Baumeister et al. 1998; Stangl 2015).

Ein weiteres Motiv, sich einer Führung anzuvertrauen, ist der zu erwartende Eigennutzen. Er lässt den Geführten demjenigen folgen, dessen Kompetenz (vermeintlich) den größten Erfolg verspricht. In den Fällen verzichtet der Geführte auf seine Autonomie. Aus Sicht der Sozialpsychologie verlangt der Mensch nach Führung und Leitung. Daher entsteht Führung von ganz allein. Wenn formell keine Führungsstruktur vorliegt und gelebt wird, bilden sich Führungsstrukturen in führungsleeren oder führungsschwachen Bereichen informell. Zudem hat Führung in einer Organisation eine schöpferische Bedeutung, da sie sicherstellt, dass entschieden und umgesetzt wird. So entsteht Leistung und die Produktivität steigt durch Arbeitsteilung. Die geteilte Arbeit wird durch die Führung abgestimmt und zielgerichtet wieder zusammengeführt (Grannemann 2011).

Führung versus Leitung

Vom Begriff der »Führung« abgegrenzt, kann »Leitung« als die formale Berechtigung zur Wahrnehmung bestimmter zugestandener Kompetenzen bezeichnet werden. Leitung und Leiten kann sich im engeren Sinne auf die Administration und das Administrieren reduzieren lassen. Wer leitet, muss nicht unbedingt Menschen führen. In diesem Sinn kann Leiten verstanden werden als anleiten und vorführen bzw. bei der Ausführung begleiten und dirigieren.

Führung versus Management

Management kann verstanden werden als eine zielbezogene Koordination von personellen und sachlichen Ressourcen. In diesem Sinne muss ein guter Manager mehr *Handwerker* sein und ist damit nicht zwangsläufig auch eine Führungspersönlichkeit. Hoefert merkt dazu an, dass Management umgangssprachlich einerseits für eine besondere Art der Tätigkeit steht (managen) und andererseits für eine herausgehobene Position in der Hierarchie (Manager) (Hoefert 2007).

Doch nicht nur in wirtschaftswissenschaftlichen Theorien finden sich Definitionen von Führung. Besonders auf dem Gebiet der Psychologie und Pädagogik haben sich Wissenschaftler mit dem Phänomen der Führung beschäftigt. Folgende Definitionen sind aus deren Sicht zum Thema Führung erwähnenswert:

- Nach Gudemann:
  Unter Führung versteht man die Leitung von Gruppen und Organisationen durch eine Person, die Befehls- und Entscheidungsgewalt besitzt. Die Führung hat die Aufgabe, die Ziele der Gruppe zu formulieren und zu verwirklichen. Sie wirkt nicht nur nach Außen, sondern regelt auch das Verhalten der Gruppenmitglieder im Inneren. Man kann zwischen zwei Arten von Führung unterscheiden. Die Führung, die Ideen und Ziele vorgibt sowie die Gruppe begründet, und die Führung, die sich aus einer bestehenden Gruppe bildet (Gudemann 1995).
- Nach Roth:
  Führung bedeutet für verschiedene Leute Unterschiedliches. Es gibt jedoch Grundannahmen, die als gemeinsamer Nenner dienen könnten. Demnach ist Führung:
  – ein Gruppenphänomen, welches die Interaktion zwischen mehreren Personen einschließt und die darauf abzielt, durch Kommunikationsprozesse Ziele zu erreichen,
  – eine intentionale soziale Einflussnahme, bei der es Differenzen darüber gibt, wer in einer Gruppe auf wen Einfluss ausübt und wie dieser ausgeübt wird (Roth 1989).
- Nach Brandstätter und Otto:
  Eine Organisation verfolgt bestimmte Ziele und entwickelt dazu Strategien und Pläne. Gemäß der klassischen Vorstellung aufgabenorientierter Führung werden Zielvorgaben von den oberen an die unteren Führungsebenen übermittelt. Dabei besteht die Führungsaufgabe vor allem darin, Arbeitsaufgaben zu verteilen und deren Ausführung zu kontrollieren (Brandstätter und Otto 2009).
- Nach Dubs:
  Führung lässt sich mit vier Dimensionen charakterisieren:

- Ziel- und Leistungsdimension, die eine zielorientierte Einflussnahme zur Erfüllung einer gemeinsamen Aufgabe beinhaltet. Sie beschreibt die Leistungs- und Erfolgsdimension der Führung.
- Organisationsdimension, die sich mit der Gestaltung einer strukturierten Arbeitssituation auf den Ebenen einer Aufbau- und Ablauforganisation befasst. Sie beinhaltet strukturierende, organisierende und koordinierende Aufgaben der Führung.
- Machtdimension, die den Umfang an Mitbestimmung, an Gestaltungs- und Entscheidungsprozessen festlegt. Die Machtdimension enthält den partizipativen Aspekt der Unternehmensführung.
- Beziehungsdimension, die den sozialen Aspekt zur konsensfähigen Gestaltung der Arbeits- und Sozialbeziehungen beinhaltet. Sie kennzeichnet die soziale, emotionale Haltung und die Beziehungen in einer Organisation (Dubbs 1994).

Leadership versus Führung

Wie ist es dazu gekommen, dass heute viel von Leadership gesprochen wird? Schließlich bedeutet Leadership in die deutsche Sprache übersetzt Führung! Einerseits mag die Antwort auf die Frage darin liegen, dass häufig Anglizismen im Wirtschaftsleben verwendet werden. Andererseits wurde der Unterschied zwischen Leadership/Führung und Management von dem amerikanischen Harvard Professor John P. Kotter nachhaltig geprägt. Er erläuterte in seinem Buch »A Force For Change: How Leadership Differs From Management« die Abgrenzung zwischen Managern und *wahren* Führern bzw. dem Managen und dem Führen. Er beschrieb den Manager als Verwalter, den Leader dagegen als Visionär. In diesem Sinn stehe Management eher für eine funktionale und prozessuale Sicht. Zu den Funktionen des Managements zählen planen, organisieren, führen und kontrollieren. Unter prozessualer Sicht ist die Steuerung des Einsatzes von Produktionsfaktoren zu verstehen.

Es sind die Tätigkeiten des Managements, die sich mit den Beschaffungs-, Produktions- bzw. Erbringungs- und Absatzprozessen unter Beachtung des ökonomischen Gesetzes beschäftigen (Kotter 1990). Das ökonomische Gesetz besteht aus dem Minimalprinzip – d. h. mit minimalem Mitteleinsatz ein angestrebtes bzw. vorgegebenes Ziel zu erreichen – und dem Maximalprinzip – d. h. mit gegebenen Mitteln einen größtmöglichen Nutzen zu erzielen.

Unter »Leader« versteht Kotter »wahre Führer«, die Mitarbeiter mit Visionen, Bildern und Emotionen führen, um sie dadurch zu inspirieren und zu motivieren. Im Gegensatz zu Guidance/Direction schafft erst Leadership Kreativität, Innovation, Sinnerfüllung und Wandel. Führung sei dagegen mehr eine ausführende Tätigkeit, im Sinne von (an-)leiten, (an-)führen, koordinieren, moderieren, kontrollieren und steuern (Kotter 1990).

Einige Jahre vor Erscheinen des Buches von James Kotter erschien 1977 ein Artikel in der Harvard Business Review von Harvard-Professor Abraham Zaleznik. In »Managers and Leaders: Are They Different?« hob er ebenfalls diese Unterschiede im Handeln von Managern und Leadern hervor (Zaleznik 1977).

Seit Kotters »A Force for Change« sind noch etliche Bücher erschienen, die das Leadership-Konzept ausführen. Ob das einen wesentlichen Zusatznutzen gebracht hat, kann angezweifelt werden. Zumal sich mit der Zeit einige Irrtümer eingeschlichen haben.

Der Begriff des »Leaders« wurde so idealisiert, dass plötzlich jede Führungskraft Visionen haben musste, um die Umwelt zu begeistern und mit Sinn zu bereichern. Manager wurden dadurch abgewertet. Kotter war jedoch der Meinung, dass ein Unternehmen beide Typen braucht. Zu keiner Zeit könnten Firmen ohne Manager auskommen, die darauf spezialisiert sind, alles perfekt zu organisieren. Zeiten steter Veränderungen und zunehmender Komplexität erfordern jedoch einen Leader. Dessen Aufgabe ist es, aus Individualisten Teams zu bilden, die Leistungsbereitschaft und -fähigkeit der Menschen zu fördern, Mitarbeiter entsprechend ihrer Eignung und Neigung einzusetzen, Veränderungen anzustoßen, neue Lösungswege aufzuzeigen und erstrebenswerte Ziele zu entwickeln. Für Kotter ist Leadership nichts Unspezifisches, Charismatisches und schon gar nichts Mysteriöses. Eine Unternehmensstrategie zu entwickeln und zu implementieren sei keine Zauberei, sondern nüchterne Arbeit. Vom Charisma hinge echte Führungskunst ebenso wenig ab wie von irgendwelchen herausragenden Charaktereigenschaften. Visionen bräuchten auch nicht brillant neuartig zu sein. Im Gegenteil, die besten Geschäftsideen seien nicht neu. Eine Erläuterung hierzu liefert das Buch »Oben bleiben. Immer« von Jim Collins (Collins 2012).

Wenn ein Unternehmen in einer Branche bisher eine unbedeutende Rolle spielte und dessen Manager plötzlich davon sprechen, die Nummer eins werden zu wollen, handele es sich um ein Hirngespinst, nicht um eine Vision (Kotter 1990). Mit Visionen meint Kotter keine utopischen Hirngespinste. Für ihn sind Unternehmensvisionen klare Bilder und Vorstellungen von lohnenswerten, realistischen und langfristig zu erreichenden Zielen. Um diese zu entwickeln wird keine geerbte Persönlichkeitseigenschaft benötigt. Vielmehr könne Leadership erlernt werden, so Kotter. Die Aufgabe von Unternehmen bestehe darin, ein geeignetes Umfeld zu schaffen, um Talente gezielt und mit langfristiger Perspektive zu entwickeln. Eine entsprechende Unternehmenskultur aufzubauen ist demzufolge die höchste Form der Führungskunst (Kotter 1990).

Management und Leadership kennzeichnen nach Kotter zwei archetypische Führungsfiguren, die sich in der Praxis allzu oft in wechselseitigem Unverständnis gegenüber stehen. Zu begreifen, dass und wie visionäre Führung und auf Ordnung sowie Perfektion gerichtetes Management Hand in Hand gehen können, bleibt der Schlüssel zum Erfolg, unabhängig davon, wie man dies benennt (Kotter 1990; Zaleznik 1977).

Leadership versus Management

Der Begriff »Management« stammt von den lateinischen Begriffen »manus agere« = an der Hand führen und »mansionem agere« = das Haus (für den Eigentümer) bestellen. Mit Management ist die zielgerichtete Steuerung des Unternehmens und die darin ablaufenden Prozesse gemeint. Management gilt auch als die Kunst, gemeinsam mit anderen Menschen etwas zu erschaffen.

Zwei unterschiedliche Perspektiven kennzeichnen die theoretischen Bemühungen um eine Unternehmensführungswissenschaft und definieren den Managementbegriff. Einerseits handelt es sich um die institutionelle (Fischer 1966) und andererseits um die funktional-prozessuale Perspektive (Steinmann 1981).

Die funktional-prozessorale Sicht beschreibt die Handlungen, die zur erfolgreichen Steuerung eines Unternehmens erforderlich sind. Sie sind unabhängig davon, auf welcher Führungsebene sie anfallen. Es handelt sich dabei um Tätigkeiten wie zum Beispiel planen, organisieren, steuern, moderieren, kontrollieren, koordinieren von Ressourceneinsatz und Personalführung.

Der institutionelle Bereich beschreibt die Personengruppe, die überwiegend organisatorische oder leitende Tätigkeiten ausübt. Die Unternehmensführung als Institution meint damit die Gesamtheit der Instanzen und des Personenkreises, die in Organisationen mit Führungsaufgaben betraut sind.

Eine ähnliche Begriffsbestimmung stammt von den beiden Autoren Peter Ulrich und Edgar Fluri. Sie definierten Management als die Leitung soziotechnischer Systeme in personen- und sachbezogener Hinsicht, mithilfe von professionellen Methoden und Werkzeugen. Management beinhaltet demzufolge zwei Dimensionen: eine sachbezogene und eine personenbezogene. Die sachbezogene Dimension bezieht sich auf Aufgaben, die aus den Unternehmenszielen resultieren. Die personenbezogene Dimension fokussiert sich auf den richtigen Umgang mit allen Menschen, auf deren Kooperation das Management zur Aufgabenerfüllung angewiesen ist. »Richtig« ist der Umgang mit Menschen, wenn er zur Aufgabenerfüllung beiträgt. Zu deren Bewältigung wurden Führungstechniken oder auch Führungsprinzipien bzw. -formen entwickelt (Ulrich und Fluri 1978).

Der funktionale Managementbegriff

Wie bei Fischer und Steinbach lassen sich auf Basis von Mary Coulter und Stephen Robbins die wesentlichen Funktionen des Managements in vier funktionale Kategorien wie folgt zusammenfassen:

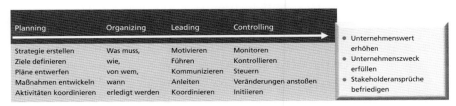

Abb. I.1.1: Die vier Funktionen des Managements (in Anlehnung an Robbins und Coulter 2011)

21

Zentrale Managementaufgaben sehen die Autoren in der Organisation von Routineprozessen, der Bewältigung von Veränderungen, der rechtzeitigen Adaption von strategischen und operativen Entwicklungen unter Berücksichtigung des steten Wandels, der Bewältigung von Krisen und der rechtzeitigen Entwicklung von Innovationen. Es geht dabei darum, die Welt als einen Prozess des ständigen Anpassens an die nie endenden Veränderungen zu sehen und die Führungsaufgaben in diesem Zusammenhang zu beschreiben.

Der institutionelle Managementbegriff

Abgeleitet aus dem funktionalen Managementbegriff sind Manager Führungskräfte, welche die Arbeit von Mitarbeitern planen, organisieren, koordinieren, überwachen und steuern, um die Erreichung der Unternehmensziele sicherzustellen.

Es gibt unterschiedliche Stufen in der Managementhierarchie mit unterschiedlich vorherrschenden Perspektiven. Das Top-Management (z. B. Krankenhausgeschäftsführer) beschäftigt sich überwiegend mit normativen, strategischen und langfristig wirksamen Themen. Das Middle-Management (z. B. Chefärzte, Pflegedienstleitung) widmet sich überwiegend dispositiven Aufgaben. Führungskräfte im First-Line Management oder auch Lower-Management (z. B. Stationsleitungen) genannt, sind in erster Linie für operative Führungsaufgaben mit kurzfristigen Steuerungszielen verantwortlich. Mit Nonmanagerial Employees sind Mitarbeiter ohne Führungsfunktionen gemeint, die Aufgaben mit überwiegend ausführendem Charakter haben.

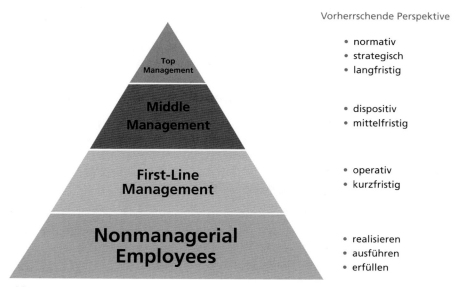

Abb. I.1.2: Institutioneller Managementbegriff (eigene Darstellung)

Folgende Übersicht stellt die wichtigsten Unterscheidungskriterien zwischen Management und Führung dar:

Tab. I.1.1: Unterschiede zwischen Führung und Management (in Anlehnung an Rost 1993)

	Führung	Management
Beziehung	Beeinflussung	Autorität
Fokus	Mensch	Unternehmen
	Führungskräfte streben nachhaltige Veränderungen an	Manager streben die Realisierung der Unternehmensziele an
Rollen	Führungskräfte und Mitarbeiter	Manager und unterstellte Mitarbeiter
	Führer	Entscheider
Ziele	Gestalten Ziele	Realisieren Ziele
Aufgaben	Schaffung und Commitment von Zielen	Erfüllung von Zielen
	Sozio-emotionale Aufgabe zur Durchsetzung und Sicherung der Führung	Schaffung und Aufrechterhaltung eines organisatorischen Gleichgewichts
	Normative Führungsaufgabe zur ziel- und zweckgerichteten Motivation und Zusammenhalt der Mitarbeiter	Dispositive Führungsaufgabe zur ziel- und zweckgerichteten Motivation und Zusammenhalt der Mitarbeiter
	Personen- und situationsbezogene Werte entwickeln durch Vertrauen, Überzeugung, Interessieren, Wertschätzen, Vorleben	Personen- und situationsbezogene Aufgaben umsetzen wie z. B. durch Zielvereinbarung, Delegation, Anweisungen, Information, Kritik, Konfliktsteuerung
Prozess	Prozesse und Aktivitäten definieren	Prozesse und Aktivitäten koordinieren
	Controlling der Prozesse	Monitoring der Prozesse
Funktion	Lokomotivfunktion	Kontrollfunktion

Ein Leader im Sinne von Kotter kann als ein Unternehmertyp verstanden werden, der die Merkmale von Führung und Management vereint.

Der US-amerikanische Wirtschaftswissenschaftler Warren G. Bennis war einer der führenden Autoritäten im Bereich der Führungstheorie. Als Berater von vier Präsidenten der USA hatte Bennis über viele Jahre großen Einfluss auf die US-amerikanische Regierung. Sein Buch, das er mit Burt Nanus als Co-Autor veröffentlichte, wurde von der Financial Times zu einem der 50 einflussreichsten Management-Titel gekürt (Burt und Nanus 1997). Für ihn ist Führung eine erlernbare Fähigkeit. Manager müssten jedoch bereit sein, dafür Energie und

Arbeit zu investieren und den Mut haben, sich bzw. ihre Einstellungen, Ansichten, Ideale usw. zu hinterfragen und ggf. zu ändern. Aus seiner Sicht unterscheiden sich Manager und Führer in vielen Punkten:

Tab. I.1.2: Unterschiede zwischen Manager und Führungskraft (in Anlehnung an Bennis und Nanus 1997)

Manager		Führungskraft
verwaltet	→	erneuert
ist eine Kopie	→	ist ein Original
erhält	→	entwickelt
konzentriert sich auf Systeme und Strukturen	→	konzentriert sich auf Menschen
verlässt sich auf Kontrolle	→	erweckt Vertrauen
denkt kurzfristig	→	denkt langfristig
fragt »Wie?« und »Wann?«	→	fragt »Was?« und »Warum?«
hält sein Auge auf der Bilanz	→	behält den Horizont im Auge
akzeptiert den Stauts qou	→	fordert den Status qou heraus
ist der klassische gute Soldat	→	ist ganz er selbst
macht die Dinge richtig	→	macht die richtigen Dinge

»Manager are people who do the things right, while leaders are people who do the right things« (Warren Bennis).

1.2 Führungsphilosophie und -kultur

Das Wort Philosophie entstammt aus dem Altgriechischen und bedeutet wortwörtlich »Liebe zur Weisheit«. Die Philosophie versucht, die Welt und die menschliche Existenz zu deuten und zu verstehen. Ein wesentlicher Sinn der Philosophie ist es, sich selbst und die Welt, in der wir leben, besser zu verstehen, um unser Handeln und die Sicht, aus der wir unsere Welt wahrnehmen, auf eine gut begründete Basis zu stellen. Das Streben nach Weisheit soll dem Verstand Orientierung und Sicherheit in allen lebenspraktischen Bezügen verschaffen und Werte und Normen für ein zielgerichtetes Handeln vermitteln. Es soll gleichsam die Unerschütterlichkeit des eigenen Verstandes durch das Geschehen in der Welt bewirken, sodass der Intellekt jede Lebenssituation souverän zu verarbeiten vermag.

Im übertragenen Sinne bedeutet dies, dass die Führungsphilosophie den normativen Bereich der Führungswissenschaft darstellt. Im Gegensatz zu der allgemeinen Philosophie hat die Führungsphilosophie kein Erkenntnisziel zum Gegenstand. Sie beschäftigt sich vielmehr mit impliziten (verdeckten) und expliziten (offenen) Werthaltungen als Mittel zur Veränderung von Führungsphänomenen. Sie umfasst die Gesamtheit von Grundeinstellungen und Normen und dient als Basis für die Ableitung und Ausgestaltung von Führungsmodellen, -systemen, -konzepten, -prinzipen, -stilen und -entscheidungen in einer Unternehmung. Sie dient ebenfalls als Grundlage für Führungsleitlinien, nach denen sich die Führungskräfte orientieren sollen. Führungsleitlinien nehmen beispielsweise Bezug auf die Themen Wertschätzung, Respekt, Vertrauen, Loyalität, Ehrlichkeit, Herzlichkeit, Demut, Souveränität, Verantwortungsbewusstsein, Disziplin, Bescheidenheit, Gelassenheit, Wahrhaftigkeit, Dankbarkeit, Transparenz, Glaubwürdigkeit, Höflichkeit, Commitment, Innovation, Zuverlässigkeit, Veränderungsbereitschaft, Identifikation, Teamorientierung, Geradlinigkeit, Ergebnisorientierung, Termintreue. Aufgrund des Abstraktionsgrads der Normen ist es oft schwierig zu erkennen, ob eine Führungskraft die Leitlinien überschreitet oder einhält. Sie bilden aber das Fundament der Diskussion, was Führung im Sinne der Führungsphilosophie ist.

Die Aufgabe der Führungsphilosophie liegt somit in der werteorientierten Festlegung der Führungstheorie. Sie rechtfertigt damit im Allgemeinen ein Führungsverhalten, was je nach Unternehmen durchaus unterschiedlich sein kann. Schließlich beeinflussen Werthaltungen das konkrete Verhalten von Führungskräften. Dies hat wiederum Auswirkungen auf die Führungsgrundsätze und -prozesse als Konkretisierung der Führungsphilosophie (vgl. Stiller 2013).

Die Führungsphilosophie stellt die Grundlage für das Führungsmodell dar, welches sich in einer Organisation entwickelt oder sie sich bewusst aussucht und implementiert. Das fördert ein gewünschtes bzw. sanktioniert ein ungewünschtes Führungsverhalten, was sich mit der Zeit zur gelebten Führungskultur entwickelt. Damit umfasst die Führungsphilosophie in einer erweiterten Begriffsabgrenzung sämtliche Verhaltensnormen, die alle Führungstätigkeiten in einer Organisation grundsätzlich bestimmen (Steinle 1978; Ulrich 1987).

Führungskultur

Aus der gelebten Führungsphilosophie und den damit verbundenen philosophisch-anthropologischen Anschauungen entwickelt sich eine Führungskultur. Das Wort »Kultur« stammt aus dem lateinischen Wort »cultura« und bedeutet so viel wie »Bearbeitung, Pflege«. Es ist im weitesten Sinne alles, was der Mensch selbst gestaltend hervorbringt. Im Gegensatz hierzu stehen die von ihm nicht geschaffenen und nicht veränderten Dinge. Die Führungskultur ist geprägt aus der Tradition, von dem jeweiligen Selbstverständnis, Anspruch und Status einer Organisation bzw. eines Systems und ist beeinflusst durch den jeweiligen Zeitgeist. Sie wird beschrieben als die Summe aller geschriebenen und ungeschriebenen akzeptierten Regeln in einem Unternehmen. Sie beinhaltet auch den Aspekt, welche Erwartungen bezüglich der Führung die Mitarbeiter haben und was charakteristisch an der Art und Weise der Führung ist sowie welche Einstellung die Unternehmensführung zu Führung hat (Grannemann 2011).

Eine Unternehmenskultur zeigt sich in seinem Orientierungssystem, das für die Organisation typisch ist. Es besteht aus Normen, Regeln und Ritualen, die sich im Unternehmen im Laufe der Zeit entwickelt haben. Die offensichtlichen Merkmale eines solchen Orientierungssystems sind die verbale und nonverbale Sprache, die Mimik, die Rituale, die Kleidung, die Art des Umgangs untereinander und mit Kunden, die Gewohnheiten und Gepflogenheiten usw. Die sichtbaren Teile der Führungskultur bestehen aus der Art und Weise wie Entscheidungen gefällt werden, dem Umfang der Kompetenzen, den Führungsinstrumenten, den Statussymbolen, dem Kommunikations- und Präsentationsstil sowie der Meetingkultur.

Die nichtsichtbaren Merkmale dieses Systems sind beispielsweise die grundlegenden Ansichten über die menschliche Natur, die Denkstrukturen sowie Geisteshaltungen in Bezug auf etwas. Beispielsweise in Bezug auf die Leistungsorientierung, Belastbarkeit, Umgang mit Zeit und Ressourcen u. v. a. mehr. Sie werden gelebt und an die nachfolgenden Generationen unwillkürlich weitergegeben. Solche Orientierungssysteme entstehen zwangsläufig. Sie gehen aus einem Grundbedürfnis des Menschen nach Sicherheit, Halt und Orientierung hervor. Das System hilft dem Menschen, sich in seiner Welt zurechtzufinden. Diese Strukturen verfestigen sich mit der Zeit.

Zunächst werden sie geprägt durch den Unternehmensgründer. Andere Führungspersönlichkeiten orientieren sich an ihm und an seinen Werten. Entwickelt sich das Unternehmen erfolgreich, werden diese Werte als Ursache für den Erfolg angesehen und verfestigen sich. Während sich zu Beginn die Unternehmenskultur durch die Werte und das Verhalten der Führungskräfte entwickelte, dreht sich das im Laufe der Zeit um. Das Führungsverhalten und die Werte werden an der Unternehmenskultur ausgerichtet. Dadurch entsteht homogenes Handeln.

Verfestigte Strukturen erweisen sich im Laufe der Unternehmensentwicklung als problematisch, beispielsweise wenn das Unternehmen auf geänderte Rahmen- und Marktbedingungen reagieren sollte und das notwendige Changemanagement durch das verfestigte Orientierungssystem blockiert wird. Dieses Phänomen lässt sich mit der Persönlichkeitsentwicklung eines Menschen vergleichen. Im Laufe seines Lebens entwickelt der Mensch Verhaltensweisen, die er in der Vergangenheit mehr oder weniger erfolgreich anwenden konnte und die sich mit der Zeit verfestigten. Irgendwann in seinem Leben kommt er an einen Punkt, an dem diese Verhaltensstrategie seine weitere Entwicklung blockieren und hemmen kann (▶ Teil II, Kapitel 3.1).

Daher ist aus systemischer Sicht der bewusste und achtsame Umgang mit solchen Phänomenen erfolgsentscheidend. Neu hinzukommende Führungskräfte sollten aus diesen Gründen dieses System und seine Werte achten und berücksichtigen. Insbesondere dann, wenn sie es ändern möchten. Schließlich rüttelt jeder Änderungsversuch an der Struktur des Orientierungssystems sowie seinen ehemals erfolgreichen Verhaltenskriterien und gefährdet aus Sicht der Mitarbeiter, bewusst oder unbewusst, ihr Bedürfnis nach Sicherheit und Orientierung. Immer dann, wenn sich Führung mit diesem Orientierungssystem, der gemeinsamen Grundhaltung des Unternehmens, auseinandersetzt, kann von der Arbeit an der Führungskultur gesprochen werden. Beispielsweise durch die Veränderung der Art und Weise der Kommunikation (Führungsstil), der Einführung von Mitarbeitergesprächen und Zielvereinbarungen (Führungsinstrumente), des Starts eines Changemanagement-Projektes (Methoden) oder im alltäglichen Umgang mit Mitarbeitern (Führungshandeln).

1.3 Führungsmodell, -theorie, -system, -prinzip und -konzept

Diese Begriffe werden häufig synonym verwendet, teils mit marginalen Abweichungen unterschiedlich beschrieben und interpretiert. Daher erfolgt zum besseren Verständnis folgende Begriffsabgrenzung:

- Eine Theorie ist ein System wissenschaftlich begründeter Aussagen zur Erklärung bestimmter Tatsachen oder Erscheinungen und der ihnen zugrunde liegenden Gesetzmäßigkeiten oder Geisteshaltungen bzw. eine Lehre über die allgemeinen Begriffe, Gesetze, Prinzipien eines bestimmten Bereichs.
- Ein System ist ein wissenschaftliches Schema, ein Prinzip, nach dem etwas gegliedert bzw. geordnet wird bzw. eine Form der staatlichen, wirtschaftlichen oder gesellschaftlichen Organisation.
- Ein Modell ist in der Wissenschaft ein Objekt oder Gebilde, das die inneren Beziehungen und Funktionen von etwas abbildet bzw. schematisch veranschaulicht, vereinfacht und idealisiert.
- Ein Konzept ist ein klar umrissener Plan oder ein Programm für ein Vorhaben bzw. ein Ideal oder eine aus der Wahrnehmung abstrahierte Vorstellung.
- Ein Prinzip ist eine feste Regel, die jemand zur Richtschnur seines Handelns macht, durch die er sich in seinem Denken und Handeln leiten lässt bzw. ein Grundsatz oder eine allgemeingültige Regel, auf der etwas aufgebaut ist.

Demzufolge können die Begriffe wie folgt voneinander abgrenzt und definiert werden:

Eine Führungstheorie ist eine Gesetzmäßigkeit, Lehre oder Betrachtungsweise, nach der auf Basis eines Führungssystems durch Gliederungen nach wissenschaftlichen Prinzipien ein Führungsmodell als ein schematisiertes Gebilde definiert und abgebildet wird. Sie versucht das Führungsgeschehen strukturiert zu typologisieren und abzubilden. Die Führungstheorien können kategorisiert werden in Eigenschafts-, Verhaltens-, Situations-, Interaktions-, Transformations- und Systemtheorien. Die Führungstheorien sind bzw. waren geprägt vom jeweiligen Zeitgeist und haben jede für sich ein Stück mehr zur Führungsforschung beigetragen.

Mittels eines Führungskonzeptes wird ein Führungsmodell, welches auf Basis einer Führungstheorie entwickelt wurde, in die Praxis umgesetzt. Eine Führungskonzeption enthält alle Elemente der Mitarbeiterführung in einem Unternehmen. Führungsprinzipien sind bei der erfolgreichen Umsetzung des Führungskonzeptes in die Organisation die Richtschnur des Handelns und Denkens. Somit sind letztlich Führungstheorie, -system, -konzept und -prinzip Module für ein ganzheitliches Gestaltungsmodell von Unternehmensführung. Sie sollen etwas darüber aussagen, wie Führung in Unternehmen vollzogen und gelebt wird bzw. werden soll.

> **Merke**
>
> Ein Führungsmodell unterstützt die Führung bei ihrer Führungsfunktion. Es basiert auf normativen Denkmodellen, die Aussagen dazu treffen, wie die Funktionsführung unter bestimmten Bedingungen im Unternehmen ausgeübt werden sollte.

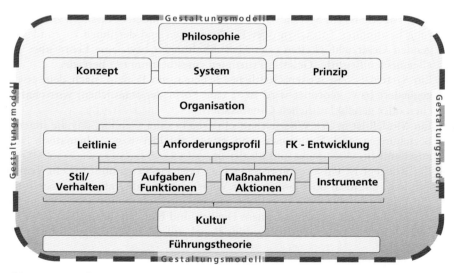

Abb. I.1.3: Gestaltungsmodell für eine ganzheitliche Führungsstruktur (eigene Darstellung)

Vereinfachte Erläuterung zum Modell

Eine Führungsphilosophie begründet mit ihren Werten den normativen Bereich des Führungsmodells und gibt der Führungstheorie ihr Fundament. Auf deren

Grundlage wird wiederum mittels eines Systems systemisch und systematisch mit entsprechenden Prinzipien ein Vorhaben konzipiert und realisiert. Dieses Konzept wird entsprechend der Kontextualität einer Organisation und seines Umfelds mittels operativer Leitlinien individuell umgesetzt. Dafür benötigt das Unternehmen Führungskräfte, die einem dazu erforderlichen Anforderungsprofil weitestgehend entsprechen bzw. mittels Maßnahmen dahin entwickelt werden können. Mit den für das Führungsmodell passenden Führungsstil und -verhalten werden Führungsaufgaben und -funktionen wahrgenommen und entsprechend unternehmerische Maßnahmen/Aktionen ergriffen sowie mittels erlernter Führungsinstrumente erfolgreich umgesetzt. Mit der Zeit ergibt sich aus dem gelebten Gestaltungsmodell der Führung eine systemimmanente Führungskultur.

1.4 Führungsmanagement

Unter Führungsmanagement versteht man die Aufgabe, wie Führung gehandhabt und organisiert wird. Es ist der Oberbegriff für die Gesamtheit aller Aufgaben der Unternehmensführung. Sie lässt sich in die Aufbau- und Ablauforganisation aufteilen. Die Aufbauorganisation gliedert die Aufgaben eines Unternehmens in Aufgabenbereiche, strukturiert die Verantwortlichkeiten und bestimmt die Kompetenzen, Funktions- bzw. Bereichszuständigkeiten. Sie legt die Rahmenbedingungen fest, welche Aufgaben von welchen Menschen mit welchen Ressourcen zu bewältigen sind. Sie wird in der Regel anhand eines Organigramms dargestellt.

Die Ablauforganisation baut auf den Ergebnissen der Aufbauorganisation auf. Sie regelt innerhalb des Rahmens der Aufbauorganisation die ablaufenden Arbeits- und Informationsprozesse indem sie die Unternehmensprozesse strukturiert. Unter anderem koordiniert sie die Aufgabenverteilungen, Datenflüsse, technische Hilfsmittel, Stellenprofile und Verantwortlichkeiten für die einzelnen Prozessabläufe. Ziel der Ablauforganisation ist es, die vorhandenen Kapazitäten optimal zu nutzen, die Bearbeitungszeiten zu minimieren, die Kosten zu optimieren und die Arbeitsplätze mitarbeitergerecht zu gestalten.

Nach Günter Wöhe sind die Aufgaben der Ablauforganisation, die Gestaltung der Arbeitsabläufe sowie die räumliche und zeitliche Strukturierung der Verrichtungen und Verrichtungsfolgen. Der Arbeitsablauf muss in verschiedener Hinsicht geordnet werden. Dabei ist zu unterscheiden in die Ordnung des Arbeitsinhalts, der Arbeitszeit, des Arbeitsraums und der Arbeitszuordnung (Wöhe 2013).

Die Prozesse können anhand von Prozesslandkarten, -modellen oder Flussdiagrammen visualisiert werden. Hierzu gibt es standardisierte Methoden, wie zum Beispiel Six Sigma, ein Managementsystem zur Prozessverbesserung. Zudem gib es zahlreiche Prozess-Managementsysteme (PMS) bzw. Business-Process-Management-Tools (BPM). Sie stellen den Zusammenhang zwischen Aufgaben, Organisationseinheiten, Prozessen, Techniken, Methoden, Informationen/Daten und Menschen dar, die eine Rolle spielen im Zusammenhang mit der Prozessstrategie, -modellierung, -analyse, -umsetzung, -einführung, dem -monitoring sowie dem -design (Fischermanns 2013).

Bei der Analyse von Geschäftsprozessen wird in der Regel unterschieden in Kernprozesse, Supportprozesse, Infrastrukturprozesse und dispositive Prozesse. Insbesondere dispositive Prozesse sind führungsrelevant, da es sich dabei um Prozesse handelt, die anweisen, regeln, moderieren und kontrollieren.

Ein wichtiger Bestandteil des Führungsmanagements, welcher oft unterschätzt wird, ist die Regelung einer festen Grundstruktur wie zum Beispiel:

- Managementtermine im Wochen-, Monats-, Quartals- oder Jahresrhythmus festlegen. Managementtermine bieten die Gelegenheit, über die Aktivitäten, Unterlassungen, Arbeitsbedingungen und die Zusammenarbeit zu diskutieren und diese zu verbessern.
- Struktur festlegen, wie Tagesordnungen erstellt, Protokolle geführt und Besprechungsergebnisse dokumentiert werden, damit diese auch an Dritte weitergegeben werden können. Eine Grundstruktur zur Kommunikation und Dokumentationsregelung ist notwendig, damit die Abläufe geregelt werden. Dazu zählen Betriebsvereinbarungen, Verfahrensanweisungen, interne Dokumentationen und Standards wie zum Beispiel Leistungsbeurteilungssysteme, Zielvereinbarungssysteme, Anleitungen für Mitarbeitergespräche und vieles andere mehr.

1.5 Führungsstile und -grundsätze

Mit dem Begriff »Stil« werden verschiedene Kategorien führungsrelevanter Verhaltensweisen klassifiziert. Ein Führungsstil ist die Art und Weise, wie eine Führungskraft seine Führungsaufgabe erfüllt. Sie ist die durch eine Besonderheit geprägte Art eines grundsätzlichen Verhaltensmusters der Führungskraft gegenüber dem Mitarbeiter. Gemäß Staehle wird Führungsstil definiert als ein langfristiges, relativ stabiles, von der Situation unabhängiges Verhaltensmuster der Führungskraft, das zugleich die Grundeinstellung gegenüber den Mitarbeitern zum Ausdruck bringt (Staehle 1999).

Zur Kategorisierung wurden Ausprägungen von Führungsverhalten mittels induktiver und deduktiver Verfahren zu Gruppen (Stile) zusammengefasst. Die induktive Methode ist eine Vorgehensweise, bei der von empirisch feststellbaren Sachverhalten ausgegangen wird. Aus Befragungen von Geführten werden führungsrelevante Verhaltensweisen erhoben und zu Führungsstilen kategorisiert. Die deduktive Vorgehensweise ist ein weiteres Prinzip zur Erforschung von Führungsstilen, indem theoretische Modelle durch Befragungen validiert werden. Hierzu können die Experimente auf Basis der Individualpsychologie und die Feldtheorie von Kurt Lewin herangezogen werden (Lewin 1982).

Die Erforschung effektiver Führungsstile stellt einen Fortschritt gegenüber dem Ansatz der Persönlichkeitseigenschaften (Trait Theory) dar. Die Trait Theory sucht typische angeborene Eigenschaften, die eine Führungspersönlichkeit ausmachen. Dazu gehören Merkmale wie Entscheidungsfreude, Entschlossenheit, Mut, Intelligenz, Selbstvertrauen oder Machtstreben. Die weitere Erforschung von Führungsstilen ergab, dass kein Zusammenhang zwischen Persönlichkeitseigenschaften und Führungserfolg besteht. Wie Hofstätter bemerkte, wurden auch Gebrechliche, Epileptiker, Krüppel, Morphinisten oder Personen ohne Redegewandtheit von ihrem Umfeld als Führer anerkannt (Hofstätter 1971).

Im Laufe der Führungsforschung wurden viele Führungsstile durch verschiedene Autoren definiert. Im Führungsalltag kommen sie in Rein- oder Mischformen zur Anwendung. Ihre Anwendung ist abhängig:

- von der Organisation (System): Je nach Erfahrung, Struktur, Ziel und Kultur eines Organisationssystems gibt es unterschiedlich wirksame Führungsstile. Beispielsweise sind die Mitarbeiter in einer auf die Kreativität der Individuen angewiesene Werbeagentur anders zu führen als Industriemitarbeiter mit überwiegend rein ausführenden Aufgaben.
- von der Führungskraft (FK): Nicht viele Mitarbeiter mit leitender Funktion beherrschen alle Führungsstile bzw. sind mit ihrer Persönlichkeit dazu geeignet. Eine Führungskraft mit ausgeprägtem Dominanz- und Machtstreben könnte bei der Aufgabe, die Belegschaft an der Führung des Unternehmens zu beteiligen und Verantwortung zu übertragen, Schwierigkeiten haben.
- von der jeweiligen Situation: Der identische Führungsstil kann je nach Kontext in verschiedenen Situationen völlig Unterschiedliches bewirken. So sind etwa aufgabenbezogen erfahrene Mitarbeiter anders zu führen als aufgabenbezogen unerfahrene Mitarbeiter (vgl. Hersey und Blanchard 1969).

Die Führungskraft kann durch ihren Führungsstil einen maßgeblichen Einfluss auf den Erfolg einer Organisation haben. Gut geführte Mitarbeiter sind zufriedener, motivierter und engagierter (BMWi 2012). Doch was heißt »gute« Führung und wie misst man sie? Untersuchungen zeigen, dass Unternehmen mit einer überdurchschnittlichen Mitarbeiterzufriedenheit auch wirtschaftlich erfolgreicher sind. Hinweise auf die Auswirkungen erfolgreicher Führung liefert das Gallup Institut. Seit 13 Jahren führt das Institut einmal jährlich eine Befragung zur Stärke der emotionalen Bindung deutscher Arbeitnehmer durch. Das Fazit: Unternehmen müssen zur Erreichung überdurchschnittlicher Ergebnisse dem Führungsverhalten größere Bedeutung beimessen als bisher. Der Führungsstil hat einen großen Einfluss einerseits auf den Unternehmenserfolg und andererseits auf die Motivation und Persönlichkeit der Mitarbeiter (Gallup 2015).

Anselm Grün hebt in seinem Buch »Menschen führen, Leben wecken« die Bedeutung von Führung hervor (Grün 2006). Diese geht alleine schon aus seinem prägnanten Buchtitel hervor. Aufgrund der Bedeutung von Führung stellen sich Fragen nach dem »richtigen« Führungsstil. Gibt es den einen richtigen Führungsstil überhaupt? Welche Personen bzw. Nachwuchskräfte sind als Führungskräfte geeignet? Welcher Führungsstil ist wirksam und erfolgreich? Kann eine Führungskraft unterschiedliche Führungsstile erlernen und situativ anwenden und wenn ja, wie? Die Führungsforschung hat sich zur Aufgabe gemacht, diese Fragen zu beantworten.

1.6 Führungsaufgaben, -instrumente und -techniken

Aufgabe eines Managers ist es, durch Planung, Organisation, Führung und Kontrolle die Mitarbeiter so einzusetzen, dass sie die gewünschten Ergebnisse der Organisation erreichen. Seine Aufgabe in der Rolle als Führungskraft ist es, personen- und situationsbezogene Werte durch Vertrauen, Überzeugen, Interessieren, Wertschätzen und Vorleben zu entwickeln. In dieser einfachen Definition finden sich vier Elemente von Führung:

- die Person der Führungskraft selbst mit seinem Persönlichkeitsprofil. Das bedeutet mit seinen Normen, Werten, Motiven, Erfahrungen, Idealen, Einstellungen, Prägungen, Eigenheiten, Empfindlichkeiten, Eigenschaften, Vorgeschichten, Fähigkeiten, Eignungen, Neigungen, seiner Sozialisierung, Erziehung, Kommunikationsfähigkeit und seinem Selbstorganisationstalent,
- die Mitarbeiter mit ihren ebenfalls sehr heterogenen Persönlichkeitsprofilen,
- die Organisation als das übergeordnete System, welches den internen Rahmen unternehmerischen Handelns bildet. Sie ist die Grundlage, auf der die zu erreichenden Ziele definiert und angestrebt werden mit ihren Regeln, Interaktionen und Interdependenzen und ihren (in-)formellen Strukturen,
- sowie das Unternehmensumfeld, welches als ein weiteres übergeordnetes System den externen Rahmen bildet. Dazu zählen beispielsweise die Branche, der Wettbewerb, der Gesetzgeber, die Gesellschaft und Politik mit ihren jeweiligen Regeln, Interaktionen und Interdependenzen auf die Organisation.

Auch wenn Teilaspekte dieser vier Elemente nicht oder nur schwer veränderbar sind und den Rahmen für Entscheidungs- und Handlungsoptionen setzen, muss die Führungskraft sie bemerken und beachten, um angemessen darauf reagieren zu können. Die sehr individuellen Eckpunkte dieses Beziehungsvierecks bilden für jede Führungskraft das persönliche Führungsfeld.

Wesentliche Führungsaufgaben innerhalb dieses Führungsfeldes sind:

- die Festlegung und Umsetzung der »richtigen« strategischen Ausrichtung des Unternehmens,
- die effektive und effiziente Koordinierung der Mitarbeiter in den unterschiedlichen, betrieblichen Teilbereichen,

- die Qualifizierung und Motivierung von Mitarbeitern und den ihren Eignungen und Neigungen angemessenen Einsatz,
- sowie die Lösung geschäftlicher Probleme von größerer Tragweite (Gutenberg 1982).

Insgesamt können die Führungsaufgaben und -funktionen den vier oben genannten Elementen zugeordnet und wie folgt schematisch dargestellt werden:

Tab. I.1.3: Das Führungsfeld: Schematische Darstellung von Führungsaufgaben und -funktionen (in Anlehnung an Grannemann 2011)

1. Transpersonale Führung		Entwicklung der eigenen Persönlichkeit	
1.1. Persönlichkeits-entwicklung	1.2. Kommunikations-fähigkeit	1.3. Führungseinstellung und -rolle	1.4. Führungsmandat und -auftrag
Selbsterkenntnis und -erfahrung der Stärken, Schwächen, Antreiber, Werte	Verbale und non-verbale Kommunikation, Struktur und Regeln der Kommunikation, Meetings und Besprechungen	Geisteshaltung, Verantwortungs-bewusstsein, Rollenverständnis, Führungsrepertoire	Formale Führungs-legitimation, Kongruenz von Verantwortung, Kompetenz und Ressourcen
2. Transaktionale Führung		Empowerment von Mitarbeitern, um ihnen zu ermöglichen, erfolgreich zu sein	
2.1. Ziele	2.2. Delegation	2.3. Steuerung, Moderation, Monitoring	2.4. Feedback
Erstrebenswerte Anreize setzen, dynamische Priorisierung und Orientierung	Nach Eignung und Neigung der Mitarbeiter Handlungs-spielräume definieren, Methodik der Delegation	Koordination und Moderation der Ressourcen, Kontrolle und Steuerung	Respektvolles, lösungs-, adressaten-, ressourcenorientiertes Feedback
3. Interpersonale Führung		Bindung zwischen Mitarbeiter und Führungskraft in der Organisation	
3.1. Beziehung	3.2. Motivation	3.3. Kompetenz-entwicklung	3.4. Team
Kommunikations- und lösungsorientierte Kooperations-regeln, Konfliktlösungs-strategien,	Stärken der Stärken, Förderung von Initiative und Engagement, Optimierung der Rahmenbedingungen Wir-Gefühl	Fachliche, emotionale und soziale Personalentwicklung, Förderung on und off the Job	Systemische Teamführung unter Beachtung der Gruppendynamik, Interdependenzen und Kohäsion
4. Transformationale Führung		Führungskraft als Unternehmer und Repräsentant im Unternehmensumfeld	

Tab. I.1.3: Das Führungsfeld: Schematische Darstellung von Führungsaufgaben und -funktionen (in Anlehnung an Grannemann 2011) – Fortsetzung

4.1. Strategie	4.2. Verbesserung	4.3. Positionierung	4.4. Veränderungsmanagement
Zukunftsfähige, erstrebenswerte neue Wege, Streben nach strategischer Effektivität, Mut und Vorsicht	Streben nach operativer Effizienz, Kaizen, Kontinuierliches Verbesserungs-management	Darstellung des Kundennutzens, Vernetzung im Markt und im Unternehmensumfeld, Umgang mit Stakeholdern	Achtsamkeit, Selbstbewusstsein, Veränderungsbereitschaft und -fähigkeit, Fähigkeit loszulassen, denken in Lösungen

Führungsinstrumente sind Werkzeuge, Hilfsmittel und das Rüstzeug, das hilft, die Führungsaufgaben umzusetzen und Führungsfunktionen zu erfüllen. Sie befinden sich in der Hierarchie des Führungsmodells in der untersten Ebene. Ihr folgen unmittelbar die Umsetzungen: die Führungsaktionen, Führungsmaßnahmen, Führungsprojekte. Das können beispielsweise die Delegation einer Aufgabe, die Durchführung einer Teamentwicklung, Strategiesitzung, Besprechung, die Umsetzung einer Maßnahme oder die Vorbereitung eines Mitarbeiters zur Übernahme einer neuen Aufgabengruppe sein. Führungsaktionen, -maßnahmen und -projekte beinhalten in aller Regel eine Kombination mehrerer Instrumente oder Werkzeuge (Grannemann 2011). Ein Instrument ist etwas »Handfestes«, d. h. nicht abstrakt, sondern stattdessen konkret anwendbar und anschaulich. Beispiele hierfür sind:

Tab. I.1.4: Beispielhafte, schematische Darstellung von Führungsinstrumenten (in Anlehnung an Grannemann 2011)

Analyseinstrumente, Checklisten	Darstellungen, Übersichten, Visualisierungen	Leitfäden, Instruktionen	Gespräche, Termine, Meetings	Ergebnisse/ Protokolle, Akten
Aufgaben- und Problemanalyse, Lösungs- und Ideenworkshops, Tests und Fragebögen	Prozesslandkarten, Leitbilder, Strategien, Strategische Geschäftseinheiten, Aufgabenchecklisten	Gesprächsleitfäden, Verfahrensanweisungen, Geschäftsordnungen, Prozesshandbücher, Stellen- und Positionsbeschreibungen	Struktur von Jour Fixe-, Delegations-, Motivations-, Coaching-, Feedbackgespräche, Gremientreffen	Verbindliche Tagesordnungen, Gesprächsprotokolle, Absprachen, Abstimmungen, Vereinbarungen

Das persönliche Führungsfeld erfolgreich auszufüllen kann als Führungskompetenz bezeichnet werden. Der Erfolg kann gemessen werden an der Erfüllung der Erwartungen der Stakeholder wie zum Beispiel der Kunden, der Mitarbeiter, des Fiskus, der Kapitalgeber und der Öffentlichkeit und an der Erreichung gesetzter Ziele. Insbesondere aufeinander abgestimmte Kennzahlensysteme sind geeignet, den Zielerreichungsgrad festzustellen (Schütz 2015). Dabei kommt neben den quantitativen Zielen wie zum Beispiel Rentabilitäts-, Liquiditäts-, Wachstums, Vermögens- und Kapitalkennzahlen den qualitativen Frühindikatoren, wie beispielsweise Mitarbeiter- und Kundenzufriedenheit, eine immer größere Bedeutung zu (Schütz 2015; vgl. hierzu auch: Robbins et al. 2011a; Staehle 1999; Steinmann und Schreyögg 2005).

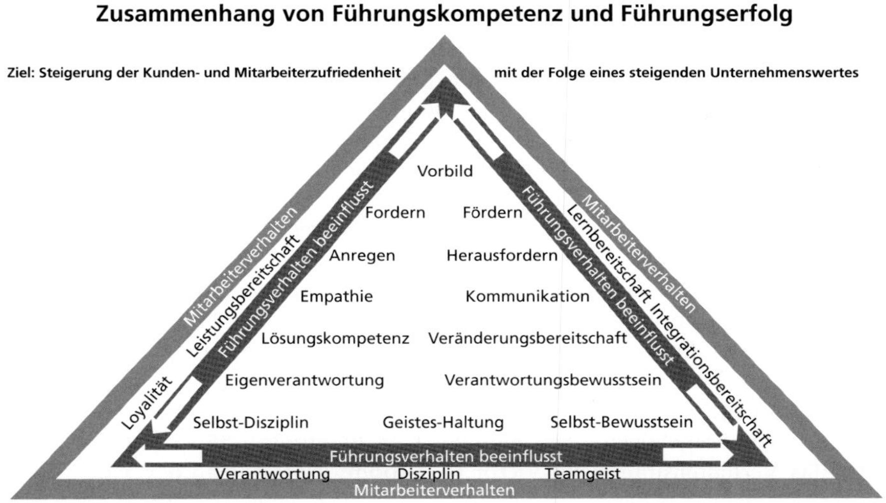

Zusammenhang von Führungskompetenz und Führungserfolg

Ziel: Steigerung der Kunden- und Mitarbeiterzufriedenheit   mit der Folge eines steigenden Unternehmenswertes

Vorbild
Fordern   Fördern
Anregen   Herausfordern
Empathie   Kommunikation
Lösungskompetenz   Veränderungsbereitschaft
Eigenverantwortung   Verantwortungsbewusstsein
Selbst-Disziplin   Geistes-Haltung   Selbst-Bewusstsein

Mitarbeiterverhalten · Leistungsbereitschaft · Führungsverhalten beeinflusst · Loyalität

Mitarbeiterverhalten · Lernbereitschaft Integrationsbereitschaft · Führungsverhalten beeinflusst

Führungsverhalten beeinflusst
Verantwortung   Disziplin   Teamgeist
Mitarbeiterverhalten

Abb. I.1.4: Zusammenhang zwischen Führungskompetenz und Führungserfolg (in Anlehnung an Pelz 2015a)

»Technik« kann definiert werden als eine besondere, in bestimmter Weise festgelegte Vorgehensweise bzw. die Gesamtheit von Maßnahmen. Übertragen auf Führung sind unter Führungstechniken alle Instrumente und Maßnahmen zur Realisierung von Führungskompetenz zu fassen. Sie haben zum Ziel, die Führungskräfte von Routineaufgaben bzw. operativen Aufgaben zu entlasten, um sie für »echte« Führungsaufgaben freizustellen. Die Führungsaufgaben bestehen aus normativen und strategischen Entscheidungen sowie deren Planung, Organisation, Steuerung und Kontrolle zur effektiven und effizienten Umsetzung. Diese Entscheidungen sollten frei von individuellen egoistischen Strukturen und Verstrickungen sein und den Fokus ausschließlich auf eine (Doppel-)Werteorientierte Unternehmensentwicklung richten (▶ Teil II, Kapitel 6.1). Die Führungskraft sollte die Mitarbeiter unterstützen sich zielorientiert weiterzuentwickeln, damit sie mehr Selbstständigkeit bei der Ausführung ihrer Arbeit erreichen. Mit einer größeren Selbstständigkeit soll deren Motivation erhöht werden, um ihre Arbeitsleistung zu steigern.

Einige Management by Techniken werden den Führungstechniken zugerechnet. Gegenstand der Techniken sind primär organisatorische Problemlösungen (vgl. Baumgarten 2002; Rühli 1995).

1.7 Anforderung an eine Führungskraft

Wie in Teil I, Kapitel 1.6 beschrieben, sollte eine ideale Führungskraft ihr Führungsfeld erfolgreich ausfüllen. Die Besetzung von Führungsstellen ist entscheidend für den Fortbestand eines Unternehmens. Viele Organisationen scheitern aufgrund von falschen Führungsentscheidungen oder -verhalten. Daher kommt der Auswahl und der Ausbildung von Führungskräften eine große Bedeutung zu. Was zeichnet eine ideale Führungskraft jedoch aus? Nach welchen Kriterien sollten (künftige) Führungskräfte ausgewählt werden? Welche Eigenschaften, Charakterzüge oder Persönlichkeitsmerkmale müssen die Kandidaten mitbringen? Wie kann man die Fähigkeiten der Führungskräfte verbessern?

Voraussetzung für die »richtige« Auswahl und Entwicklung von Führungskräften ist eine zuverlässige Diagnose der Führungskompetenz. Dazu haben Forschung und Praxis zahlreiche Diagnose-Instrumente entwickelt. Zu den wichtigsten zählen unter anderem das Assessment Center, das Management-Audit, Motivations- und Persönlichkeitstests, psychologische Testverfahren, Biografische Fragebögen, Systemische Coachingtools, 360-Grad-Feedbacks oder das Verhaltensinterview. Victor H. Vroom, Professor an der Yale School of Management, hat beispielsweise das Analysewerkzeug LESTAN (Leadership Style Analysis) und ein entsprechendes Entscheidungsmodell entwickelt (vgl. Holzapfel 2013; Jago 1995; Grollmuss und Baur 2004).

Die universell ideale Führungskraft, wie sie noch in den Eigenschaftstheorien der Führung definiert bzw. vermutet wurde, gibt es nicht. Es kommt sehr auf den situativen, systemisch-konstruktivistischen Kontext an, um zu beurteilen, ob eine Führungskraft für eine bestimmte Position oder Aufgabe, gegebenenfalls zu einem bestimmten Zeitpunkt bzw. für einen bestimmten Zeitraum, geeignet ist oder nicht (Pelz 2004).

Bei einer starken Fokussierung auf (vermeintliche) Persönlichkeitseigenschaften von Führungskräften besteht zudem die Gefahr, dass die Lernbereitschaft und das Lernpotenzial zur Entwicklung von Fähigkeiten und Kompetenzen zur Bewältigung von Führungsaufgaben und Herausforderungen aus dem Blickfeld geraten. Darunter leidet insbesondere die Bereitschaft von (potenziellen) Führungskräften, an der eigenen Persönlichkeit und Selbstführung und -organisation arbeiten zu wollen. Die Führung von Mitarbeitern ist eine sehr anspruchsvolle und verantwortungsvolle Aufgabe. Sich dessen bewusst zu sein und sich selber führen zu können, ist eine wichtige Grundvoraussetzung von Führung, die häufig übersehen bzw. unterschätzt wird (Grün 2003, 2006; Assländer und Grün 2006).

»Die heutige Führungskrise besteht in der Mittelmäßigkeit beziehungsweise Verantwortungslosigkeit so vieler Männer und Frauen in Machtpositionen« (James Burns 1978).

Führung ist erlernbar. So stellt Fredmund Malik in seinem Buch »Führen, Leisten, Leben« fest:

»In keinem anderen Beruf liegt die Ausbildung so im Argen wie im Management. Niemand würde in ein Flugzeug steigen, wenn die Piloten eine den Managern vergleichbare mangelhafte Ausbildung hätten« (Fredmund Malik 2002).

Zu diesem Ergebnis kommt auch eine aktuelle Studie des Consultingunternehmens für Personal- und Organisationsentwicklung Strametz & Associates GmbH. In einer Befragung von Fachbesuchern der Learntec 2014 ergab die Studie, dass Führung erlernbar ist insbesondere durch:

- Beobachten, Lernen und Adaptieren von anderen Führungskräften,
- die Haltung, sich als Führungskraft ständig verbessern zu wollen,
- Erfahrungslernen, welches die Bereitschaft und die Geisteshaltung erfordert, um durch bewusstes Beobachten und (Selbst-)Reflexion aus den eigenen Fehlern zu lernen und sich mit seinem Handeln und seinen Ansichten und Werten auseinanderzusetzen,
- den Anspruch, die eigene Führungsfähigkeit verbessern zu wollen,
- das Erlernen und Anwenden neuer Führungsmethoden und Führungsinstrumente,
- die Förderung des Bottom-Up Feedbacks, um aus einem selbst geförderten Feedback der Mitarbeiter zu lernen,
- das Bewusstsein zur Wahrnehmung der Vorbildfunktion und die Achtsamkeit, von den eigenen Vorgesetzten zu lernen,
- die Übernahme der Verantwortung für das eigene Handeln und
- die Unterordnung unter die gemeinsame Sache (Littau 2014; Rohrhirsch 2011).

»Nicht das Werkzeug macht den Meister, sondern die Erfahrung im Umgang damit« (Ferdinand Rohrhirsch).

In der Praxis beschäftigen sich viele Überlegungen zum Thema Führung mit dem »Wie«. Das bedeutet mit der Frage nach der Technik richtiger, erfolgreicher Führung. Viel grundlegender ist jedoch die Frage: Wer ist der, der führt? Führung beginnt bei der Fähigkeit, sich selbst führen zu können und hat demzufolge immer etwas mit dem eigenen Selbst zu tun. Das bedeutet, sich seinen eigenen Werten, Idealen, Haltungen, Überzeugungen, Ängsten, Zwängen, Verstrickungen, Wünschen etc. bewusst zu sein. Wie jemand mit sich selber und anderen umgeht ist untrennbar mit seinem vorherrschenden Menschenbild verknüpft. Diese Frage nach dem Wesen eines Menschen ist eine sehr philosophische und psychologische Frage – noch dazu keine einfache (► Teil II, Kapitel 4.8). Bei der Frage nach dem »Wie« dominiert die Auffassung, dass alles planbar, verfügbar und machbar sei. Diese verfügbaren Dinge haben einen relativen Wert, der sich aus ihrem Nutzen ergibt. Folglich machen viele Manager keinen

Unterschied zwischen Kennzahlen und Menschen. Sie folgen dem Credo der Managementliteratur, die vorgibt, lediglich die neuesten Erkenntnisse und Techniken der Mitarbeitermotivation umsetzen zu müssen und schon stimmen die Zahlen. Wird den Menschen, in Anlehnung an Immanuel Kant, eine »praktische Vernunft« unterstellt, so können sie nicht behandelt und prognostiziert werden wie eine Sache. Mit praktischer Vernunft ist die Fähigkeit gemeint, frei und willentlich zu handeln (Rohrhirsch 2011).

Daher sollte die entscheidende Führungsfrage lauten: Wie erreiche ich, dass der andere von sich aus will? Zu diesem Zweck sollte die Führungskraft den Mitarbeiter als Person und Individuum anerkennen. So wie es auch die Philosophie und die Psychologie tun. Human Ressources mögen einen relativen Wert haben. Personen dagegen haben eine Würde und die ist absolut. Den Mitarbeiter als Individuum und in seiner Würde zu achten klingt trivial. Wie die Praxis zeigt, ist es dies aber nicht. Das lässt sich in keinem Führungsworkshop antrainieren. Es ist vielmehr eine Frage der Geisteshaltung und der Überzeugung. Für das Unternehmen folgt daraus, dass jeder Mitarbeiter, ob Vorstand oder Reinigungskraft, auf seine Weise und durch seine Fähigkeiten zum Unternehmenserfolg beiträgt. Wenn eine Führungskraft von seinen Mitarbeitern einen hohen Einsatz erwartet, sollte er sie in ihrer Begrenztheit ernst nehmen und gezielt ihre Stärken fördern, statt sie allgemeinen Leistungszahlen zu unterwerfen (Rohrhirsch 2003, 2011) (▶ Teil II, Kapitel 4.9).

Lässt sich diese Haltung erlernen? Eine Antwort dazu liefern die Individualpsychologen. Sie behaupten, dass jeder Mensch sich für seine Handlungen, Gedanken und Gefühle entscheidet. Ursächlich hierfür ist, dass menschliches Handeln, Fühlen und Denken stets zielgerichtet ist und der Mensch immer aktiv Entscheidungen trifft. Damit ist jederzeit die Möglichkeit zur Veränderung gegeben. Jeder Mensch kann frei entscheiden, ob er sein Leben eigenverantwortlich gestalten will. Das Können folgt dem Wollen (Adler 2012, 2013) (▶ Teil II, Kapitel 5.3).

Häufig werden in den Unternehmen die besten Fachleute zu Führungskräften befördert. Doch Fachkenntnisse haben mit Führungswillen und -talent nicht zu tun.

> »Es ist ein fataler Irrglaube und ein vollkommen überzogener Anspruch zu glauben, dass Führungskräfte fachliche Vorbilder sein müssen« (Markus Hornung 2014).

Es hat sich in der Praxis nicht bewährt, den besten Sachbearbeiter zur Führungskraft zu ernennen. Das bedeutet, Führungskräfte in erster Linie nicht allein nach ihrem Fachwissen zu befördern. Bei diesem Grundsatz wird der beste Verkäufer zum Verkaufsleiter, der beste Techniker zum Produktionsleiter oder der beste Jurist zum Vorstand. Dabei wird die Fähigkeit völlig vernachlässigt, mit Menschen umgehen und diese führen zu können. Zudem sei an dieser Stelle an das sogenannte Peter-Prinzip erinnert. Bei diesem Prinzip handelt es sich um eine These von Laurence J. Peter. Es besagt, dass in einer Hierarchie jeder Beschäftigte dazu neigt, bis zu der Stufe seiner Unfähigkeit aufzusteigen (Peter und Hull 2001). Diese Erfahrungen zeigen, dass eine systematische und systemische, an den Bedürfnissen des Unternehmens und nicht am Ego einzelner Personen ausgerichtete, transparente Führungskräfteentwicklung notwendig ist (Pelz 2004).

Für den Berater Markus Hornung sind die Werte bei angehenden Führungskräften höher einzuordnen als die fachliche Qualifikation. Diese Werte stehen für die Themen, die jemanden bei der Arbeit besonders wichtig sind. Die Erfüllung dieser Werte bestimmt seine grundsätzliche Zufriedenheit. Der Verlust dieser Werte erzeugt Frustration. Die Verletzung dieser Werte führt zu Ärger. Die einzige Möglichkeit für die Unternehmen, Frustration und Ärger zu vermeiden ist, von vorneherein zu prüfen, welche Werte angehende Führungskräfte haben und verfolgen. Beispielsweise: Mögen sie den zwischenmenschlichen Austausch? Haben sie die Motivation, Verantwortung für sich und andere zu übernehmen? Arbeiten sie gerne mit Mitarbeitern, Kollegen und Vorgesetzten zusammen oder arbeiten sie lieber allein vor dem Computer? Letztlich müssen gute Führungskräfte vor allem eins können: Führen. Das bedeutet in erster Linie, Vorbild für Menschenführung zu sein und nicht alles selbst zu können, was sie von ihren Mitarbeitern abverlangen. Hornung empfiehlt den Unternehmen, die Führungskräfte auszuwählen, die überdurchschnittlich gut mit Menschen umgehen können und die auch führen wollen und nicht automatisch die besten Fachexperten (Hornung 2014).

Lange Zeit galten eine breite berufliche Erfahrung, überdurchschnittliche Leistungen, ein besonderer Arbeitseinsatz und ein guter Leumund als Auswahlkriterium für eine Führungskraft. Für Positionen der unteren und mittleren Führungsebene mag das noch weiterhin ausreichen. Doch mittlerweile hat sich aufgrund negativer Erfahrungen die Erkenntnis durchgesetzt, dass dies bei der Besetzung von Top-Führungspositionen, aufgrund deren besonderer Verantwortung, eine unzureichende Grundlage ist. Im Trend setzt sich die Überzeugung durch, dass bei der Auswahl von Führungskräften zunehmend die gesamte Persönlichkeit betrachtet werden sollte. Die Besetzung von Führungspositionen ist von einer so weitreichenden Bedeutung mit kostenträchtigen Folgen, als dass sie nicht nur allein auf Basis des fachlichen Know-hows und des beruflichen Netzwerks getroffen werden sollte. Aus diesen Gründen wird zunehmend die Persönlichkeit mit ihren Stärken und Schwächen stärker hinterfragt, wenn es darum geht, die Führungsfähigkeiten bei Top-Positionen zu erkennen (Bäcker und Lentge 2004).

Dass auf dieser Führungsebene noch mehr Führungsqualitäten gefordert sind, hebt auch Zalesnik hervor. Während Führungskräfte auf der unteren und mittleren Führungsebene für die operative, effiziente Aufrechterhaltung des Geschäftsbetriebes zuständig sind, haben Führungskräfte auf der ersten Führungsebene die Aufgabe, das Gesamtsystem Unternehmen mit Weitblick strategisch und effektiv zu steuern. Dafür müssen sie immer wieder zum richtigen Zeitpunkt Veränderungen anstoßen und unternehmerischen Input in ihre Organisation geben (Zalesnik 1990).

Für Kotter läuft Führung über Menschen und Kultur, Management über Hierarchien und Strukturen. Daher ist Führung stärker informell und emotional, Management ist hingegen sachlicher, härter und kühler (Kotter 1999).

Die richtigen Dinge tun (Effektivität) ist die Aufgabe von Top–Führungskräften. Um den Wandel des Unternehmens permanent zu initiieren und gestalten zu können, wird eine Gesamtpersönlichkeit benötigt, die mit ihren rationalen wie emotionalen Anteilen selbstsicher und -kritisch umgehen kann. Ein erfolgreicher Manager sollte sich vor der Übernahme einer höheren Führungsposition zunächst die Frage stellen, ob er dazu bereit ist, sich mit seiner gesamten Persönlichkeit dieser Herausforderung zu stellen bzw. an seiner Persönlichkeit zu arbeiten, um dorthin zu gelangen. Nach Klärung dieser grundsätzlichen Frage stehen Kompetenzmodelle zur Verfügung, die genauer abklären bzw. einschätzen, ob die Führungsvoraussetzungen erfüllt sind oder ggf. Entwicklungsbedarf besteht (Bäcker und Lentge 2004). Während der berufliche Werdegang anhand von Fakten und Referenzen häufig unproblematisch belegt werden kann, ist die Frage nach der persönlichen Eignung für die Führungsaufgabe schwieriger zu beantworten. Die Managementdiagnostiker Bäcker und Lentge haben dazu ein Modell mit folgenden Kompetenzbereichen entwickelt:

- Komplexität bewältigen:
  Damit ist die Voraussetzung gemeint, komplexe Sachverhalte zu verstehen und strukturiert zu analysieren. Dabei sind vielfältige, widersprüchliche und manipulierte Informationen aufzunehmen, zu bewerten und angemessen zu verarbeiten. Dafür ist neben dem analytischen Intellekt, eine kritische (Selbst-)Reflektions- und Lernfähigkeit erforderlich mit der Bereitschaft, sich ständig den verändernden Gegebenheiten anzupassen, um angemessen reagieren zu können. Die Komplexität des Systems Unternehmen erfordert es, strukturiert, ziel- und lösungsorientiert zu denken sowie gleichzeitig den Mitarbeitern Strukturen und Orientierung vorgeben zu können. Dabei kommt es weniger auf Detailverliebtheit, sondern vielmehr auf ein ganzheitliches, werteorientiertes Denken an. Dafür ist ein übergeordneter Blickwinkel aus einer Metaebene erforderlich, aus welchem die Gesamtzusammenhänge und ihre Wechselwirkungen zu erkennen sind (► Teil II).
- Entschiedenheit entwickeln:
  Das bedeutet, dass häufige Widersprüche, manipulierte Informationen und uneindeutige Situationen, auf deren Grundlage entschieden werden muss, die Führungskraft nicht irritieren sollten. Sie benötigt eine »Ambiguitätstoleranz«. Der Begriff stammt aus dem lateinischen »ambiguitas« und bedeutet »Zweideutigkeit«, »Doppelsinn« und wird teilweise auch als Unsicherheits- oder Ungewissheitstoleranz bezeichnet. Damit wird eine Fähigkeit bezeichnet, mehrdeutige Situationen und widersprüchliche Informationen zu ertragen. Ambiguitätstolerante Personen sind in der Lage, Widersprüchlichkeiten oder mehrdeutige Informationen, die schwer verständlich sind, wahrzunehmen, ohne darauf emotional zu reagieren oder diese einseitig negativ oder vorbehaltlos positiv zu bewerten und rational Entscheidungen zu treffen (Stiller 2014). Widersprüchlichkeiten zu ertragen und im Denken und Handeln eine Entschiedenheit zu entwickeln ist ein wesentlicher Kompetenzbereich einer erfolgreichen Top-Führungskraft. Dadurch gewinnt sie an Profil gegenüber den Mitarbeitern. Anhand ihres Profils sind die Führungskraft

und ihre Entscheidungen berechenbar und identifizierbar. Das Risiko, dabei auch angreifbar zu werden, sollte die Führungskraft bereit sein einzugehen. Ein eigenes Profil erfordert eine gefestigte persönliche Integrität, ein Sich-sel-ber-führen-können, das nicht an aktuellen Moden, zeitgeistlichen Trends oder persönlicher Opportunität ausgerichtet ist. Die Messgröße für die Ent-schiedenheit einer Führungskraft ist seine Durchsetzungsstärke gegenüber Mitarbeitern, Kollegen und Geschäftspartnern und die Maßgröße, inwieweit sie in der Lage ist, Konflikte offen anzusprechen und direkt anzugehen. Das Gegenteil von Entschiedenheit ist das Aussitzen oder Verdrängen von Proble-men, vorsichtiges oder gar hinterhältiges Taktieren oder das Vorschieben fa-denscheiniger Begründungen. Ein Zeichen mangelnder Kompetenz zeigt sich in Rücksichtslosigkeit, schlechten Manieren und emotionaler Inkontinenz. Der Begriff der emotionalen Inkontinenz bezeichnet eine geringe Kontrolle der eigenen Gefühle. Das bedeutet, dass jemand seine eigenen Emotionen nicht beherrschen kann und sein Umfeld mit kleinen oder großen verbalen, emotionalen Ausbrüchen belastet. Insbesondere in stressigen und kritischen Situationen selbstsicher, umsichtig und ausgewogen zu agieren, zeichnet eine gute Führungskraft aus (Grieger-Langer 2009) (▶ Teil II, Kapitel 4.5).

- Gestalten wollen:
  Von einer Top–Führungskraft gehen ein Gestaltungswille und eine Umset-zungkraft aus, etwas Sinnvolles, Eigenes schaffen zu wollen. Dazu gehört die Fähigkeit, Zukunftsszenarien zu entwickeln und diese den Mitarbeitern überzeugend und sinnstiftend zu vermitteln. Dabei ordnen sie, bei allem ge-sunden Selbstbewusstsein, ihr eigenes Ego der Idee bzw. dem Geschäftsziel unter. Neben dem Gestaltungswillen bedarf es einer ausgeprägten Fähigkeit zum unkonventionellen, kreativen Denken, der Selbstsicherheit, dem Mut, unbekanntes Terrain zu betreten, die Bereitschaft, unkonventionelle Lö-sungswege zu gehen und vor allem auch Demut und persönliche Bescheiden-heit. Die Führungskraft sollte über die persönliche Sicherheit verfügen, sich von Vorgegebenem und Bekanntem zu lösen, eigenständig, kreativ und lösungsorientiert zu denken und für die Umsetzung ihrer Ideen auch unter-nehmerische Risiken einzugehen.

- Strukturen schaffen:
  Voraussetzung für ein Handeln in komplexen Strukturen ist die Fähigkeit, klare Prioritäten setzen zu können, effiziente Strukturen zu schaffen und übergreifende Prozesse zu etablieren, um eindeutige Verantwortlichkeiten, Zuständigkeiten und Kompetenzen zu regeln. Die Führung von Mitarbeitern auf der Top-Ebene erfolgt wesentlich stärker über Strukturen als über unmit-telbar persönliche Einflussnahme.

- Bindungen herstellen:
  Die Befähigung zur Führungskraft drückt sich auch in der Fähigkeit aus, Netzwerke zu schaffen und stabile Beziehungen herzustellen. Es bedarf der Bindungsfähigkeit auf der zwischenmenschlichen Ebene, um tragfähige Be-ziehungen zu Kollegen, Mitarbeitern und Geschäftspartnern herzustellen so-wie dauerhafte Netzwerke zu bilden. Dazu zählt ein sicheres und dem jewei-ligen sozialen Kontext angemessenes Auftreten. Die Basis für die Herstellung

und Pflege von stabilen Beziehungen liegt in der Zuverlässigkeit und der inneren Stabilität der Persönlichkeit. Von herausragender Bedeutung ist die Befähigung, sich selbst in allen Aspekten auch in Stresssituationen steuern zu können (▶ Teil II, Kapitel 4.8).

* Sich selbst steuern können:
  Denn wer sich selbst führt, kann auch andere führen. Die Fähigkeiten zur Selbststeuerung liegen in den tieferen Schichten der Persönlichkeit. Dort sind die Wertvorstellungen und Motivstrukturen verankert, die das Denken und Handeln beeinflussen und steuern. Für eine persönliche Standortbestimmung ist eine selbstkritische und tiefgründige Selbstanalyse erforderlich. Eine wichtige Informationsquelle herfür sind alle Personen aus dem beruflichen und privaten Kontext der Führungskraft, die zu einem ehrlichen, offenen Feedback bereit sind. Dabei sind vor allem die kritischen Aspekte für die Führungskräfte von Bedeutung, die ihre eigene Personalentwicklung selbstverantwortlich gestalten wollen. Ein weiteres Instrument zur persönlichen Standortbestimmung ist, die Möglichkeit zu nutzen, die systemisch arbeitende Führungscoaches anbieten. Mittels einer lösungs- und ressourcenorientierter Gesprächsführung werden die tief in der Persönlichkeit verankerten Motive, Lebensentwürfe, Ressourcen und Stärken erarbeitet, welche der Führungskraft ein tieferes Selbstverständnis und ein realistischeres Selbstbild liefern (▶ Teil II, Kapitel 4.9).

Das Anforderungsprofil für Führungskräfte im Top–Management kann damit in sechs Kategorien unterteilt werden: Komplexität bewältigen, Entschiedenheit entwickeln, Gestalten wollen, Strukturen schaffen, Bindungen herstellen und sich selber steuern können. Diese Aufgaben sind in drei Bereichen anzuwenden: der eigenen personalen, der kollegialen sowie der unternehmenskulturellen Dimension (Bäcker und Lentge 2014).

1.8 Führungskompetenzen und Führungseigenschaften

Zunächst kann eine formale und inhaltliche Führungsvoraussetzung unterschieden werden. Zur Führungskraft wird formell ein Mitarbeiter durch die Übertragung von Weisungsbefugnis, mit der er über die Arbeitsinhalte und -zeit von anderen Mitarbeitern bestimmen kann. Mit der entsprechenden Ausstattung dieser Weisungsbefugnis mit Entscheidungskompetenz wird damit formell die Voraussetzung von Führung geschaffen. Ob der dadurch zur Führungskraft ernannte Mitarbeiter befähigt ist, Führung erfolgreich zu übernehmen, hängt neben seinem Fachwissen zum einen von der Größe der übernommenen Verantwortung und zum anderen von seinen Eigenschaften, Überzeugungen und Werten ab. Zudem ist die Weisungsbefugnis in Unternehmen häufig unvollständig. Meist wird lediglich die disziplinarische Führung in wesentlichen Eckpunkten im Arbeitsvertrag und in einer Positionsbeschreibung definiert. Die inhaltliche Ausgestaltung der Führungsaufgaben und -ziele wird häufig der Führungskraft selber überlassen (Woyde-Koehler 2014).

Gemäß der oben genannten Definition ist bereits derjenige eine Führungskraft, der die Betreuung eines Praktikanten oder Leitung eines Projektes mit Projektmitarbeitern übernimmt. Die inhaltliche Voraussetzung einer Führungsposition nimmt jedoch mit der quantitativen und qualitativen Zunahme der Führungsspanne sowie der Anzahl der Stakeholder zu. Sie steigt einerseits aufgrund der unterschiedlichsten Erwartungshaltungen der Stakeholder. Andererseits besteht die Herausforderung für die Führungskraft darin, aus der Fülle von Daten und Meinungen, mit ihren mehr oder weniger gut gemeinten »Manipulationen«, die wichtigsten Informationen zu filtern und die richtigen Entscheidungen zu treffen sowie dabei die vielfältigen Erwartungen in die Leistung der Führungskraft zu erfüllen. Somit hängen die Führungsvoraussetzung und die dafür benötigten Eigenschaften auch vom Umfang und der Verantwortung der Führungsposition ab. Es ist ein Unterschied, ob eine Gruppe von unerfahrenen Mitarbeitern zu führen ist oder eine Gruppe hochqualifizierter, berufserfahrener Profis mit starken Charakteren (Woyde-Koehler 2014).

Die Führung hat unterschiedliche Ausprägungsformen, die von der Unternehmensgröße abhängig sind. Je größer ein Unternehmen, desto größer ist das Beziehungsgeflecht, das Einfluss zu nehmen versucht und das eigene Handeln beeinflusst. In kleineren Unternehmen gibt es häufiger Teams mit kompletter Verantwortung und Risiko, aber auch mit weiter reichenden Freiheiten als in großen Unternehmen. Zudem nehmen die Komplexität der Führungsprozesse und -strukturen sowie deren Abhängigkeiten in größeren Unternehmen zu (Woyde-Köhler 2014).

Aufgrund der im Kapitel 1.7 beschriebenen vier Elemente der Führungsaufgaben kann die Führungskompetenz in vier Bereiche unterschieden werden, denen sich Führungseigenschaften zuordnen lassen.

Für die einzelnen Führungsbereiche sind jeweils unterschiedliche Führungseigenschaften erforderlich. Diese können in so genannten Führungsrollen zusammengefasst werden. Diese Rollen bündeln die Erwartungen, die an eine Führungskraft in ihrer Position gerichtet werden, wie beispielsweise: Führungspersönlichkeit (Lokomotivfunktion), Manager (Umsetzung- und Kontrollfunktion), Kommunikator (Vermittlungs- und Überzeugungsfunktion) sowie Unternehmer (Repräsentations- und Vorbildfunktion). Unterschiede zwischen den Rollenerwartungen und der gelebten Realität können zu Inkompetenzen, Über- oder Unterforderungen, Verantwortungslücken und Kooperationsfehlern führen.

Aus diesen Gründen ist eine permanente Führungskräfteentwicklung und -unterstützung ratsam. Sie hat die Aufgabe, Führungskräfte auszuwählen, zu fördern, zu fordern, zu befördern, zu instruieren, zu informieren, zu begleiten, zu trainieren, zu coachen oder zu erkennen.

Tab. I.1.5: Die vier Bereiche von Führung und Führungseigenschaften (in Anlehnung an Grannemann 2014)

Bereich	Beschreibung	Eigenschaften
Transpersonaler Bereich	Führungskraft: Die Arbeit an der eigenen Führungspersönlichkeit	Selbstreflektorisch, selbstkritisch, lernbereit, -fähig, lösungsfokussiert, veränderungsbereit, veränderungsfähig, optimistisch und positiv
Transaktionaler Bereich	Aufgaben: Die Arbeit an den Aufgaben – von der Definition von Zielen über die Umsetzung und Steuerung bis zur Kontrolle/ Feedback	Ergebnis-, lösungs- und umsetzungsorientiert vernetzt
Interpersonaler Bereich	Mitarbeiter: Die Kommunikation mit den Menschen	empathisch, kommunikationsfähig, bereit, aktiv zuhörend und sprachkompetent
Transformationaler Bereich	Umfeld: Die Arbeit als Unternehmer im Unternehmen	verhandlungssicher, diplomatisch, werteorientiert und ganzheitlich-systemisch denkend

1.9 Erfolgsfaktoren der Führung

Es gibt zahlreiche Studien über die Analyse von Führungsfaktoren. Dabei zeigte sich, dass die formelle Macht eines Vorgesetzten nicht der dominierende Erfolgsfaktor ist (Fippinger 1970).

Nach einer Studie der Unternehmensberatung osb-international ist es vorbei mit dem alten Bild der Führungskraft als heroischem Alleinentscheider. Zukünftig sind es vor allem soziale Kompetenz, Glaubwürdigkeit und Konfliktfähigkeit, die die Führungskraft von heute auszeichnen. Den Studienautoren zufolge ist erfolgreiche Führung davon abhängig, wie sehr es den Führungskräften gelingt, ihre Mitarbeiter zu mobilisieren und zu motivieren. Führungskräfte sind demnach mehr denn je als Teamplayer gefragt, denen die Mitarbeiter vertrauen und zutrauen, dass sie in der Lage sind, auch in komplexen, schwierigen Zeiten das Unternehmen ökonomisch erfolgreich zu führen (OSB 2013).

Der Weg, den die Führungskräfte einschlagen sollten, um das Vertrauen der Mitarbeiter zu erwerben und diese zu mobilisieren und zu motivieren, hängt ganz entscheidend vom Führungs- und Unternehmenskontext ab (▶ Teil II).

Gerhard Blickle kategorisiert die grundlegenden Fähigkeiten, über die eine Führungskraft verfügen sollte, in: persönliche Kompetenzen, soziale Kompetenzen, emotionale Kompetenzen, fachliche und methodische Kompetenzen, politische sowie unternehmerische Kompetenzen (Blickle et al. 2012). Insbesondere durch die politischen, sozialen und emotionalen Fertigkeiten kann die Führungskraft positive zwischenmenschliche Kontakte herstellen, ist dabei überzeugungsstark und wirkt vertrauenswürdig. Führt der Vorgesetzte dagegen allein aufgrund seiner Machtposition heraus, kann es zu Problemen kommen. Blickle unterscheidet zwei Arten von guter Führung:

- einen aufgabenbezogenen Führungsstil, der sich dadurch auszeichnet, klare Anweisungen zu geben, Fragen und Vorschläge zuzulassen und gute Leistungen deutlich zu loben sowie
- einen mitarbeiterbezogenen Führungsstil, bei dem die Führungskraft nicht auf die eigene formale Autorität pocht und die Mitarbeiter ihren Eignungen entsprechend einsetzt und Freiräume gibt (Blickle et al. 2012).

Beide Arten sind situativ einzusetzen. Das bedeutet, dass die Führungskraft auf die spezielle Aufgaben- und Arbeitssituation der Mitarbeiter eingeht. Das Ziel sollten zufriedene Mitarbeiter sein. Diese lösen unvorhergesehene Probleme am Arbeitsplatz motiviert und selbstständig. Dieses damit verbundene freiwillige Zusatzengagement ist nicht planbar. Es stellt jedoch eine herausragende Kernkompetenz dar, die eine Organisation erfolgreicher macht. Diese Fertigkeiten lassen sich erlernen. Dabei kommt es auf die Fähigkeit der Führungskraft an, auf andere Menschen zuzugehen, sich in sie einzufühlen und sie für Aufgaben zu begeistern. Extrovertierte Menschen verfügen zwar über wesentliche Voraussetzungen dafür. Aber auch sie müssen Führung erlernen, um deren Verantwortung gerecht zu werden (Blickle et al. 2012).

Der Leiter der Linzer Management-Akademie, Wolfgang Güttel, bekräftigte in einem Interview über Führungskompetenz, dass sich die Führungskraft zuallererst der Verantwortung bewusst sein sollte, die sie übernommen hat bzw. übernehmen möchte. Zur Führungskompetenz gehört neben einer fachlichen und persönlichen Expertise auch ein Repertoire an Analyse- und Managementstilen. Im Kern der Führungsarbeit geht es darum, den Mitarbeitern zu verdeutlichen, warum sie etwas tun sollten. Mit anderen Worten: Sie sollen den Sinn und die Gründe für ein gewünschtes Handeln nachvollziehen können. Je größer das Repertoire ist, einen Zugang zu den Mitarbeitern zu finden, desto besser. Grundvoraussetzungen für erfolgreiche Führung in diesem Sinne sind:

- das eigene Commitment:
  Damit ist gemeint, dass die Führungskraft selber an die Sache glauben sollte und davon überzeugt ist, etwas umsetzen zu können.
- die Autonomie der Mitarbeiter:
  Die Mitarbeiter sehen die zu erfüllende Aufgabe desto eher als ihre eigene an, je größer ihr eigener Entscheidungsspielraum ist.

- die Handlungsfähigkeit der Führungskraft:
Das bedeutet, dass die Führungskräfte sich auch in der Lage sehen sollten, ihre Aufgaben zu bewältigen.
Die Fähigkeiten einer Führungskraft sind erlernbar. Schließlich kann das Individuum nachdenken, reflektieren, lernen und trainieren. Probleme tauchen jedoch auf, wenn hervorragende Fachkräfte in Führungsrollen gedrängt werden oder sich drängen lassen, obwohl sie das gar nicht wollen bzw. auch nicht können (Ferris et al. 2013).
Warren G. Bennis und Burt Nanus interviewten führende Manager von Unternehmen und öffentlichen Institutionen der USA. Eines der bedeutendsten Ergebnisse ihrer Arbeiten war, dass es nicht den perfekten Führungsstil gibt. Führer müssen, um authentisch, systemimmanent und situativ führen zu können, ihren eigenen Stil entwickeln. Dennoch arbeiteten sie einige wesentliche Gemeinsamkeiten heraus. Kurz zusammengefasst bestehen diese aus dem:

- Management der Aufmerksamkeit, um mit einer Vision Achtsamkeit zu erzeugen.
Das bedeutet, dass die Führungskraft ein sinnstiftendes, übergeordnetes Ziel benötigt, um Engagement zu wecken und den Intellekt zu konzentrieren.
- Management von Bedeutungen, um Sinn durch Kommunikation zu vermitteln.
Damit ist gemeint, dass die Führungskraft den Sinn ihrer Vision und ihre Aus-Wirkungen bzw. Be-Deutungen mittels Kommunikation vermitteln kann.
- Management von Vertrauen und eine klare Position einnehmen.
Demnach sollte die Führungskraft einen Standpunkt einnehmen, um die Zielperspektiven zu verwirklichen und konsistent, authentisch und glaubhaft am Kurs festhalten.
- Management des Selbst, um die Persönlichkeit durch ein positives Selbstwertgefühl zu entfalten.
Das heißt, die Führungskraft sollte sich seiner eigenen Schwächen, Verstrickungen und Ansichten bewusst sein, sich reflektieren und sich ggf. ändern bzw. anpassen können. Mit anderen Worten: Die Führungskraft sollte sich selber führen können. Darüber hinaus sollte eine Führungskraft so selbstbewusst sein, um berechtigte Kritik zu akzeptieren und für sich zu nutzen.
- Wallenda-Faktor und sich auf den Erfolg konzentrieren.
Er ist benannt nach dem Drahtseilartist Kurt Wallenda. Als Artist setzte er sein Leben aufs Spiel sobald er sich auf das Drahtseil begab. Dabei konzentrierte er sich nur auf den Erfolg, das Drahtseil zu überqueren. Als er sich 1978 bei der Überquerung eines 37 Meter hohen Seils in Puerto Rico jedoch aufgrund starker Winde darauf konzentrierte, nicht abzustürzen, verunglückte er tödlich. Aus diesem Grund bedeutet der Wallenda–Faktor, die Erhöhung der Erfolgswahrscheinlichkeit aufgrund einer positiven Beurteilung des konkreten Ausgangs einer Unternehmung. Um erfolgreich Führung auszuüben, sollte eine Kombination von positivem Selbstwertgefühl und Optimismus in Bezug auf die Zielerreichung vorhanden sein (Bennis und Nanus 1985, 1997) (▶ Teil II, Kapitel, 4.6).

»The core competency of leadership is character« (Warren Bennis 1998).

Bennis untersuchte ebenfalls die Ursachen, die erfolgreiche Teams von erfolglosen Teams unterscheidet. Als Ergebnis seiner Analyse führt er an, dass erfolgreiche Teams

- einen gemeinsamen »Traum« haben,
- aus Mitgliedern bestehen, die bereit sind, ihren persönlichen Traum dem gemeinsamen unterzuordnen,
- Mitglieder haben, die motiviert sind, lange und hart zu arbeiten und
- Hierarchie als Nebensache betrachten.

Die meisten Teams sind hierarchisch organisiert. Das ist in der Regel auch erforderlich, um die Zuständigkeit für übergeordnete Steuerungs- und Organisationsfragen zu regeln. Doch Hierarchien können negative Nebenwirkungen haben. Sie lenken den Blick der Teammitglieder auf Fragen von Kontrolle und Zuständigkeit. Dadurch besteht die Gefahr, dass Teammitglieder wieder zu Individualisten werden und das gemeinsame, übergeordnete Ziel in den Hintergrund rückt (Bennis 1998; vgl. auch Bennis und Goldsmith 2003; Bennis und Nannus 1985; Pelz 2014).

> »Good leaders make people feel that they're at the heart of things, not at the periphery. Everyone feels that he or she makes a difference to the success of the organization. When that happens, people feel centered, and that gives their work meaning« (Warren Bennis 1998).

Aber nicht nur die Berücksichtigung offensichtlicher, bewusster Prozesse ist für eine erfolgreiche Führung von Bedeutung. Der Wirtschaftspsychologe Jörg Felle beschreibt, dass auch aus sozioanalytischer Sicht gute Führung ein entscheidender Wettbewerbsfaktor für Unternehmen sein kann. Die Sozioanalyse ist ein Bereich der Wirtschaftssoziologie. Sie beschäftigt sich mit dem Aufbau und der Arbeitsweise einer Institution aus der Situation heraus. Ähnlich dem psychoanalytischen Vorgehen hält die Sozioanalyse das Gefüge einer Organisation für verschlüsselt. Es kann nur in gemeinsamer Arbeit aufgedeckt und verändert werden (Felle 2014). So wie sich die Psychoanalyse mit dem Unbewussten einer Person beschäftigt, so beschäftigt sich die Sozioanalyse mit dem Unbewussten einer Gesellschaft bzw. einer Organisation. Bei beiden entstehen durch das Unbewusste bestimmte Phänomene. Diese sind der Anlass, sich mit dem Unbewussten zu beschäftigen (Szabo 2014).

Gute Führung berücksichtigt auch solche systemischen Phänomene zur Zielbildung, -realisierung und Lösungsfindung im Sinne eines langfristigen kollektiven Erfolgs, interner Konfliktschlichtung und Erfolg im Vergleich mit anderen Unternehmen. Nach Ansicht von Felfe kümmert sich die aktuelle Führungsforschung zu sehr um Merkmale von Personen in Führungspositionen. Aus sozioanalytischer Sicht sollten vielmehr die Merkmale von Personen, die Organisationen zu langfristigem Erfolg führen sowie ihre systemischen Interdependenzen im Vordergrund stehen (vgl. Felfe 2014; Bickle 2014).

2 Führungsforschung

2.1 Gegenstand der Führungsforschung

Die Beschäftigung mit den Themen von Führung und Leadership findet sich bereits in den Schriften und Lehren der vedischen Religion (ab ca. 1500 v. Chr.), Platons (ca. 428–348 v. Chr.), Sun Tzus (522–496 v. Chr.) oder Machiavellis (1469–1527 n. Chr.).

Dieses Buch beschäftigt sich jedoch mit der Führungsforschung, die erst Mitte des 18. Jahrhunderts durch die industrielle Revolution in England ihren Ausgang nahm. Sie kann als die Geburtsstunde des industriellen Managements, der wissenschaftlichen Betriebsführung und die der wissenschaftlichen Führungsforschung angesehen werden (vgl. Frohnert 2015).

Gegenstand der betriebswirtschaftlichen Führungsforschung ist die zielorientierte Einflussnahme auf das Verhalten der Mitarbeiter, mit dem Ziel, dass diese die ihnen zugedachten Aufgaben in der Organisation optimal erfüllen. Die Führungsforschung sucht nach theoretisch und/oder empirisch fundierten, allgemeingültigen Erkenntnissen, aus denen Empfehlungen für erfolgreiches Führen abgeleitet werden können. Eine geschlossene Führungstheorie existiert nicht (Frohnert 2015). Es ist auch kein Trend in der Führungsforschung erkennbar, an einer solchen »Grand Unified Theory« der Führung zu arbeiten.

Die Führungsforschung befasst sich mit Führungskräften als den Trägern von Organisations- und Führungsaufgaben. Als ein interdisziplinäres Forschungsfeld erforscht sie deren Aufgaben, die ihnen zugrunde liegenden Strukturen und Prozesse und fragt nach Effektivitäts- und Effizienzkriterien der Führung. Sie ist für die Führungspraxis von großer Bedeutung, um Antworten auf die Fragen zu erhalten, wann und wie, d. h. mit welchem Führungsstil im jeweiligen Kontext erfolgreich zu führen ist. Ein wichtiges Ergebnis der Führungsforschung ist, dass Führungshandeln direkt oder indirekt einen Einfluss auf den Unternehmenserfolg hat und gute Führung einen entscheidenden Wettbewerbsvorteil darstellt (Isaksen et al. 2006). Dabei kann der Erfolg über den Grad der Ziel-, Ergebnis- bzw. Lösungserreichung definiert werden. Bei der Erforschung von Führung geht es darum:

- das Mitarbeiterverhalten durch Führungskräfte ziel- und lösungsorientiert zu beeinflussen, um die zugedachte Aufgabe zu erfüllen,
- theoretische und empirisch fundierte, allgemeine Erkenntnisse über eine erfolgreiche Führung zu erhalten,

- Empfehlungen für erfolgreiches Führen geben zu können,
- das Phänomen Führung und seine Einflussfaktoren zu erklären,
- Vorgesetztenverhalten in bestimmte Muster, den sogenannten Führungsstilen, zu typologisieren.

Als den Ausgangspunkt der Führungsforschung kann die Entwicklung der wissenschaftlichen Betriebsführung angesehen werden.

2.2 Wissenschaftliche Betriebsführung – Scientific Management

Als einer der ersten Managementforscher überhaupt entwickelte Frederic Winslow Taylor ein Managementkonzept, das er Scientific Management (dt.: Wissenschaftliche Betriebsführung) nannte. Er legte es im Jahre 1911 in seinem gleichnamigen Hauptwerk dar (Taylor 2006).

Taylor war davon überzeugt, dass Management, Arbeit und Unternehmen mit einer rein wissenschaftlichen Herangehensweise optimiert werden könnten. Dadurch ließen sich auch soziale Probleme lösen und Wohlstand für alle erreichen. Kern seiner Idee war, dass es eine einzige erfolgsversprechende Methode gibt, eine bestimmte Aufgabe zu lösen. Dabei müssten die Menschen die Arbeit weitestgehend standardisiert, sehr gut geschult sowie eng überwacht und kontrolliert verrichten. Zur wissenschaftlichen Betriebsführung gehört ebenfalls ein Belohnungs- bzw. Bestrafungssystem. Wesentliche Komponenten des Konzeptes sind:

- die Analyse bestehender Arbeitsprozesse durch Zeitstudien mit der Stoppuhr, zur Ermittlung von Soll- bzw. Vorgabezeiten,
- detaillierte Vorgaben des täglichen Arbeitspensums auf Basis der Soll- bzw. Vorgabezeiten,
- Standardisierungen der Arbeitsprozesse durch Zerlegung in einzelne Prozessschritte und Handlungselemente sowie die Trennung von ausführender und planender Arbeit,
- falls notwendig die Restrukturierung der Prozessschritte unter dem Gesichtspunkt der Optimierung des Prozessablaufs zur Erhöhung der Produktivität,
- ein Differential-Lohnsystem, bei dem der Stundenverdienst bis zur Normalleistung gering ansteigt. Sobald die Normalleistung erreicht bzw. überschritten wird, steigt der Stundenlohn stärker an. Dadurch erhält die Stundenlohnkurve beim Normalleistungsgrad einen Sprung. Durch die Differenzierung der Stundenlöhne sollte erreicht werden, dass die Arbeiter mindestens die Normalleistung erbringen und Anreize erhalten, Mehrleistungen zu erreichen. Unberücksichtigt blieb dabei die Gefahr der Qualitätsverschlechterung (Papadakis 2014),

- ein so genanntes Funktionsmeistersystem, welches anstelle eines Universal-
meisters mehrere spezialisierte Funktionsmeister vorsieht, die den Arbeitern
jeweils in ihrem Spezialgebiet Weisungen erteilen. Das idealtypische Konzept
des Mehrliniensystems ist darauf zurückzuführen (Springer Gabler Verlag
2014).

Die Arbeiter bekamen in Folge dessen eine »genormte« Umgebung mit stan-
dardisierten Prozessen, Arbeitsbedingungen und Werkzeugen. Das führte zu
Rationalisierungen in den Unternehmen und Produktivitätszunahmen. Gleichzeitig wurden die Arbeiter entmündigt, indem ihnen ihre Selbstbestimmtheit und
Eigenverantwortung mehr und mehr abgesprochen wurde. Sie waren nur noch
für die Ausführung der Arbeit zuständig, nicht mehr für deren Planung und Vorbereitung und das Lösen von Problemen.

Der Begriff Taylorismus wird häufig, jedoch im kritischen Kontext, synonym
zum Begriff des Scientific Management verwendet. Dabei ist nicht das originäre
Konzept des Scientific Managements gemeint, sondern vielmehr seine Umsetzung und Wirkung (Ebbinghaus 1984).

Das Konzept wurde zunächst, wegen den damit verbundenen Entgelterhö-
hungen, von den Arbeitern positiv aufgenommen. Widerstand regte sich stattdessen im Management. Es fürchtete um ihre Entmachtung. Die Kritik nahm
gegen die angewandten Methoden aus folgenden Gründen weiter zu:

- Die Ergebnisse der Zeitstudien seien von Einflussgrößen abhängig, welche
nicht hinreichend kontrolliert würden.
- Das System entmachte den Arbeiter und mache ihn in bedenklichem Umfang
disponibel.
- Die Methoden zur Ermüdungsmessung seien zu grob und oberflächlich.
- Das System vereinzle den Arbeiter, zerstöre die Solidarität und sei damit de-
mokratiefeindlich.
- Der Arbeiter würde zu monotoner Routine verurteilt. Denken, Initiative, Ar-
beitsbefriedigung und -freude würden ihm verweigert, er würde intellektuell
unterdrückt oder gar geschädigt und Individualität sowie erfinderischer Geist
würden zerstört. Die Unfallgefahr erhöhe sich, die Gesundheit würde untermi-
niert und die Zeitspanne der Erwerbsfähigkeit vermindert (Ebbinghaus 1984).

Das ursprüngliche Scientific-Management-Konzept bezieht sich hauptsächlich
auf handwerklich orientierte Massenproduktionsstrukturen. Im Gegensatz zur
später beginnenden Industrialisierung mit automatischer Fertigung und ihren
Strukturen, deren Arbeitstakt durch Maschinen bestimmt wird (Schulte-Zurhausen 2010).

Im Zuge der Entwicklung hin zu einer Wissens- und Informationsgesellschaft
hat das Konzept an Bedeutung abgenommen. Als Grundprinzip bleibt es dennoch nach wie vor von Bedeutung. Denn trotz der Kritik wurde in Deutschland
zwischen den beiden Weltkriegen von Wissenschaftlern und Ingenieuren für das
Scientific Management geworben. Angesichts der schwierigen wirtschaftlichen
Situation erhoffte man sich von dem Konzept eine Effizienzsteigerung. Die

REFA-Methodenlehre ist das Resultat der deutschen Weiterentwicklung des Scientific-Management-Konzeptes. Die kritischen Aspekte der Mitbestimmung und der Zeitstudien wurden darin beseitigt. Die REFA-Methode dient noch heute der Zielerreichung des REFA-Verbandes und konzentriert sich auf Methoden zur Optimierung der Arbeitsgestaltung, Betriebsorganisation und Unternehmensentwicklung. Der REFA-Verband für Arbeitsgestaltung, Betriebsorganisation und Unternehmensentwicklung wurde 1924 gegründet zum Zweck der Steigerung der Wirtschaftlichkeit durch Ausbildung (REFA 1984).

Eine zentrale Erkenntnis der wissenschaftlichen Betriebsführung war, dass die Führung von Mitarbeitern ein entscheidendes Kriterium für den Unternehmenserfolg ist. In Folge dessen begannen Forscher mit der wissenschaftlichen Untersuchung von Faktoren erfolgreicher Führung.

2.3 Wissenschaftliche Quellen der Führungsforschung

Die Einflüsse auf die Führungsforschung kommen aus den unterschiedlichsten Wissenschaftsbereichen, wie beispielsweise der Betriebswirtschaft, der Militärwissenschaft, der Psychologie, der Soziologie, der Pädagogik, der Politikwissenschaft, der Philosophie und der Theologie. Diese multidisziplinäre Verankerung der Führungsforschung hat die Vielgestaltigkeit der Theorienbildung forciert und zur Heterogenität der Führungslandschaft beigetragen (vgl. Bass 1990; Kieser et al 1995; Bryman 1996; House und Aditya 1997; Weibler 1996).

Aus diesen verschiedenen wissenschaftlichen Disziplinen haben sich unterschiedliche Perspektiven entwickelt. Aus deren Blickwinkel heraus bildeten sich zahlreiche Führungstheorien. Daher gibt es weder eine einheitliche, geschlossene Führungstheorie noch existiert eine Bewegung, eine solche zu entwickeln. Kennzeichen ist vielmehr die isolierte Behandlung des jeweiligen Ansatzes. Die Theorienentwicklung wie die Theoriendiskussion verfolgt nur gelegentlich integrative Absichten (Yukl 2006) (▶ Teil II, Kapitel 2.1).

Aus diesem Grund ist der Theoriebegriff der Führung weit gefasst. Doch sind Führungstheorien, wie alle Theorien, nicht voraussetzungsfrei. Ihnen gehen Erkenntnisse über Gesetzmäßigkeiten sowie Normen und Werte, die das Vorverständnis von Führung und das ihr zugrunde liegende Menschenbild prägen, voraus. Führungstheorien beanspruchen, Erscheinungsformen von Führung zu beschreiben, zu deuten, zu verstehen oder zu erklären. In der betriebswirtschaftlichen Führungslehre finden sich wissenschaftliche Quellen zur Führungsforschung, beispielsweise in der

- faktororientierten Führungslehre von Gutenberg, bei der die elementaren Produktionsfaktoren Arbeit, Betriebsmittel und Werkstoffe mit dem dispositiven Faktor kombiniert werden. Der dispositive Faktor beinhaltet die Leitungs-, Planungs-, Organisations- und Kontrollfunktion, mit dem Hauptziel, eine hohe Wirtschaftlichkeit zu erzielen (Gutenberg 1982),

- sozialorientierten Führungslehre von Mellerowicz, nach der die Führung im Kontext eines Wirtschaftssystems mit seinem ständigen Wandel von Technik, Wirtschaft und Gesellschaft wirtschaftlich agiert. Er berücksichtigt darüber hinaus auch humane Bedingungen mit dem Ziel, neben der Wirtschaftlichkeit das Prinzip der Humanität anzustreben (Mellerowicz 1954),
- entscheidungsorientierten Führungslehre von Heinen, welche die Erklärung und Gestaltung menschlicher Entscheidungen auf allen Führungsebenen in den Vordergrund der Betrachtung stellt. Sie hebt den unternehmerischen Entscheidungsprozess hervor, der aus der Willensbildung und -durchsetzung besteht (Heinen 1992),
- systemorientierten Führungslehre von Ulrich, die auf Grundlage der Systemtheorie mit mehreren Steuerungs- bzw. Regelkreisdarstellungen erklärt wurde und aus der das St. Galler-Management-Modell von Ulrich/Krieg entstand, das von Bleicher zu einem Konzept des integrierten Managements entwickelt wurde (Malik 2009; Bleicher 2011) (► Teil I, Kapitel 6.1 und 6.2).

Darüber hinaus existiert in der betriebswirtschaftlichen Literatur eine Fülle wissenschaftlicher Beiträge zur Personalführung (Jensen 2013). Zudem stammen wesentliche Einflüsse auf Führungstheorien aus der Psychologie bzw. aus den psychologischen Teilgebieten, wie beispielsweise der

- Sozialpsychologie, die das Erleben und Verhalten zwischen den Menschen beschreibt. Als Teilgebiet der Differentiellen Psychologie beschäftigt sie sich mit Gruppenphänomenen und dem Verhalten und Erleben von Einzelpersonen und ihren Interaktionen. Dabei erforscht sie die Auswirkungen dieser Interaktionen auf Gedanken, Gefühle und Verhalten des Individuums (Systemelement) und der Gruppe (System).
- Arbeits- und Organisationspsychologie, welche als eine empirische Wissenschaft das Erleben, Befinden, Verhalten, Leisten und Handeln von Personen in Organisationen untersucht. Wie der historische Vorläufer, die Betriebspsychologie, beschäftigt sich die Organisationspsychologie mit dem Individuum als Element in einem übergeordneten System, der Organisation. Die Personalpsychologie, ein Teilgebiet der Organisationspsychologie, konzentriert sich auf die Personalauswahl, den Personaleinsatz, das Personalmarketing und die Personalentwicklungsfähigkeit.
- Führungspsychologie, mit ihrer Spezialisierung der Analyse der Beeinflussung vom Erleben und Verhalten der Menschen durch Führungskräfte.
- Der Lern-, Evolutions-, Kognitions-, Neuro-, Emotions-, Persönlichkeits-, Motivations- und Sportpsychologie (Rahn 2008).

Weitere wissenschaftliche Quellen der Führungsforschung finden sich in den metawissenschaftlichen Disziplinen. Metawissenschaften sind im engeren Sinne diejenigen wissenschaftlichen und philosophischen Disziplinen, die die Wissenschaft selbst zum Gegenstand der Forschung haben. Im erweiterten Sinn bezeichnet der Begriff Wissenschaften, die sich allgemein mit dem Phänomen Wissen und Erkenntnis beschäftigen, wie zum Beispiel die Philosophie und die Theologie (vgl. Hannemann 2015). Trotz des fast unüberschaubaren Spektrums an Führungstheorien bezeichnet der Führungsforscher J. M. Burns Leadership als »one of the most observed and least understood phenomena on earth« (Burns 1978).

Auch Stogdill betont nach einer Auswertung von über 3.000 Studien der Führungsforschung: »Four decades of research on leadership have produced a bewildering mass of findings (...) the endless accumulation of empirical data has not produced an integrated understanding of leadership« (Stogdill 1982).

Alle Führungstheorien haben jedoch ein gemeinsames Ziel. Sie wollen die Grundsätze der Führung sowie deren Einfluss auf den Führungserfolg erklären. Dennoch widersprechen sich die Führungstheorien inhaltlich zum Teil sehr deutlich. Zum einen, was die theoretische Perspektive anbetrifft, zum anderen, was deren praktische Anwendung anbelangt. Die Gründe dafür sind vielschichtig. Ursächlich sind, neben den ihnen teilweise zugrunde liegenden ideologischen Aspekten, der jeweils herrschende Zeitgeist, vor deren Hintergrund sie entwickelt wurden, sowie in der Weiterentwicklung und empirischen Erforschung wirksamer Führungsaspekte.

3 Führungstheorien

3.1 Klassifizierung von Führungstheorien

Eine Klassifikation von Ansätzen, Konzepten und Theorien der Führungsforschung lässt sich im Wesentlichen auf sechs Entwicklungslinien führungstheoretischer Ansätze vornehmen. Dabei hat sich der Fokus der Aufmerksamkeit in der Führungsforschung mit der Zeit verändert (WPGS 2015).

Es handelt sich dabei vor allem um eigenschaftstheoretische, verhaltenstheoretische, situationstheoretische, interaktionstheoretische, transformationstheoretische sowie systemtheoretische Führungskonzeptionen (vgl. Reichwald und Möslein 2005). Sie untersuchen die möglichen Ursachen für erfolgreiche Führung aus folgenden unterschiedlichen Perspektiven heraus:

- Die eigenschaftsorientierte Perspektive, welche die Ursachen erfolgreicher Führung in den Eigenschaften der Person des Führenden sucht (Eigenschaftstheorien).
- Die verhaltenstheoretische Perspektive, die den Fokus auf das Verhalten von Führungskräften richtet (Verhaltenstheorien).
- Die situationstheoretische Perspektive konzentriert sich auf die Bedeutung der Situation des Führungsverhaltens, indem sie die Verhaltensweise der Führungskraft situationsabhängig betrachtet (Situationstheorien).
- Die interaktionale Perspektive interpretiert Führungserfolg als eine Wechselwirkung zwischen Persönlichkeitsmerkmalen und situativen Bedingungen des Führungshandelns (Interaktionstheorien).
- Die Transformationstheorie nimmt eine (um-)gestaltende Perspektive ein. Sie befasst sich damit, wie eine Führungskraft Werte und Motive ihrer Mitarbeiter auf eine höhere Ebene »transformiert« und dadurch deren Bedürfnisse und Präferenzen verändert, um einen höheren Unternehmenserfolg zu erzielen.
- Die systemische Perspektive berücksichtigt die Kontextualität im Sinne eines ganzheitlichen Ansatzes, indem sie aus systemischer Sicht neben den Eigenschaften, dem Verhalten und den Interaktionen zwischen einer Führungskraft und seinen Mitarbeitern, zudem möglichst alle Interaktionen eines Unternehmens (System) mit seinen Stakeholdern (Elementen) beachtet, um ein besseres Verständnis der vielen Dimensionen der Führung zu ermöglichen (Systemtheorien).

Im Folgenden werden die Kategorien der Führungstheorien und ihre Entwicklungen anhand einiger ausgewählter Führungstheorien vorgestellt. Sie stellen wichtige Meilensteine der theoretischen und praktischen Führungsforschung dar.

3.2 Eigenschaftstheorien der Führung

Grundlage ist die eigenschaftstheoretische Perspektive, die zur Führung prädestinierende Persönlichkeitsmerkmale in den Vordergrund stellt.

Die folgende Abbildung enthält einen Überblick über wichtige Eigenschaftstheorien der Führung:

Tab. I.3.1: Übersicht von Eigenschaftstheorien der Führung (1930–1950)
(in Anlehnung an Reichwald 2007; Reichwald und Möslein 2005)

Eigenschaftstheorien der Führung	
Great Man Theory	vgl. z. B. Carlyle (1840), James (1880) sowie die Überblickdarstellungen in Jennings (1960) und Bass (1990)
Trait Theory	Allport (1949), Gordon, Persönlichkeit, Struktur und Entwicklung, Klett, 1949
Persönlichkeitstheorie/ Leistungsmotivation	Murray (1938), Henry Alexander, Explorations in Personality, Oxford University Press, 1938
Big Five Modell	Judge et al (2002), T.A., Heller, D., Mount, M. K., Five Factor Model of Personality, Journal of Allpied Psychology, 1987)
Eigenschaftstheoretische Studien der 1930er bis 1960er Jahre	Vgl. Überblicksdarstellungen in Stogdill (1948, 1974) sowie Bass (1990)
Managerial Motivation as a Predictor of Effectiveness	Miner (1978), Berman/Miner (1985) McClelland (1975,1978)
Leader Motive Profile (LMP) und Achievement Motivation Theory	David, Power: the inner experience, Halstead, 1975 sowie Macht als Motiv, Klett-Cotta (1978)
Charismatic Leadership Theory	House (1977), Simonton (1987), House et al (1991)
Aktualisierung der Eigenschaftsorientierung im Zuge des verstärkten Interesses für charismatische Führung, Führungsfähigkeiten, emotionale und soziale Intelligenz	Vgl. z. B. Kirkpattrick/Locke (1991), Coleman et al (2002) sowie die Überblicksdarstellungen Bass (1990), Yukl (2001)

Die eigenschaftsorientierten Führungstheorien sind vermutlich die ältesten Führungstheorien im Zeitalter der Industrialisierung (ab dem Ende des 19. Jahrhunderts). Sie gehen davon aus, dass relativ stabile Persönlichkeitsmerkmale den Erfolg einer Führungskraft bestimmen. Unterschiedlicher Erfolg in der Führung muss letztendlich in der Person des Führenden liegen. Führung ist demnach ein Phänomen, das sich aus einer Eigenschaft der Führungskraft erklären lässt (Wunderer 1993; Neuberger 2002).

Dieser Gedanke entsprang unter anderem der Beobachtung, dass bestimmte Feldherren mit unterlegenen Truppen Siege errangen und dass manche Unternehmer prosperierende Unternehmen aufbauten, während andere trotz gleicher oder besserer Rahmenbedingungen scheiterten. Entsprechend wurde von Wissenschaftlern überprüft, ob bestimmte Persönlichkeitsmerkmale, Fähigkeiten, Motive und auch physiologische Eigenschaften von Führungskräften mit deren Erfolg zusammenhängen.

Eigenschaften werden in der Psychologie allgemein als relativ stabile und generelle Verhaltensdispositionen definiert, die relativ unabhängig von situativen und zeitlichen Randbedingungen sind. Im Laufe der Entwicklung eines Menschen erfolgt die Ausprägung der Eigenschaften. Sie sind das Ergebnis von vielschichtigen Wechselwirkungen zwischen Veranlagungs- und Umweltfaktoren (Spektrum 2015). Im angloamerikanischen Sprachgebrauch werden diese Dispositionen als »traits« bezeichnet.

Um die Faktoren erfolgreicher Führung zu identifizieren und für die Praxis nutzbar zu machen, suchten Wissenschaftler nach überdauernden Persönlichkeitsmerkmalen von erfolgreichen Führungskräften. Das Ziel war, die Voraussetzungen von Führungserfolg vorhersagen zu können (Stockdill 1948).

Diese Theorien basieren auf drei Arten von Fragen:

1. Welche Persönlichkeitsstrukturen finden sich bei erfolgreichen Führungskräften?
2. Was unterscheidet Führungskräfte von Geführten?
3. Wie unterscheiden sich gute von schlechten Führungskräften?

Erste Ansätze zu einer psychologischen Erforschung der Eigenschaften, die einer erfolgreichen Führung zugrunde liegen, erfolgten in den 1920er Jahren. Der Fokus lag in der empirischen Analyse, welche Eigenschaften erfolgreiche Führer von weniger erfolgreichen Führern unterscheiden. Die Befunde dieser Untersuchungen sind als sehr heterogen einzuschätzen (Bhagwati 2014; Stogdill 1948).

Die empirischen Studien zeigten, dass zwar viele Persönlichkeitseigenschaften mit dem Führungserfolg korrelieren. Metaanalysen kamen jedoch zu dem Ergebnis, dass es lediglich einen Zusammenhang zwischen Führungserfolg und Intelligenz gibt. Doch diese Erkenntnis ist mit Vorsicht zu bewerten. Denn bis heute gibt es noch keine einheitliche Definition von Intelligenz. Seit Jahrhunderten suchen Wissenschaftler weltweit nach einer treffenden Beschreibung für das Phänomen Intelligenz. Es gibt mittlerweile eine Vielzahl von Theorien zum Thema

Intelligenz. Sie reichen vom Generalfaktor g bis hin zur Multiplen Intelligenz. Die These vom Generalfaktor g wurde 1923 von dem Psychologen Charles Spearman verfasst. Mithilfe des Vergleichs verschiedener IQ-Tests fand er heraus, dass es zwischen fast allen einzelnen Abschnitten innerhalb eines Tests eine positive Korrelation gab. Sein Fazit: Zwischen den unterschiedlichen Fähigkeiten besteht ein grundlegender Zusammenhang. Diesen nannte er den Faktor g. Dieser könne je nach Proband unterschiedlich hoch sein. Seine These ist jedoch umstritten (Kern et al. 2013). So lieferten Folgeuntersuchungen seiner Kollegen abweichende Ergebnisse und damit weitere Faktor-Theorien. Andere Wissenschaftler wiederum halten einen allgemeinen Faktor für nicht ausreichend. Sie befürworten eine ganze Palette voneinander relativ unabhängiger Intelligenzen. Daher entwickelte der amerikanische Psychologe Howard Gardner das Konzept der »Multiplen Intelligenz«. Demnach ergeben verschiedene, unterschiedlich gut ausgeprägte Fähigkeiten zusammen die intellektuellen Möglichkeiten eines Menschen. So bezieht er in seine Theorie die Bewegungsintelligenz (Tänzer), musikalische Intelligenz (Musiker, Komponisten) oder naturalistische Intelligenz (Naturforscher) mit ein. Dazu werden nahezu alle Gehirnbereiche benötigt. Intelligenz könnte demnach auch davon abhängig sein, wie gut und schnell die einzelnen Gehirnkomponenten funktionell miteinander verbunden sind, zusammenarbeiten und Informationen austauschen. Neben den rein akademischen Fähigkeiten kämen so auch praktische Fähigkeiten zum Tragen. Es scheint, als wäre die Intelligenz des Menschen abhängig von der *Kontextualität* und der *Systematizität*. Somit ist die Frage nach der idealen Führungskraft abhängig von der Struktur des Systems sowie seinen Elementen. Seine Funktion ist nur innerhalb dieses Kontextes sehr individuell zu beantworten (Kern et al. 2013).

Definition

In der Wirtschaftssoziologie wird die Kontextualität als das Ganze bezeichnet. Das bedeutet, dass der Kontext, in dem ein Element steht, Vorrang vor dem Element habe und dass das Element nur vor dem Hintergrund des Kontextes inhaltlich bestimmbar sei.

Die Systematizität verweist auf die Vorherrschaft des Systems und seiner Struktur über die Elemente. Demnach kann das Individuum nicht, auch nicht im Sinne von Ideologien, als das Zentrum seiner Aktivität begriffen werden. Vielmehr wird es determiniert durch Systeme wie Ökonomie, Sprache und Politik.

Intelligenz ist nur bedingt von außen wahrnehmbar. Deswegen lässt sich auch nur eine sehr subjektive Meinung dazu bilden. Es wird versucht, die Intelligenz über so genannten IQ-Tests zu erfassen und zu messen, in denen die Anwender eine Reihe klassischer Aufgaben erfüllen müssen.

Die eigenschaftstheoretischen Führungstheorien überzeugten aufgrund der großen Streuung in den Ergebnissen und der beschriebenen fehlenden Erklärung der Kausalitäten nicht vollständig. Daher beschäftigte sich die Führungsforschung in den 50er und 60er Jahren des letzten Jahrhunderts stärker mit der Verhaltenskomponente der Führung.

Der Einfluss der Persönlichkeitseigenschaften der Führungskraft auf den Mitarbeiter kann dennoch nicht negiert werden. Aspekte der Eigenschaftstheorien finden auch heute noch in der Praxis Anerkennung. Beispielsweise wurden die Erkenntnisse der Eigenschaftstheorie in den darauf aufbauenden Theorieansätzen der Transformationalen Führung integriert. Mit der charismatischen Führungstheorie entstand in den letzten Jahren eine Art von Neo-Eigenschaftstheorie der Führung (Liebel 1992; Weibler und Deeg 2001).

Definition von Persönlichkeitseigenschaften

Pionier der Erforschung von Persönlichkeitseigenschaften auf den Führungserfolg war der amerikanische Psychologe Gordon Allport. Ziel seiner Forschung war es, den Führungserfolg einer Führungskraft aus bestimmten Persönlichkeitscharakteristika, d. h. bestimmten Eigenschaften, abzuleiten.

Gordon Allport differenzierte zwischen kontinuierlichen und diskontinuierlichen Persönlichkeitstheorien und stellte folgende Hierarchie der Persönlichkeitsmerkmale (personal traits) auf:

- Cardinal Traits sind Merkmale, die das Leben des Menschen in weitem Maße prägen und ihr Verhalten in den meisten Situationen bestimmen.
- Central Traits stellen die wesentlichen Charakteristika von Menschen dar.
- Secondary Traits beschreiben spezifische, individuelle Merkmale, die aber nicht dem tieferen Verstehen der Persönlichkeit dienen. Sie liegen eher in peripheren Bereichen, wie z. B. in persönlichen Vorlieben für eine bestimmte Mode oder Musik. Sie bestimmen das Verhalten der Person (Nevid 2009).

Liegen keine Ergebnisse aus bestimmten Persönlichkeitstests vor, ist es möglich, Eigenschaften mithilfe von Beobachtung des Verhaltens zu identifizieren.

So könnte Martin Luther Kings Jr.‹s gewaltfreiem Widerstand gegen Ungerechtigkeit Cardinal Traits unterstellt werden. Abraham Lincoln könnte als Central Trait Ehrlichkeit und Madonnas Vorliebe für wechselnde Stile den Secondary Traits zugeordnet werden (Offensivgeist 2014).

Nach dieser Theorie kann aus der Kombination von einer Reizsituation, zum Beispiel einen Vortrag halten, und dem Trait Schüchternheit eine ganz bestimmte Reaktion, nämlich Verlegenheit, erfolgen. Dabei können gleiche Reize bei verschiedener Personen unterschiedliche Auswirkungen haben.

Trait-Theoretiker sind daran interessiert, Persönlichkeitsmerkmale zu messen, die als Gewohnheitsmuster des Verhaltens, des Denkens und der Emotion definiert werden können. Diese Merkmale sind im Laufe der Zeit relativ stabil, unterscheiden sich zwischen Individuen und beeinflussen das Verhalten. Zum Beispiel sind einige Leute kontaktfreudig, während andere eher schüchtern sind (Kassin 2003).

Doch was ist unter einer Persönlichkeit zu verstehen? Wie lässt sich der Begriff Persönlichkeit definieren, wie lassen sich Persönlichkeitsmerkmale definieren und messen?

Allports Definition von Persönlichkeit lautete sinngemäß: Die Persönlichkeit ist eine dynamische Organisation innerhalb der psychophysischen Systeme eines Individuums, die sein charakteristisches Verhalten und Denken bestimmen (Allport 1963). Eine ähnliche Definition findet sich in einem Lexikon der Psychologie. Demzufolge umfasst die Persönlichkeit alle überdauernden Eigenschaften einer Person. Darin wird jedoch zugleich die offene und strittige These betont, ob diese Eigenschaften unabhängig voneinander sind oder bestimmte Eigenschaften häufig nur in bestimmten Kontexten auftreten (▶ Teil II, Kapitel 3.1). Auch ist die Anzahl der wichtigsten Persönlichkeitseigenschaften umstritten (Psychodema 2014).

So kannten beispielsweise die Naturphilosophen der Griechen vier Persönlichkeitstypen:

- Melancholiker: trübsinnig, zweifelnd, freudlos
- Choleriker: erregbar, unausgeglichen, jähzornig
- Sanguiniker: heiter, lebhaft, gesellig
- Phlegmatiker: langsam, ruhig, schwerfällig.

Diese Kategorisierung findet sich in einigen Persönlichkeitstheorien wieder, wie zum Beispiel im PEN-Modell nach Eysenck (▶ Teil I, Kapitel 3.2).

Der Psychoanalytiker Sigmund Freud unterscheidet dagegen in einer ersten Dimension (Topik) zwischen dem Bewussten und dem größeren und einflussreicheren Unbewussten. Zudem legte er dar, wie das Unbewusste das Bewusstsein beeinflusst. In einer zweiten Dimension (Topik) entwickelte er ein strukturelles und funktionales Persönlichkeitsmodell, mit den drei Dimensionen des »Es«, »Ich« und »Über-Ich« (Lay 1992; Freud 2010). Unterschiedliche Führungspersönlichkeitstypen lassen sich mithilfe dieser drei Dimensionen erklären (Freud 2010).

Eine aktuellere Version der Persönlichkeitsdefinition lieferte der Persönlichkeitspsychologe Raymond Bernard Cattell. Er lehnte die Kategorisierung in einige wenige Persönlichkeitstypen ab. Stattdessen charakterisierte er die Persönlichkeit einer Person anhand vieler einzelner Eigenschaften, die sich unabhängig voneinander messen lassen. Er entwickelte mithilfe der Faktorenanalyse ein Modell von 16 bipolaren Dimensionen, mit dem sich jede Person beschreiben lässt und die dem gezeigten Verhalten der Person zugrunde liegen. Diese so ermittelten Grundeigenschaften der Persönlichkeit werden in einem Fragebogen zusammengefasst (Sixteen Personality Factor Questinaire). Gemessen werden Cattells Eigenschaften auch heute noch mit dem von ihm entwickelten Persönlichkeitstest 16PF (Psychodema 2014).

Die Allgemeine Systemtheorie und das damit verbundene Systemische Denken, wie es in Teil II unter Kapitel 3.1 beschrieben wird, relativiert die Vorstellung absoluter, unveränderlicher Persönlichkeitsmerkmale und löst sich vom dualistischen Denken in den Kategorien von richtig und falsch, Gut und Böse, unschuldig und schuldig. Stattdessen erkennt das systemische Denken mehr und mehr die wechselseitige Verbundenheit des Lebens und die größeren Zusammenhänge in Systemen statt nur deren einzelne Teile an. Denn häufig resultieren Konflikte in den privaten oder beruflichen Kontexten aus den ihnen zugrunde liegenden (systemischen) Strukturen und nicht aus individuellen Fehlern oder negativen Eigenschaften. Man kann somit nicht vorab von generellen, spezifischen, unveränderlichen Eigenschaften sprechen (Systemis 2015). Stattdessen können Erkenntnisse aus der Allgemeinen Systemtheorie und der Systemischen Therapie dazu genutzt werden, auch im Zusammenhang mit Führung in systemischen Kontexten zu denken. Die Systemische Therapie ist auf Basis der Allgemeinen Systemtheorie entstanden. Sie gilt als eine Sammelbezeichnung für eine bestimmte Art des Denkens und Handelns, die vor etwa 40 Jahren mit der Familientherapie einsetzte und sich im Laufe der Zeit von dort her weiterentwickelt hat (Systemis 2015). Als »Systemische Therapien« werden psychotherapeutische Verfahren bezeichnet, deren Fokus auf dem sozialen Kontext psychischer Störungen liegt (Wittchen und Hoyer 2011; Wissenschaftlicher Beirat Psychotherapie 2008).

In Abgrenzung zur Psychoanalyse und Vertretern der Persönlichkeitstheorie betonen systemisch arbeitende Therapeuten die Bedeutung impliziter Normen des Zusammenlebens für das Zustandekommen und die Überwindung psychischer Störungen (Reimer et al. 2007).

Vereinfacht beschrieben ist damit gemeint, dass Kontexte, in denen sich die als störend empfundenen Verhaltensweisen zeigen, berücksichtigt werden sollten, um gezeigte Eigenschaften und Verhalten zu erklären. So können psychische Störungen durch Verhaltensweisen und Eigenschaften verursacht werden, die durch die Person im Rahmen ihrer Sozialisierung und sozialen Kontexten aufgrund von Verstrickungen, Übertragungen und Verhaltensübernahmen übernommen wurden. Diese werden oft verwechselt mit angeblichen festen und unveränderbaren Persönlichkeitseigenschaften der Person. Kerngedanke der Systemischen Therapie ist die Annahme, dass der Schlüssel zum Verständnis und zur Veränderung von Verhaltensweisen sowie von gezeigten, problematischen Eigenschaften weniger in der Person allein liegt, sondern im Zusammenhang, in dem das Problem steht, zu finden ist (Wissenschaftlicher Beirat Psychotherapie 2008) (▶ Teil II, Kapitel 3.1).

Systemische Therapie ist, wie auch die in Teil II beschriebene Systemisch-Lösungsorientierte Führung, an den Kontexten und Beziehungsprozessen der Personen interessiert, die an der Entstehung und Aufrechterhaltung eines Problems beteiligt und daher auch für Veränderungs- und Lösungsprozesse von Bedeutung sind.

An den Definitionen der Persönlichkeit, den angeblich unveränderlichen, situationsunabhängigen Eigenschaften und ihrer Kritik wird deutlich, dass so eindeutig das Verständnis der Persönlichkeit in der Wissenschaft nicht ist. Zudem wurden im Laufe der Zeit noch viele weitere, verschiedene Persönlichkeitstheorien entwickelt. Darunter zum Beispiel die Psychodynamische Persönlichkeitstheorie, die Humanistische Theorien und die Sozialen Lerntheorien (vgl. Gerrig und Zimbardo 2008) sowie die Theorie bzw. Psychologie des Selbst (vgl. William 1957; Mummendey 2006) und die Theorie zur Person und Situation (vgl. Friedmann 2004).

Trait Theory und Great Man Theory

Bei dieser Theorie handelt es sich um einen psychologischen Ansatz, in dem es um die menschliche Persönlichkeit geht. Sie wird auch Eigenschaftstheorie (Trait, zu dt.: die Eigenschaft) oder dispositive Theorie genannt und basiert auf typischen, angeborenen Eigenschaften, die eine Führungspersönlichkeit ausmachen. Vereinfacht ausgedrückt unterstellt die Trait Theory, dass eine Führungskraft über bestimmte Eigenschaften verfügen muss, um effektiv führen zu können. Dies seien Eigenschaften wie zum Beispiel Entschlossenheit, Mut, Intelligenz, Selbstvertrauen oder Dominanzstreben. Diese Eigenschaften seien zudem nur begrenzt erlernbar. Das Konzept gilt jedoch mittlerweile als überholt, da sich durch die Führungsforschung kein Zusammenhang zwischen Persönlichkeitseigenschaften und Führungserfolg nachweisen ließ (Hofstätter 1971).

Die Eigenschaftstheorien basieren auf den Ansätzen der Great Man-Theory. Diese wurde in den 1840er Jahren durch den schottischen Schriftsteller Thomas Carlyle beschrieben. Demnach haben einflussreiche Männer entweder aufgrund ihres persönlichen Charismas, ihrer Intelligenz und Weisheit oder ihrer diplomatisch-politischen Fähigkeiten große historische Leistungen vollbracht (Carlyle 2008).

Kerngedanke der Great Man Theory ist, dass es vor allem anderen auf den Führer ankommt. Die Person bzw. die Persönlichkeitseigenschaften des Führers gelten als Hauptursache der persönlichen Karriere- sowie des organisationalen Leistungserfolgs unter zwei Prämissen:

Es gibt bestimmte Eigenschaften, die den Führungserfolg bestimmen und man weiß im Voraus, welche Eigenschaften relevant sind. Die Eigenschaften gelten als universelle, zeitlich und übersituativ stabile Persönlichkeitsmerkmale, wie beispielsweise Intelligenz, Aktivität, Energie, sozialer Status, Aufstiegs- oder Machtwille, Dominanz, Ausstrahlung, Selbstvertrauen, Leistungsmotiv, Ehrgeiz, Kontaktfähigkeit, Redegewandtheit, Überzeugungskraft etc. (Behrends 2009).

PEN–Modell

Einen weiteren Beitrag zur Eigenschaftstheorie lieferte der Psychologe Hans Jürgen Eysenck. Er entwickelte eine Persönlichkeitstheorie, in der eine Persönlichkeit als Kombination mehrerer Persönlichkeitszüge oder Eigenschaften aufgefasst wird. Die Kombination von Persönlichkeitszügen nannte Eysenck »Typen« der Persönlichkeit. Er nimmt drei Typen der Persönlichkeit an und benennt sie anhand ihrer Pole:

- Psychotizismus vs. Impulskontrolle
- Extraversion vs. Introversion
- Neurotizismus vs. Stabilität

Zwischen diesen Polen unterscheidet er graduelle Unterschiede zwischen den Menschen hinsichtlich ihrer Typen. An den jeweiligen Enden dieser Pole liegen demzufolge besonders starke Ausprägungen von Persönlichkeitszügen vor (Eysenck 1970, 1998).

Die Pole mit den Anfangsbuchstaben P, E und N geben der Persönlichkeitstheorie von Eysenck ihren Namen. Eysenck entwickelte dieses Persönlichkeitssystem, bei dem sich die Persönlichkeit jedes Individuums als Resultat der Ausprägung der oben genannten Dimensionen und ihrer gegensätzlichen Pole beschreiben lässt.

Dabei gilt ein Mensch als introvertiert, wenn er nach innen gekehrt und auf das eigene Seelenleben gerichtet ist. Extrovertierte Menschen sind dagegen nach Außen gerichtet. Das bedeutet, dass sie aufgeschlossen, gesellig, kontaktfreudig, weltoffen, kommunikationsfähig bzw. -willig sind. Den Begriff »Neurotizismus« leitete Eysenck ab von »Neurose«. Damit bezeichnete er die Gesamtverfassung einer Persönlichkeit, die durch emotionale Labilität, Schüchternheit und Gehemmtheit charakterisiert ist. Durch unterschiedliche Stufen der Erregung des Gehirns werden entweder die Extrovertiertheit oder die Introvertiertheit ausgebildet. Wird auf ein Ereignis emotional reagiert, tritt die neurotische Dimension in den Vordergrund, die ihre Basis im Nervensystem hat. Turhan Canli von der Stony Brook University, New York, konnte 2005 zeigen, dass die Amygdala, eine wichtige Emotionszentrale im Gehirn, bei Extrovertierten linksseitig vergrößert ist. Umgekehrt geht die Neigung zu negativen Gefühlen (Neurotizismus) rechtsseitig mit verringertem Amygdalavolumen einher. Als eine weitere Dimension seiner Persönlichkeitstheorie definierte Eysenck den Psychotizismus. Dieser misst ein sozial abweichendes Verhalten und dient dazu, die Wahrscheinlichkeit zu bestimmen, ob ein Mensch gegen ein System rebelliert, leicht die Beherrschung verliert oder in bestimmten Situationen ohne Rücksicht auf Verluste agiert (Stangl 2015a).

Die Persönlichkeitszüge werden wiederum aus Gewohnheiten gebildet, die Eysenck zufolge Mengen von gemeinsam vorkommenden Verhaltensweisen sind. Dadurch entsteht ein hierarchisches Persönlichkeitsmodell mit den vier Ebenen: Typen, Persönlichkeitszügen, Gewohnheiten und Verhaltensweisen. Demnach ist die Persönlichkeit nach Eysenck eine mehr oder weniger stabile und dauerhafte Organisation des:

1. Charakters und seines Willens, das mehr oder weniger stabile System seines konativen Verhaltens,
2. Temperaments und seiner Emotionen, das mehr oder weniger stabile und dauerhafte System seines affektiven Verhaltens,
3. Intellekts, das mehr oder weniger stabile und dauerhafte System seines kognitiven Verhaltens,

4. Körperbaus eines Menschen, das mehr oder weniger stabile System seiner physischen Gestalt und neuroendokrinen (hormonalen) Ausstattung (Eysenck 1970).

Menschen können nach Eysencks Vorstellung tendenziell eher nach innen oder nach außen gerichtet sein. Wobei extrovertierte, nach außen gerichtete Menschen, eher gesellig, unbedacht, leichtfertig, dominant, abenteuerlustig und impulsiv sind. Introvertierte, nach innen gerichtete Menschen, sind hingegen eher ruhig, still, zurückhaltend, in sich gekehrt, reserviert und schüchtern. Als Neurotizismus bezeichnete er die emotionale Labilität eines Charakters (Eysenck 1998).

Big Five Modell

Das Big Five Modell bildet ein umfassendes Persönlichkeits-System, das die Beziehungen zwischen allgemeinen Traits, theoretischen Konzepten und Persönlichkeitsskalen darstellt (Gerrig und Zimbardo 2008). Diese Klassifizierung soll alle Menschen in ihren wichtigsten individuellen Dimensionen unterscheiden.

Bei den Big Five bzw. dem Fünf-Faktoren-Modell (FFM) handelt es sich um ein Modell der Persönlichkeitspsychologie, das Persönlichkeit durch fünf Merkmale definiert. Diese sind Neurotizismus, Extraversion, Offenheit für Erfahrungen, Gewissenhaftigkeit und Verträglichkeit. Die Entwicklung der Big Five begann bereits in den 1930er Jahren mit dem lexikalischen Ansatz. Diesem liegt die Auffassung zugrunde, dass sich Persönlichkeitsmerkmale in der Sprache niederschlagen. Und zwar dadurch, dass alle wesentlichen Unterschiede zwischen Personen im Wortschatz durch entsprechende Begriffe repräsentiert werden. Auf der Basis von Listen mit über 18.000 Begriffen wurden durch Faktorenanalyse fünf unabhängige und weitgehend kulturstabile Faktoren – die Big Five – gefunden und später durch Studien belegt (Asendorpf und Neyer 2012). Dieser Ansatz wird durch eine neue Software, eine sprachpsychologische Anwendung, die gesprochene und/oder geschriebene Sprache auf psychologische Merkmale hin untersucht, neu belebt (www.psyware.de).

Das Big Five Modell gilt international als das universelle Standardmodell in der Persönlichkeitsforschung und wurde innerhalb der letzten zwanzig Jahre in vielen wissenschaftlichen Studien verwendet (John et al. 2010).

Das Ziel der Führungsforschung zur Eigenschaftstheorie ging so weit, Merkmale bzw. Merkmalskombinationen finden zu wollen, die über den Führungserfolg entscheiden. Aufgrund dieser einseitigen Betrachtungsweise wird der Ansatz stark kritisiert und als überholt angesehen. Er findet jedoch nach wie vor in der charismatischen Führungstheorie Beachtung (Springer Gabler Verlag 2015).

Das Big Five Modell und die Trait Theorien ermöglichen es, Persönlichkeiten zu beschreiben. Mithilfe dieser Methoden ist es möglich, statische Persönlichkeitsbilder zu einem bestimmten Zeitpunkt zu zeichnen. Sie eignen sich jedoch nicht dazu, zu erklären, wie Verhalten entsteht bzw. Persönlichkeiten sich entwickeln. Zu diesem Zweck bedarf es anderer Theorien, wie beispielsweise psychodynamischer Theorien oder eines systemischen Ansatzes, wie er in Teil II beschrieben wird.

Tab. I.3.2: Das 5-Faktoren-Modell (in Anlehnung an Gerrig und Zimbardo 2008)

Das Fünf-Faktoren-Modell	
Faktoren	**Bipolare Definition**
Extraversion	Gesprächig, energiegeladen und durchsetzungsfähig versus ruhig, zurückhaltend und schüchtern
Verträglichkeit	Mitfühlend, freundlich und herzlich versus kalt, streitsüchtig und unbarmherzig
Gewissenhaftigkeit	Organisiert, verantwortungsbewusst und vorsichtig versus sorglos, leichtsinnig und verantwortungslos
Neurotizismus	Stabil, ruhig und zufrieden versus ängstlich, instabil und launisch
Offenheit für Erfahrungen	Kreativ, intellektuell und offen versus einfach, oberflächlich und unintelligent

3.3 Verhaltenstheorien der Führung

In den fünfziger Jahren des 20. Jahrhunderts verlagerte sich der Schwerpunkt der Führungsforschung von der Erforschung von Führungseigenschaften auf die Analyse der Führungsstile und des Führungsverhaltens (Wunderer 2003).

Die verhaltensorientierte Perspektive basiert auf der Annahme, dass der Führungserfolg vom Führungsstil und Führungsverhalten der Führungskraft abhängt. Führungskräfte zeigen unterschiedliches Verhalten und sind daher unterschiedlich erfolgreich. Dabei bleiben situative Bedingungen unberücksichtigt (▶ Kapitel 3.4). Diese Strömung entsprach dem damaligen Zeitgeist. Vor dem Hintergrund des Menschenbildes, bei dem alle gleich sind und bei dem es keine angeborenen Unterschiede gibt, erschien es nicht erträglich, wenn Führungserfolg an der individuellen Person liegen sollte. Daher wurde untersucht, welche Verhaltensweisen Führungskräfte zeigen und wie diese Verhaltensmuster mit dem Erfolg der Führung zusammenhängen.

Die verhaltensorientierte Führungsforschung unterscheidet eine Vielzahl von unterschiedlichen Führungsstilen.

Die verhaltenstheoretischen Führungstheorien lassen sich nach der Anzahl der Orientierungsdimensionen in ein-, zwei- und dreidimensionale Konzepte unterscheiden (Neuberger 2002).

Tab. I.3.3: Übersicht von Verhaltenstheorien der Führung (1950–1970) (in Anlehnung an Reichwald 2007; Reichwald und Möslein 2005)

Verhaltenstheorien der Führung	
Behavioristischer Führungsstil	Vgl. Pelz (2004)
Eindimensionale Führungsstile – Taxonomien	
Iowa-Studien (Autoritäre F., Demokratische F., Laissez-faire F.)	Vgl. Lewin/Lippert/White (1938-1940)
XY-Theorie	Vgl. McGregor (1960)
Z-Theorie	Vgl. Ouchi (1981, 1983)
Führungsstil-Kontinuum Siebenstufige Typologie anhand des Kriteriums der Partizipation in Entscheidungssituationen	Vgl. Tannenbaum/Schmidt (1958)
Zweidimensionale Führungsstile – Taxonomien	
Ohio State Leadership Studies (Rücksichtnahme and initiieren einer Struktur)	Vgl. Fleishman (1953) sowie Stodgill (1962)
Michigan Leadership Studies (aufgabenorientiertes und beziehungsorientiertes Verhalten, partizipative Führung)	Vgl. Katz/Kahn (1952) sowie Likert (1961) und (1967)
University of Texas Leadership Studies (Managerial Grid: Concern People and Production)	Vgl. Blake/Mouton (1981)
Mehrdimensaionale Führungsstile – Taxonomien	
Dreidimensionale Taxonomien (Task Orientation – Relation Orientation – Change Orientation)	Vgl. Ekvall/Arvonen (1991), Yukl (1999)
3-D-Theorie	Vgl. Reddin (1970, 1981)
Multikategorielle Taxonomien	Vgl. Übersichtsdarstellung von Yukl (2001)

Eindimensionale Führungsstile sind menschenorientiert bzw. personenorientiert. Dagegen beinhalten zweidimensionale Führungsstile neben einer Menschenorientierung noch eine Aufgaben- bzw. Sachorientierung. Dreidimensionale Führungstheorien fügen zu den beiden genannten Dimensionen noch eine effektivitätsorientierte Dimension hinzu (Reddin 1970, 1981; vgl. Zell 2015; Birker 1997).

Als eine der Grundlagen der Verhaltenstheorien der Führung kann die behavioristische Psychologie angesehen werden, die Anfang des 20. Jahrhunderts durch Edward Lee Thorndike und John Broadus Watson begründet und in den 1950er Jahren vor allem durch Burrhus Frederic Skinner populär wurde. Der Behaviorismus (abgeleitet vom amerikanisch-englischen Wort behavior, dt: Verhalten) benennt das wissenschaftstheoretische Konzept, Verhalten von Menschen mit naturwissenschaftlichen Methoden zu untersuchen und zu erklären.

Das Ziel der behavioristischen Wissenschaft ist es, Gesetze abzuleiten, die die Beziehungen zwischen den verschiedenen, dem Verhalten vorausgehenden Bedingungen (Reizen), dem Verhalten (Reaktionen) und den Konsequenzen (Belohnung, Bestrafung oder neutralen Effekten) erklären (Lefrancois 1994).

Behavioristischer Führungsstil

Der Behaviorismus geht insbesondere zurück bis auf John Broadus Watson. Er leugnete die Existenz von vererbten Eigenschaften und passte mit seiner extremen Position zum damaligen amerikanischen Zeitgeist. Der bestand darin zu glauben, dass Menschen durch Training zu allem gemacht werden können, was und wie sie sein wollen. Watsons behavioristischer Ansatz war die Überzeugung, dass Gefühle nichts anderes seien als Stimuli aus der Umwelt. Damit leugnete er jedoch die Existenz von Bewusstsein und die Möglichkeit, aufgrund eigener Reflexion das eigene Handeln zu bestimmen (Watson 1913).

Nach Watson verglich der Verhaltenspsychologe Burrhus Frederic Skinner den menschlichen Organismus mit einer Maschine. Nach seiner Theorie verhält sich ein Mensch wie eine Maschine in gesetzmäßigen und vorhersehbaren Bahnen, in Reaktionen auf externe Kräfte, die auf ihn wirken.

Der behavioristische Führungsstil beruht auf dieser verhaltenswissenschaftlichen Forschungsrichtung. Seine Kerntheorie ist das Reiz-Reaktions-Konzept. Danach ist jedem Reiz eine bestimmte Reaktion zuordnet. Vorgänge im Organismus des Menschen, wie zum Beispiel Denken, Fühlen, Reflektieren etc., werden dabei nicht berücksichtigt. Er beruht demzufolge auf der unmittelbaren Erklärbarkeit menschlichen Verhaltens durch Beobachtung, auf den auf Menschen einwirkenden Reizen und den dadurch ausgelösten Reaktionen. Nach dieser Auffassung werden Verhaltensweisen entweder durch die Koppelung von Hinweisreizen und Verhaltensweisen oder durch die Belohnung von Verhaltensweisen erworben. Der behavioristische Führungsstil unterscheidet drei unterschiedliche Verhaltensweisen:

1. aufgabenorientiertes Verhalten: Ziele setzen, planen, koordinieren, organisieren, überwachen,
2. beziehungsorientiertes Verhalten: unterstützen, loben, anerkennen, sanktionieren,
3. kooperatives Verhalten: Mitarbeiter integrieren, Teams bilden, an Entscheidungsprozessen beteiligen (Pelz 2004).

Eindimensionale Führungskonzepte

Bei dem eindimensionalen Führungssystem ist die einzige beschreibende Dimension der Führung die Beteiligung des Geführten im Entscheidungsprozess. Die wohl bekannteste Unterscheidung von eindimensionalen Führungsformen geht auf den Begründer der modernen Sozialpsychologie Kurt Tsadek Lewin (1890–1947) zurück. Er gilt als einer der einflussreichsten Pioniere der Psychologie.

Lewin hat Experimente über die Auswirkungen verschiedener Führungsstile auf Gruppen durchgeführt. Unter einem Führungsstil verstand er ein langfristiges, relativ stabiles, von der jeweiligen Situation völlig unabhängiges Verhaltensmuster der Führungsperson, welcher zugleich die Grundhaltung gegenüber dem Mitarbeiter zum Ausdruck bringt. Er unterschied, in Anlehnung an seine Differenzierung der drei verschiedenen Erziehungsstile, in gleicher Weise auch drei verschiedene Führungsstile. Seine Kategorisierung von Führung hatte lange großen Einfluss auf die Führung von Mitarbeitern in Unternehmen. Er differenziert die Führungsstile zwischen den extremen Polen in:

- Autoritäre Führung
  Der autoritäre – oder auch hierarchisch genannte – Führungsstil ist dadurch geprägt, dass der Vorgesetzte Anordnungen gibt und Aufgaben verteilt, ohne seine Mitarbeiter in die Entscheidungsfindung einzubeziehen. Er erwartet von seinen Untergebenen nahezu bedingungslose Gefolgschaft und duldet weder Widerspruch noch Kritik. Fehler werden durch ihn sanktioniert. Noch bis zum Zeitalter der frühen Industrialisierung war diese Führungsform weit verbreitet. Für repetierende Routineaufgaben, die standardisiert und maschinell automatisiert sind, brauchte man willige, leistungsstarke Mitarbeiter. Die Unternehmenslenker benötigten keine gebildeten, eigenständigen Mitarbeiter. Die Vorteile des autoritären Führungsstils liegen in der hohen Entscheidungsgeschwindigkeit, in der Übersichtlichkeit der Kompetenzen und in der einfachen Kontrolle. Beispielsweise kann in Krisenzeiten ein solcher Führungsstil sehr vorteilhaft sein, um durch Druck und einfache Arbeitsanweisungen kurzfristig einen erhöhten Einfluss auf die Arbeitsleistung zu erzielen. In unserer heutigen Gesellschaft ist ein autoritärer Führungsstil, zumindest über einen längeren Zeitraum, kaum erfolgreich aufrechtzuerhalten. In unserem Kulturkreis kommt dieser Führungsstil lediglich noch in Strukturen vor, die durch Befehlstaktiken geprägt sind, wie zum Beispiel beim Militär. Ein wesentlicher Nachteil dieses Führungsstils ist, dass die Kompetenzen und Ressourcen der Mitarbeiter nicht genutzt werden. Die geringe Selbstständigkeit der Untergebenen und die Einschränkung der persönlichen Meinungs- und Entscheidungsfreiheit können sich in einer mangelnden Motivation bemerkbar machen. In der heutigen Zeit kommt insbesondere durch die zunehmend komplexere Arbeitswelt die Gefahr von Fehlentscheidungen durch überforderte Vorgesetzte hinzu. Im Informationszeitalter der sogenannte Kopfarbeiter gelten andere Mechanismen als noch zu Beginn der Industrialisierung. Statt »Hand-Werker«, die einfache, repetierende Routineaufgaben schnell und preiswert erledigen mussten, sind heutzutage Mitarbeiter gefragt, die neben ihrer Geistesleistung – denn auch die allein reicht häufig nicht mehr aus –, Kreativität, Leidenschaft und Inspiration mit in den Berufsalltag einbringen. Ursächlich dafür ist, dass im globalen Wettbewerb durch Pflichtbewusstsein allein, mit vielen klugen Menschen und mit vielen fleißigen Händen, kein Wettbewerbsvorteil mehr zu erlangen ist (Stähle 1999).
- Demokratische oder kooperative Führung
  Aus diesen Gründen überwiegt in unserer Gesellschaft heutzutage der demo-

kratische oder auch kooperative Führungsstil. Kennzeichnend dafür ist, dass der Vorgesetzte seine Mitarbeiter in die Unternehmensführung mit einbezieht. Er fragt die Mitarbeiter nach ihrer Meinung, erlaubt Diskussionen und erwartet aktive, initiative und selbständige Arbeitsleistungen. Bei Fehlern wird in der Regel nicht bestraft und sanktioniert, sondern geholfen und unterstützt. Die höhere Selbstständigkeit ermöglicht den Mitarbeitern, ihre Stärken einzusetzen und zu entwickeln. Dies fördert die Motivation und erhöht die Kritik- und Leistungsfähigkeit sowie die Kreativität. Die Führungskraft wird entlastet und das Risiko einer Fehlentscheidung für das Unternehmen wird reduziert. Nachteilig hingegen ist die geringere Entscheidungsgeschwindigkeit. Schließlich müssen die Mitarbeiter ausreichend informiert werden. Zudem möchten Mitarbeiter immer stärken aktiv in das Unternehmensgeschehen eingebunden und informiert werden. Da zwischen der Unternehmensführung und den Mitarbeitern in der Regel steuerungsrelevante Informationen asynchron verteilt sind, erhöht dies den Kommunikationsaufwand enorm. Die Vorstellungen darüber, wie das Unternehmen zu führen ist, können deutlich divergieren und weitreichende Probleme nach sich ziehen (Altruistisches Bestrafen ▶ Teil II, Kapitel 2.3). Dieser Nachteil ist darauf zurückzuführen, dass der kooperative Führungsstil Mitarbeiter zwar stärker in die Gestaltung der Geschäftsprozesse einbindet und ihnen Kompetenzen zugesteht, jedoch keine echten systemisch wirksamen Steuerungsprozesse fördert. Im Grunde werden auch kooperativ geführte Unternehmen hierarchisch gesteuert.

Als Voraussetzungen kooperativer Führung gelten:
– die Anpassung der Aufbauorganisation, z. B. Stellenbeschreibungen, Organigramme, Entscheidungs- und Informationssysteme, und
– die Führungsinstrumente, z. B. Beurteilungssysteme, Vergütungssysteme, Personalentwicklungsmaßnahmen,
– Trainingsprogramme für Führungskräfte, z. B. Training der Team- und Kommunikationsfähigkeit in Seminaren und in der Praxis (Stähle 1999).
– In der heutigen Managementlehre hat sich der demokratische/kooperative Führungsstil, insbesondere aufgrund des gesellschaftlichen Wandels zu einer Wissensgesellschaft hin, durchgesetzt.

• Laissez-faire-Führung (dt: gewähren lassen)
Der Laissez-faire-Führungsstil lässt den Mitarbeitern fast alle Freiheiten. Sie bestimmen ihre Arbeit, ihre Aufgaben und ihre Organisationsstruktur selbst. Der Vorgesetzte greift nicht in das Geschehen ein, er hilft oder bestraft auch nicht. Die Informationen fließen informell, somit mehr oder weniger zufällig. Dieser Führungsstil hat sich in der Praxis nicht durchgesetzt. Er kommt gelegentlich in Kreativunternehmen der IT- oder Werbebranche oder in Start-Ups der New Economy – zumindest in der Gründungsphase – zur Anwendung. Als vorteilhaft können die Freiräume bei der eigenständigen Arbeitsweise angesehen werden und dass die Mitarbeiter Entscheidungen selbstständig treffen und ihre Individualität sowie Kreativität ausleben können. Nachteilig ist die Gefahr einer fehlenden Zuordnung von Verantwortung aufgrund mangelnder Ordnung und Struktur. Es kann dadurch zu Streitigkeiten zwischen den Mitarbeitern kommen. Vor allem deshalb, da die

Schnittstellen zwischen den Funktionsbereichen eher nur zufällig funktionieren. Es können sich durch informelle Führungsgruppen Dynamiken entwickeln, die quasi zu anarchischen Strukturen führen.

Die drei Führungsstile sind Archetypen. Daher gibt es besonders zwischen dem autoritären und demokratischen Führungsstil eine große Zahl von Mischformen. Die Ursachen, die zu diesen Mischformen führen, liegen in den Situationen, in denen die Unternehmensführung eher zum einen oder anderen Führungsstil tendiert. Dies führte zu der Begrifflichkeit eines neuen Führungsstils, der »situativen Führung«. Das bedeutet, dass der optimale Führungsstil von der jeweiligen Situation abhängig ist (Stähle 1999) (▶ Teil I, Kapitel 3.4).

XY–Theorie von McGregor

Die XY-Theorie von McGregor basiert auf einer Führungsphilosophie, die völlig unterschiedliche Menschenbilder repräsentiert. Die Theorie X sieht den Menschen negativ, die Theorie Y positiv. Nach der X–Theorie ist der Durchschnittsmensch von Natur aus faul bzw. träge und vermeidet Arbeit soweit wie möglich. Die Mitarbeiter haben nur wenig Ehrgeiz, scheuen Verantwortung, möchten geführt und geleitet werden und sind durch ein Sicherheitsstreben und -denken geprägt. Das bedeutet, dass sie Veränderungen und Neuem sehr kritisch gegenüber stehen und stattdessen bekannte und bewährte Arbeitsprozesse bevorzugen. Prinzipiell sind sie lediglich durch extrinsisch ausgerichtete Maßnahmen zu belohnen und zu motivieren beziehungsweise zu sanktionieren und anzutreiben. Das bedeutet für die Führungskräfte, dass sie mittels Druck bzw. mithilfe von Sanktionen versuchen müssen, die Mitarbeiter zu beeinflussen, um die Unternehmensziele zu erreichen. Daher ist eine autoritäre Führung mit häufigen Kontrollen unerlässlich, um erfolgreich zu sein. Manager, bei denen das Menschenbild der Theorie X ausgeprägt ist, bevorzugen daher einen eher autoritären Führungsstil. Sie sind stärker sachorientiert und weniger menschenorientiert. Für sie sind die Mitarbeiter Mittel zum Zweck. Die Annahmen der Theorie X entsprechen im Wesentlichen den Annahmen des Taylorismus. Charakteristisch für die Theorie X sind Begriffe wie Vorgesetzte, Untergebene, Befehle, Anweisungen und strikte Kontrolle. Gestaltungsmaßnahmen für den Manager nach der Theorie X sind Kontrolle, Anweisungen, Berichtspflicht der Mitarbeiter und Sanktionen.

Im Gegensatz zu der X-Theorie geht die Theorie Y davon aus, dass der Mensch durchaus ehrgeizig und motiviert ist erstrebenswerte Ziele eigenverantwortlich zu verfolgen. Der Mitarbeiter sieht die Arbeit als Möglichkeit seiner Selbstentfaltung, hat Freude an seiner Leistung und seinem Erfolg. Er ist überwiegend intrinsisch motiviert. Verantwortungsbewusstsein und Kreativität prägen dieses Menschenbild. Die Y-Theorie unterstellt, dass eine mögliche Arbeitsunlust lediglich die Folge schlechter Arbeitsbedingungen ist. Mitarbeiter akzeptieren grundsätzlich sinnvolle Zielvorgaben und besitzen ausreichend Selbstdisziplin und Selbstkontrolle. Die Mitarbeiterpotenziale sind größer als die Führungskräfte oft unterstellen und sind damit stärker als erwartet nutzbar. Durch Belohnung, Anreize und die Möglichkeit zur Persönlichkeitsentfaltung werden die Unternehmensziele am ehesten erreicht. Mitarbeiter suchen und übernehmen Verantwortung, wenn sie richtig geführt werden. Führungskräfte, die sich mehr zur Theorie Y hingezogen fühlen, praktizieren einen stärker menschenorientierten wie sachorientierten Führungsstil. Die Theorie Y wird geprägt durch Begriffe wie Mitarbeiter, Zielvereinbarung (MbO), Delegation von Aufgaben, Kompetenz und Verantwortung. In der Theorie Y stehen Dezentralisierung von Entscheidungen, Integration von Zielen, Delegieren von Verantwortung und Gruppenentscheidungen (Partizipation) im Vordergrund.

McGregor ist davon überzeugt, dass in der Führung von der Theorie Y ausgegangen werden sollte und empfiehlt, die Theorie X aufzugeben. Vorgesetzte, die ihre Mitarbeiter nach der Theorie X beurteilen, machen es sich häufig zu leicht. Andererseits werden jedoch nicht alle Mitarbeiter von einem kooperativen Führungsstil angesprochen. Darin liegt sicher ein Grund dafür, dass Hersey in seinem dreidimensionalen Führungsmodell den Einsatz des Führungsstils vom Reifegrad des jeweiligen Mitarbeiters abhängig macht (Klaus 2008; Kasper und Mayrhofer 2009; Schreyögg und Werder 2004; Schüpbach 2013) (▶ Teil I, Kapitel 3.3). Die Annahmen der Theorie Y entsprechen im Wesentlichen den Annahmen des Human-Relations-Konzepts. Dieses Konzept entwickelte sich ab dem Jahr 1924 nach den Hawthorne-Experimenten des Harvard-Professors Elton Mayo. Es stellt die Gegenbewegung zu der sehr mechanistischen Führungstheorie von Taylor dar. Bei den Experimenten handelte es sich um betriebssoziologische Untersuchungen in den Hawthorne–Werken der Western-Electric-Company. Sie analysierten die Auswirkungen unterschiedlicher Beleuchtungsstärken auf die Leistung der Arbeitnehmer. Das Ergebnis war für die damalige Zeit sehr erstaunlich. Der arbeitende Mensch reagierte auf die positivere, freundlichere Beleuchtung mit einer verbesserten Arbeitsleistung. Die Forscher stellten zudem fest, dass sich schon allein aufgrund der Tatsache, dass sich die Führungskräfte um die Mitarbeiter kümmern, die Arbeitszufriedenheit erhöht. Das verbesserte Betriebsklima ermöglicht eine bessere Kommunikation der Arbeitskollegen untereinander und ist eine Ursache für messbare Leistungssteigerungen. Dieses Konzept bestimmte lange Zeit das betriebswirtschaftliche Denken und führte zum intensiven Ausbau der sozialen Betreuung der Mitarbeiter im Betrieb. Zugleich aber wurden in der Human-Relations-Bewegung nur die sozialen Bedürfnisse des Menschen im Betrieb und bei der Arbeit berücksichtigt. Diese stellen aber lediglich einen Ausschnitt aus einer größeren Bedürfnispalette dar. Zudem sind solche Bedürfnisse dynamisch und können sich im Zeitablauf deutlich verändern (vgl. TEIA AG-Internet Akademie und Lehrbuch Verlag, Human Relations-Modell).

Merke

Am Beispiel der XY-Theorie kann das Prinzip und die von ihr ausgehende Gefahr des Phänomens der sich selbst erfüllenden Prophezeiungen dargestellt werden. Nach der Theorie X wird von den Führungskräften verlangt, den Mitarbeitenden strenge Vorgaben zu machen und sie eng zu kontrollieren. Diese Bevormundung kann sehr schnell zu einem passiven Arbeitsverhalten führen. Das wiederum hat zur Folge, dass die Motivation der Mitarbeiter sinkt, Verantwortung zu übernehmen und Eigenengagement zu entwickeln. Dadurch entwickelt sich ein Arbeitsverhalten der Mitarbeitenden, das den Annahmen der Theorie X entspricht. Dies gilt analog auch für Theorie Y.

Zweidimensionale Führungskonzepte

Zweidimensionale Führungskonzeptionen versuchen, eine Synthese aus den Vorteilen der eindimensionalen Führungskonzepte herzustellen. Sie basieren auf der Annahme, dass es zwei Orientierungen im Führungsverhalten gibt. Neben der Dimension der Menschenorientierung, die den zwischenmenschlichen Beziehungen Aufmerksamkeit widmet und die Mitarbeiter am Entscheidungsprozess beteiligt, gibt es noch eine zweite Dimension. Sie beinhaltet eine Sach- und Aufgabenorientierung. Grundlage der Annahme war, dass Forscher der Ohio State University bei ihren wissenschaftlichen Untersuchungen feststellten, dass Mitarbeiter das Verhalten ihrer Vorgesetzten in zwei Dimensionen beschreiben. Nämlich einerseits in einer Personenorientierung und andererseits in einer Aufgabenorientierung. Die University of Michigan veröffentlichte zeitgleich eine Studie mit einem vergleichbaren Ergebnis. Sie stellte zunächst beide Dimensionen als gegensätzlich dar, schloss sich jedoch später der Ohio-Annahme an, dass Mitarbeiterorientierung und Aufgabenorientierung parallel in unterschiedlicher Ausprägung existieren (Berthel 2007).

Der amerikanische Wirtschaftswissenschaftler und Psychologe Blake und seine Kollegin Mouton entwickelten im Jahr 1964, anhand der von den Universitäten in Ohio bzw. Michigan vorgestellten Führungsstile, ein Verhaltensgitter. Das sogenannte Leadership Grid stellt ein wissenschaftliches Modell dar, das die Kombinationsmöglichkeiten von Mitarbeiter- und Aufgabenorientierung im Management aufzeigt. Das Modell zielt auf einen Führungsstil ab, der auf hohe Leistung und hohe Zufriedenheit des Mitarbeiters ausgerichtet ist (Blake und Mouton 1968).

Ein aufgabenorientierter Vorgesetzter achtet auf die Erledigung der Aufgaben innerhalb der vorgegebenen Zeit und auf die geforderte Leistungsmenge bzw. -qualität. Ein menschenorientierter Führungsstil berücksichtigt zunächst die Interessen der Mitarbeiter, damit gute Arbeitsergebnisse erzielt werden können. Aufgaben- und Mitarbeiterorientierung gelten als unabhängige Verhaltensmerkmale, die der Vorgesetzte miteinander kombinieren kann (Blake und Mouton 1981).

Dreidimensionales Führungskonzept nach Reddin

Bei der dreidimensionalen Führungskonzeption von Reddin kommt zur Aufgaben- und Beziehungsorientierung als dritte Dimension die Effektivität des Führungsstils hinzu. Durch die Kombination der Ausprägungen werden vier Führungsgrundstile gebildet und mit der Effektivität des Führungsstils in Verbindung gebracht (Drumm 2008).

Die auch 3-D-Theorie genannte Führungskonzeption geht von der Erkenntnis aus, dass es keinen universell richtigen Führungsstil gibt. Vielmehr erfordern unterschiedliche Situationen unterschiedliches Führungsverhalten (Reddin 1970). Dies kommt den Annahmen des Konstruktivismus und der Kontextualität sehr nahe, wie sie im Zusammenhang mit der Systemisch-Lösungsorientierten Führung beschrieben werden (▶ Teil II).

Gemäß Reddin besteht das dreidimensionale Modell aus den Dimensionen Führungsstil, Situation und Effektivität. Aus dem Zusammenhang zwischen Führungsstil (Verhalten) und Situation (Kontext) schließt er auf Basis seines Modells auf folgende Führungsstile: sich heraushalten (separated), sich Aufgaben widmen (dedicated), in Verbindung bleiben (related), integrieren (integrated). Sie sind in jeweils anderen Bedingungen (Kontexten) unterschiedlich effizient. Zu den Kontexten gehören beispielsweise die Arbeitsanforderungen, der Führungsstil des nächsthöheren Vorgesetzten, die Kollegen und Mitarbeiter, die Organisationsstruktur und -kultur usw.

Aus den vier Grundstilen können sich vier ineffektive Stile ergeben:

1. Der Bürokrat: Der Vorgesetzte macht Arbeit nach Vorschrift mit schlechten Arbeitsergebnissen, ohne Verantwortung und Engagement und behindert andere.
2. Der Gefälligkeitsapostel: Ineffektive Ausprägung des Beziehungsstils. Konflikte werden vermieden, wenig Interesse an Arbeitsergebnissen und Kontrolle. Der Vorgesetzte ist zwar freundlich und herzlich, will geliebt werden und vermeidet klare Anleitungen.
3. Der Autokrat: Ineffektive Ausprägung des Aufgabenstils. Der Vorgesetzte fordert Gehorsam, unterdrückt Konflikte, entscheidet allein. Er ist gefürchtet und unbeliebt.
4. Der Kompromissler: Der Vorgesetzte ist ambivalent und entscheidungsscheu. Die Integration verkommt zum faulen Kompromiss.

Wenn die vier Grundstile situationsadäquat genutzt werden, können sich vier effektive Stile ergeben:

1. Der Verwalter: Der Vorgesetze besteht auf Einhaltung der Verfahrensrichtlinien und Regeln, er hält den Betrieb aufrecht, ist zuverlässig, selbstbeherrscht, fair und gerecht.

2. Der Förderer: Er fördert die Begabung anderer, hört zu, hält die Kommunikationskanäle offen und versteht den anderen, mit dem er gut und kooperativ zusammenarbeitet. Es besteht ein gegenseitiges Vertrauen.
3. Der Macher: Er ist entscheidungsfreudig, fleißig, dynamisch, engagiert, zeigt Initiative, führt Dinge zu Ende, ist kosten-, gewinn-, umsatzbewusst und erzielt Ergebnisse.
4. Der Integrierer: Er setzt Mitspracherecht situationsgerecht ein. Er fällt Entscheidungen in Zusammenarbeit mit der Gruppe, weckt ihr Engagement für Ziele, fördert hohe Leistung und koordiniert andere in ihren Tätigkeiten.

Das situationsangemessene, effektive Verhalten bildet sich kontextual aus Stiltreue und Stilflexibilität. Einflusselemente auf das Führungsverhalten sind Mitarbeiter, Arbeitskollegen, Vorgesetzte, Organisation und Arbeitsanweisung (Hersey et al. 2000; Birker 1997; Zell 2015). Der Grad der Effektivität bestimmt sich daraus, inwieweit das Führungsverhalten in der jeweiligen Situation angebracht und erfolgreich ist. Kein Stil ist an sich mehr oder weniger effektiv (Birker 1997; Zell 2015).

3.4 Situationstheorien der Führung

Nachdem weder eigenschafts- noch verhaltensorientierte Ansätze einen Führungserfolg oder -misserfolg erschöpfend erklären konnten, suchten die Forscher nach weiteren Variablen, die das Führungsergebnis beeinflussen. Sie analysierten aus einer situationstheoretischen Perspektive Prämissen erfolgreicher Führung. Dabei konzentrierten sie sich noch stärker auf die Bedeutung des Kontextes des Führungshandelns, wie beispielsweise die Aufgaben- und Projektstruktur sowie die Kompetenz und das Engagement von Mitarbeitern.

In der Situationstheorie der Führung wird die Auffassung vertreten, dass die Wirkung eines bestimmten Führungsstils im Hinblick auf den Führungserfolg vor allem von der Führungssituation abhängig ist. Personen, die sich in bestimmten Kontexten als gute Führungskräfte erwiesen hatten, scheiterten in anderen Kontexten. Verhaltensweisen, die in einer Führungssituation funktionierten, zeigten sich unter anderen Umständen als ungeeignet. Die Annahme der Situationstheorien ist, dass je nach Situation eine andere Führungsperson bzw. ein anderer Führungsstil erfolgreich sein kann. Entsprechend wird bei situativen Theorien der Führung stark auf das Zusammenspiel von Führungskraft, Mitarbeiter, Ziel, Aufgabe, Umweltgegebenheiten und Führungsverhalten geblickt.

Die folgende Tabelle enthält eine Übersicht über wesentliche Situationstheorien:

Tab. I.3.4: Übersicht von Situationstheorien der Führung (1970–1980)
(in Anlehnung an Reichwald 2007; Reichwald und Möslein 2005)

Situationstheorien der Führung	
Kontingenztheorie (FCT/LPC Model)	Vgl. Fiedler (1967), (1971), (1978) sowie Weibler (2001)
Weg-Ziel-Theorie (PGT)	Vgl. Evans (1970)
Entscheidungsprozesstheorie (DPT)	Vgl. Vroom/Yetton (1973 sowie Vroom/ Jago (1988)
Substitutionstheorie (SLT)	Vgl. Kerr/Jermier (1978)
Lebenszyklustheorie (LCT) Situative Führungstheorie (SLT)	Vgl. Hersey/Blanchard (1969, 1982)
Kognitive Ressourcen – Theorie	Vgl. Fiedler (1986, 1995), Fiedler/Garcia (1987)

Kontingenzmodell von Fiedler

Kontingenz bedeutet in der Soziologie die prinzipielle Offenheit menschlicher Lebenserfahrungen und in der Psychologie das gemeinsame Auftreten zweier Merkmale bzw. die Verbundenheit zweier Ereignisse. In Abhängigkeit mit der Fiedler-Contingency-Theory (FCT) bringt der Begriff Kontingenz die Abhängigkeit des Führungserfolgs von bestimmten Situationen und Ereignissen zum Ausdruck. Das Kontingenzmodell von Fiedler wählt den Führungsstil in Abhängigkeit von der jeweiligen Situation. Seine Hauptaussage besteht darin, dass der Führungserfolg wesentlich vom Führungsstil abhängt, der entsprechend des jeweiligen Kontextes gewählt wird und die größtmögliche Effektivität verspricht. Fiedler unterscheidet, wie Blake-Mouton, zwischen einem aufgaben- und einen mitarbeiterorientierten Führungsstil. Der Führungserfolg wird sowohl von mitarbeiter- als auch aufgabenorientierten Führern von der situativen Führungskonstellation bestimmt. Situative Konstellationen sind beispielsweise die Positionsmacht des Vorgesetzten, Merkmale der Aufgabenstruktur sowie interpersonelle Beziehungen. Daher ist es bei unzureichendem Führungserfolg zweckmäßig, entweder situative Bedingungen zu verändern oder Führungskräfte respektive Mitarbeiter anders einzusetzen (Fiedler und Chemers 1974).

Zur Entscheidungshilfe, welcher Führungsstil je nach Situation angebracht ist, entwickelte Fiedler den LPC-Wert (Last-Preferred-Coworker-Score). Dieser Wert enthält die Beurteilung des Mitarbeiters durch den Vorgesetzten, wie gut er mit ihm zusammenarbeiten kann. Ergibt sich aus der Bewertung ein niedriger Wert, empfiehlt sich eine aufgabenorientierte Führung. Ein hoher Wert spricht für einen mitarbeiterorientierten Führungsstil. Weitere Merkmale einer Kontextualität im Zusammenhang mit Führung bilden die Art der Aufgabe, die Positionsmacht der Führungskraft und seines Vorgesetzten sowie seiner Kollegen. Wenn zum Beispiel die Führer-Geführten-Beziehung gut, die zu lösende Aufgabe strukturiert und die Positionsmacht des Führenden stark ist, dann bietet sich der aufgabenorientierte Stil an. Gleiches gilt bei sehr negativen Situationen. Bei dem aufgabenorientierten Führungsstil stehen beispielsweise folgende Merkmale im Vordergrund:

- eindeutige Zieldefinitionen und Beschreibung von Erwartungen bezüglich der Arbeitsleistung,
- aufzeigen der Wege zum Ziel und von Lösungsstrategien,
- Strukturierung von Aufgaben sowie motivierende Kommunikation,
- positives und kritisches Feedback insbesondere bei der Kontrolle der Zielerreichung.

Der aufgabenorientierte Führungsstil steht tendenziell eher im Zusammenhang mit hoher Leistung einer Arbeitsgruppe, ohne jedoch die Merkmale der Mitarbeiterorientierung zu ignorieren. Im Falle einer mittleren Situation wird der personenorientierte Stil als sinnvoll erachtet. Dieser ist dadurch gekennzeichnet, dass die Führungskraft sich um den Mitarbeiter kümmert. Das bedeutet, seine Persönlichkeit wertzuschätzen und zu respektieren, sich um sein Wohlergehen bemühen und seinen Sorgen und Nöten, auch bezüglich seiner privaten, häuslichen Situation, Aufmerksamkeit zu schenken. Der mitarbeiterbezogene Führungsstil steht tendenziell eher im Zusammenhang mit einer hohen Arbeitszufriedenheit einer Arbeitsgruppe, ohne jedoch die Unternehmensziele und -aufgaben zu vernachlässigen (Fiedler 1967).

Das Modell hat sich empirisch bislang nicht bestätigt. Insbesondere die Ermittlung und Erklärung des LPC-Faktors sowie die starke Simplifizierung der Führungssituation ist Gegenstand von konzeptioneller Kritik (Weibler 2001).

In der Literatur wird das Kontingenzmodell teilweise auch den interaktionstheoretischen Führungstheorien zugeordnet (Holy 2000). Ursächlich hierfür ist, dass Fiedler unter dem Führungsstil ein verfestigtes Verhaltensmuster verstand, welches eine Führungskraft in den unterschiedlichsten Führungssituationen interaktionistisch verfolgt. Um die Führungssituation zu beeinflussen, stehen der Führungskraft nach Fiedler drei interaktionale Variablen zur Verfügung:

1. Die Führungskraft-Mitarbeiter-Beziehung gibt das Maß an Loyalität, Zuverlässigkeit und Unterstützung an, das die Mitarbeiter der Führungskraft entgegenbringen.
2. Die Aufgabenstruktur wird bestimmt anhand des Ausmaßes, in dem die Ziele, Lösungswege und Handlungsanweisungen vorhanden sind.
3. Die Positionsmacht der Führungskraft beschreibt den Umfang der Autorität, die es der Führungskraft erlaubt, Mitarbeiter zu belohnen und zu bestrafen.

Die Einflusschancen der Führungskraft ergeben sich aus der Kombination dieser drei Variablen in der Interaktion mit seinen Mitarbeitern. Da der situationsspezifische Kontext im Vordergrund steht und sich die Interaktionen auf die jeweiligen Situationen beziehen, ist die Kontingenztheorie eher den situationstheoretischen Führungstheorien zuzuordnen. Aus diesem Grund hat Oswald

Neuberger die Kontingenztheorie als erste prüfbare situative Führungsmethode bezeichnet (Neuberger 2002).

Weg-Ziel-Theorie nach Evans und House (PGT)

Die Weg-Ziel-Theorie der Führung oder Path-Goal-Theory of leader effectiveness (PGT) untersucht die Führungsproblematik aus der Mitarbeiterperspektive. Nach dieser Theorie beeinflussen Führungskräfte die Motivation der Geführten, indem sie es ihnen unter Einsatz entsprechender Führungsinstrumente einfacher oder attraktiver machen, ein bestimmtes Ziel zu erreichen. Sie geht auf die Arbeiten von Martin G. Evans und Robert House zurück und konzentriert sich auf zwei Bereiche: die Akzeptierbarkeit des Führungsverhaltens für die geführten Mitarbeiter und die motivationalen Funktionen des Vorgesetzten (Evans 1970; House und Mitchell 1974).

Da der Mitarbeiter im Zentrum der Beachtung durch die Führungskraft steht, setzt die Theorie an der Motivation der Mitarbeiter an. Führungskräfte haben verschiedene Möglichkeiten, auf die Motivation der Mitarbeiter Einfluss auszuüben. Unter Motivation wird die Bereitschaft verstanden, sich für eine bestimmte Aufgabe zu engagieren und einzusetzen.

Diese Theorie ist sehr komplex und besteht aus verschiedenen Führungsstilen. Sie werden je nach dem erforderlichen Führungsverhalten, der Motivation der Geführten bzw. deren Wahrnehmung, den Situationskontexten, den Resultaten in Form von Arbeitsleistung und Zufriedenheit der Geführten angewendet. Weil die Theorie sehr umfassend ist, sind über viele Jahre hinweg verschiedene Teile dieser Theorie auf ihre Wirksamkeit hin getestet worden. Die gesamte Theorie innerhalb eines einzigen Projektes zu untersuchen, ist aber mit vielen Schwierigkeiten verbunden (Weinert 2004).

Die Möglichkeiten der Einflussnahme von Führungskräften auf die Mitarbeiter stellt House mit einer Formel dar: $M = IVb + P1 [IVa + (P2i \times EVi)]$, wobei M für die Motivation zu leistungsbezogenem Verhalten steht. IVb steht für die intrinsische Valenz leistungsbezogenen Verhaltens bzw. Anreiz, der vom Arbeitsvollzug selbst ausgeht.

Die Einflussmöglichkeiten der Führungskraft liegen beispielsweise darin:

- mehr oder weniger interessante Aufgaben und Projekten zuzuweisen,
- Partizipationsmöglichkeiten einzuräumen,
- Arbeitsbedingungen zu verbessern,
- interpersonelle Beziehungen zu gestalten.

P1 ist die Anstrengungs-Resultats-Erwartung. IVa steht für die intrinsische Valenz der Zielerreichung bzw. für den Anreiz, der vom Arbeitsergebnis bzw. Resultat der Tätigkeit ausgeht.

Die Führungskraft kann Einfluss nehmen durch:

- ein regelmäßiges Feedback über die Ergebnisse,
- fachliche, methodische und technische Unterstützung zur Erleichterung der Zielerreichung,
- die Beseitigung von Hindernissen,
- Lob und Anerkennung der Resultate.

$P2i$ ist die Resultats-Gratifikationserwartung und steht für die Transparenz von Leistung und Belohnung, genaues Feedback und partizipativ entwickelte Beurteilungssysteme. Mit EVi werden die mit der Aufgabenerfüllung verbundenen extrinsischen Valenzen dargestellt. Der Index bringt zum Ausdruck, dass Führungskräfte über vielfältige extrinsische Belohnungsmöglichkeiten verfügen, wie zum Beispiel Bonifizierung, Gehaltssteigerung, Incentives, Beförderung, Statussymbole u. v. a. mehr (House und Mitchell 1974; vgl. Brehm 2009, 2010).

Die Weg-Ziel-Theorie hat einen bedeutenden Beitrag zur Führungsforschung geleistet. Sie gibt der Forschung Leitlinien zur Identifizierung relevanter Motivationsvariablen in der Führungssituation. Die praktische Anwendung der Weg-Ziel-Führungstheorien liegt aufgrund ihrer Komplexität überwiegend im Trainings- und Entwicklungsbereich. Aus systemorientierter Sicht ist anzumerken, dass kein vom Vorgesetzten gesteuerter Prozess der Personalführung zu erkennen ist und ein bedeutendes Systemelement, das Führungsziel, gänzlich fehlt. Zudem fehlen situative Führungselemente, wie zum Beispiel die Privatsituation des Geführten und die Unternehmens- bzw. Umfeldsituation, das Mitarbeiterverhalten und die Tatsache, dass der Erfolg zwischen der Führungskraft und den Mitarbeitern gemeinsam zu erreichen ist (Rahn 2015).

Im Allgemeinen ist die Theorie eher eine speziell auf Führungssituationen angewandte Formulierung der Erwartungstheorie. Im Besonderen handelt es sich um eine Prozesstheorie der Motivation, die sich mit der Frage beschäftigt, wie die Motivation menschlichen Verhaltens zustande kommt. Danach ist für den Mitarbeiter dasjenige Verhalten mit dem höchsten Anreiz verbunden, das den größten subjektiven Gesamtnutzen verspricht. Der Vorgesetzte wählt seinen Führungsstil unter Effizienzgesichtspunkten aus.

Mit anderen Worten: Die Führungskraft richtet ihr Führungsverhalten so individuell auf die Mitarbeiter aus, dass sie ein attraktives Ziel vor Augen haben und überzeugt sind, dieses Ziel auch erreichen zu können. Die Bezeichnung dieser motivierenden Führungstheorie entstammt zwei Komponenten: der Weg-Komponente und der Ziel-Komponente. Eine Führungskraft sollte beide Komponenten berücksichtigen, indem sie ein motivierendes Ziel setzt und realistische Rahmenbedingungen schafft, um diese erreichen zu können. Dabei ist die Schwerpunktsetzung von der Motivationsstruktur der betreffenden Mitarbeiter abhängig (Neuberger 2002; Homburg 2004).

Entscheidungsprozesstheorie von Vroom und Yetton (DPT)

Vroom und Yetton bieten mit ihrem normativen Entscheidungsmodell (Decision Process Theory) eine Grundlage für die Frage, wann und in welchem Umfang Führungskräfte ihre Mitarbeiter in Entscheidungsprozesse einbinden sollten. Sie bauen auf dem Kontingenzansatz von Fiedler auf, indem sie ebenfalls unterstellen, wie, je nach Situation, der Grad der Partizipation der Geführten am Entscheidungsprozess die Effizienz einer Entscheidung beeinflusst. Das Ziel des situationsanalytischen Ansatzes von Vroom und Yetton ist es, die Führungskraft dazu anzuleiten, die Führungssituation so zu gestalten, dass sich aus den Führungsstilen der jeweils optimale Stil bestimmen lässt. Sie unterscheiden zwischen autokratischem, konsultativem und partizipativem Führungsstil. Die Möglichkeit der Mitarbeiterbeteiligung sollte nach ihrem Effizienzbeitrag entschieden werden. Ihre Kurzformel lautet: Effizienz = Qualität + Akzeptanz.

Entgegen Fiedlers Ansatz differenzieren sie die Führungssituation durch Zerlegung in sieben Attribute stärker. Vroom und Yetton leiten daraus eine siebenstufige Skala von Entscheidungsstrategien ab. Dadurch sollen unterschiedliche Führungsalternativen bestimmt werden, um entsprechende Entscheidungen treffen zu können (Berthel und Becker 2007).

Der Gesamterfolg der Entscheidung einer Führungskraft hängt von der Qualität der Entscheidung, der Mitarbeiterakzeptanz, dem Mitarbeiterengagement und vom Zeitaufwand der Entscheidung ab. Die Situationsbedingungen, unter der eine Führungskraft eine Entscheidung treffen soll, werden als Entscheidungssituation definiert. Die Ergebnisse werden zusammengetragen und in einem Entscheidungsbaum dokumentiert. Folgende Hypothesen wurden durch empirische Studien bestätigt:

- Das modellkonforme Vorgehen der Führungskräfte führte zu signifikant höherer Produktivität und Mitarbeiterzufriedenheit.
- Wenn Führungskräfte über Informationen zur selbstständigen Problemlösung verfügen, neigen sie eher zum autoritären Führungsstil.
- Trauen Führungskräfte ihren Mitarbeitern eigene Lösungen zu, dann neigen sie eher zum konsultativen Führungsstil.
- Erkennen Führungskräfte die Informationen und Ideen ihrer Mitarbeiter für bedeutsam an, dann neigen sie eher zum partizipativen Führungsstil (Holzapfel 2013).

Theorie der Führungssubstitution nach Kerr und Jermier (SLT)

Die Substitute for Leadership Theory wurde zuerst von Kerr und Jermier im Jahr 1978 entwickelt und vorgestellt (Kerr und Jermier 1978).

Sie stellt aus der Perspektive einer Metaebene die Frage, unter welchen Bedingungen Führung überflüssig ist. Das bedeutet, dass sie der Frage nachgeht, wann sich direkte Führung erübrigt oder diese in ihrer Bedeutung stark relativiert wird. Dabei verweist sie auf Mechanismen, die an die Stelle von Führung treten können. Diese Mechanismen werden als Führungssubstitute bezeichnet.

Sie stellt die Frage, welche konkreten situativen Faktoren verbessert oder neutralisiert werden können, um die Notwendigkeit einer direkten Führung zu vermeiden (Northhouse 2012).

Die situationstheoretische Perspektive stellt die Bedeutung des Umfelds, das bedeutet der Aufgabenstruktur sowie die Kompetenz und das Engagement der Mitarbeiter usw., für das Führungshandeln ab (Springer Gabler Verlag 2015c).

Die Führungssubstitutionstheorie zielt darauf ab, auf eine direkte, interaktive Mitarbeiterführung verzichten zu können. Sie versteht sich als ein interaktives, strukturelles Führungsmodell und damit als ein ergänzendes Konzept der Mitarbeiterführung in der Praxis und sieht Führung und Führungssubstitute als gleichberechtigte Forschungsgegenstände. Sie hat zum Ziel, die Führungskraft in ihrer Verantwortung zu entlasten und durch die Übertragung von Kompetenzen auf die Mitarbeiter deren Eigenverantwortung und Motivation zur Unternehmenszielerreichung zu stärken. Diese Führungstheorie vertritt die These, dass unter bestimmten Bedingungen ein unmittelbarer Einfluss des Führers kontraproduktiv und ineffizient ist (Hannemann 2014).

Sie unterstellt, dass eine Führungssituation durch drei Dimensionen gekennzeichnet ist: die Dimension der Mitarbeiter, der Aufgaben und der Organisation. Im Kontext dieser Führungssituation bestehen nach dieser Theorie zwei Möglichkeiten, um die Mitarbeiterleistung zu beeinflussen. Zum einen kann dies über die Bereitstellung von Informationen zur Aufgabenerkennung, -bewältigung und -bewertung erfolgen. Zum anderen kann ein Anreizsystem eingeführt werden. Die Aufgabe der Führungskraft besteht darin, die Mitarbeiter durch adäquates Verhalten zur Realisierung unternehmerischer Ziele zu verhelfen. Neben interaktiver Führung sind dazu auch Führungssubstitute (z. B. Aufgabenstruktur, Arbeitsorganisation, Personalbeurteilung) geeignet (Brehm 2009, 2010).

Situative Führungstheorie von Hersey und Blanchard

Die situative Führungstheorie (Situational Leadership Theory) wurde von Hersey und Blanchard entwickelt. Sie wurde zunächst im Jahr 1969 als Lebenszyklus-Theorie (Life Cycle Theory of Leadership–LCT) veröffentlicht (Hersey und Blanchard 1969).

Auch diese Autoren gehen davon aus, dass es keinen Führungsstil gibt, der für alle Situationen und für alle Bedingungen der Beste ist. Erfolgreiche Führung ist nach ihrer Theorie aufgabenbezogen. Dabei sind die effektivsten Führungskräfte jedoch diejenigen, die ihren Führungsstil an den Reifegrad ihrer Mitarbeiter bzw. ihrer Mitarbeitergruppe anpassen, um sie zu führen. Effektive Führung variiert demzufolge in Abhängigkeit vom Reifegrad der Geführten. Sie ist ebenfalls abhängig von der Aufgabe, dem Unternehmensziel und den Funktionen, die erledigt, erreicht bzw. ausgeführt werden sollen. Dieses sogenannte Reifegradmodell nannte Hersey in den späten 1970er Jahren in »Situatives Führen« um. Blanchard überarbeitete das Modell mit seinen Kollegen und benannte es in seinem Buch »Führung und die One Minute Manager: Mehr Effizienz durch Situative Führung« als »Situatives Führen II (SLII)« (Blanchard et al. 2000; Yukl 2006).

Nach diesem Modell soll die Führungskraft einen zum Reifegrad des Mitarbeiters passenden Führungsstil wählen, der je nach Situation bestimmt wird. Als Situationsvariablen wird der Wille, die Bereitschaft und die Motivation (psychologische Reife) zur Aufgabenrealisierung und die Fähigkeit der Mitarbeiter (Arbeitsreife), das heißt das Maß an Fachwissen, Fertigkeiten und Erfahrung bezüglich der zu realisierenden Aufgabe, einbezogen. In Abhängigkeit vom Entwicklungsstand oder Reifegrad (maturity level) des Mitarbeiters wird der geeignete Führungsstil bestimmt.

Durch die Ausprägung von niedrig bis hoch ergeben sich vier Grundformen:

- Reifegrad M1: nicht willig und nicht fähig,
- Reifegrad M2: willig aber nicht fähig,
- Reifegrad M3: nicht willig aber fähig,
- Reifegrad M4: willig und fähig (Hersey und Blanchard 1969).

Zu jedem dieser Reifegrade gibt es nach dieser Theorie einen passenden, Erfolg versprechenden Führungsstil:

- S1 für den Reifegrad 1: Anweisen (Telling). Anweisungen geben und Leistung überwachen. Dieser Verhaltenstyp stellt eine autoritäre Kommunikation in einer Richtung dar, nämlich vom Vorgesetzten zum Mitarbeiter. Der Vorgesetzte sagt seinem Mitarbeiter oder seinem Team, welche Aufgaben, wie, warum, wann und wo diese auszuführen sind.
- S2 für den Reifegrad 2: Überzeugen (Selling). Entscheidungen erklären und Gelegenheit für Klärungsfragen geben. Hier gibt der Vorgesetzte ebenfalls die Richtung vor. Er versucht, den Mitarbeiter zu integrieren. Daher erfolgt die Kommunikation in beide Richtungen. Dem Mitarbeiter wird die Aufgabe möglichst in einer solchen Weise vermittelt, dass er sich diese zu eigen macht.
- S3 für den Reifegrad 3: Beteiligen (Participating). Ideen mitteilen und ermutigen, Entscheidungen zu treffen. Bei diesem Führungsstil kommt es zu einem gemeinsamen Entscheidungsprozess über die zu erledigen Aufgaben. Der Vorgesetzte gibt weniger direkte Arbeitsanweisungen. Stattdessen bemüht er sich um die (Ein-)Beziehung zu seinem Mitarbeiter.
- S4 für den Reifegrad 4: Delegieren (Delegating). Verantwortung zur Entscheidungsfindung und Durchführung übergeben. Nach diesem Stil bleibt der Vorgesetzte in die Entscheidungen einbezogen, aber die Aufgabe und die Verantwortung für die Durchführung hat nun der Mitarbeiter bzw. die Mitarbeitergruppe. Der Vorgesetzte überwacht jedoch weiterhin die Ausführung und die Ergebnisse.

Mit steigendem Reifegrad des Mitarbeiters lässt sich die Aufgabenorientierung reduzieren und die Beziehungsorientierung verstärken. Wichtige Aufgabe der Führungskraft ist es, genau zu beobachten, ob der gewählte Führungsstil zum gewünschten Erfolg führt. Erfüllt der Mitarbeiter die Aufgabe sehr gut, so empfiehlt sich bei einer ähnlichen Aufgabe zukünftig ein Führungsstil, der dem Mitarbeiter mehr Partizipation und Freiräume ermöglicht. Führt der gewählte Führungsstil zu Misserfolgen bzw. zu unzureichenden Ergebnissen, sollte die Partizipation zurückgenommen und wieder stärker kontrolliert und angewiesen werden. Diese Vorgehensweise gilt sowohl gegenüber einem einzelnen Mitarbeiter als auch gegenüber einer Gruppe von Mitarbeitern. Die Theorie des situativen Führens von Hersey und Blanchard wurde in der wissenschaftlichen Fachliteratur vielfach diskutiert und analysiert, um die Validität der Theorie zu prüfen.

Barry-Craig Johansen kommt in seiner Studie zu dem Ergebnis, dass die Validität trotz vieler Untersuchungen nicht nachgewiesen werden konnte (Johansen 1990). Das betrifft neben der konzeptionellen insbesondere die prognostische, leistungsorientierte Validität. Daraus folgert er:

> »Leaders who expect the theory to provide clear direction for dealing with subordinates will be disappointed. It is impossible at present to determine whether such training is valuable« (Johansen 1990).

Problematisch ist, wie in vielen ähnlichen Führungstheorien auch, dass zentrale Grundbegriffe der Theorien so formuliert sind, dass sie nicht gemessen oder operationalisiert werden können. Eine empirische Überprüfung ist damit nicht möglich. Das betrifft in der Theorie nach Hersey/Blanchard die Aufgaben- und Beziehungsorientierung, den Reifegrad der Mitarbeiter sowie den Einfluss der Führungskraft auf den Erfolg. Um das beziehungs- und mitarbeiterorientierte Verhalten dennoch zu untersuchen, führten Blank, Weitzel und Green eine empirische Studie mit 353 Mitarbeitern und 27 Führungskräften von zwei Universitäten in den Vereinigten Staaten durch. Um das Verhalten valide und reliabel einzuschätzen, nutzen sie das »Leader Behavior Descriptive Questionnaire«. Bei diesem Verfahren sollten die Befragten in ihrer Eigenschaft als Führungskraft auf einer Skala angeben, wie sie die Kompetenz, das Wissen, die Selbstständigkeit, die Verantwortungsbereitschaft und die Leistungsmotivation zufällig ausgewählter Mitarbeiter einschätzen. Die Leistung bzw. der Erfolg wurde anhand einer Auswertung der jährlichen Leistungsbewertungen im Rahmen der Mitarbeitergespräche gemessen, um die zentralen Hypothesen der situativen Führungstheorie zu überprüfen. Diese sind beispielsweise:

- Bei einem niedrigen Reifegrad der Mitarbeiter wird aufgabenorientiertes Verhalten der Führungskraft zu besseren Leistungen führen.
- Beziehungsorientiertes Verhalten der Führungskraft wird bei einem mittleren Reifegrad die Leistung steigern.
- Die Leistung und Zufriedenheit der Mitarbeiter wird steigen, wenn die Führungskraft einen Führungsstil wählt, der zum jeweiligen Reifegrad der Geführten passt.

81

Im Ergebnis konnte die Studie die Validität der Theorie nicht nachweisen. Demnach ist sie nicht in der Lage, den von ihr aufgestellten Anspruch zu erfüllen, konkrete Vorschläge zu machen, wie eine Führungskraft ihre Aufgaben erfolgreicher bewältigen kann (Blank et al. 1990).

Dennoch besteht ein zentraler Verdienst der Theorie von Hersey und Blanchard darin, darauf hingewiesen zu haben, dass es wichtig sei, Mitarbeiter je nach Erfahrung und Persönlichkeit unterschiedlich zu behandeln (Yukl 2006).

Weitere empirische Überprüfungen der Theorie des situativen Führens und somit des Reifegradmodells haben ergeben, dass dieses Modell zum einen inkonsistent und mehrdeutig ist sowie zum anderen methodische Schwächen aufweist. Folglich wird der praktische Nutzen in Frage gestellt (Rosenstiel 1999). Aus diesen Gründen konzentriert sich die Führungsforschung zunächst zum einen auf interaktionistische Theorien, wie beispielsweise auf das Modell der transformationalen Führung, und zum anderen auf pragmatische, auf die Strategie der jeweiligen Organisationen ausgerichtete Führungskompetenzen. Dazu gehört auch die Abkehr von der Suche nach optimalen oder universell Erfolg versprechenden Führungsstilen oder Persönlichkeitsmerkmalen (Nohira 2003).

3.5 Interaktionstheorien der Führung

Die interaktionstheoretische Perspektive interpretiert Führungserfolg als eine Wechselwirkung zwischen Persönlichkeitsmerkmalen und situativen Bedingungen des Führungshandelns. Sie geht davon aus, dass Führung ein interaktiver Prozess ist. Dieser Prozess wird durch das Zusammenwirken verschiedener Faktoren bestimmt. Dazu gehören die Persönlichkeitsmerkmale der Geführten und der Führungskraft, die objektiven Bedingungen der Situation sowie deren subjektive Wahrnehmung. Führung ist danach ein Wechselwirkungsprozess zwischen Vorgesetzten, Mitarbeitern und Situation (Springer Gabler Verlag 2014a). Dadurch unterscheidet sie sich von den Eigenschaftstheorien der Führung, die den Erfolg von Führung ausschließlich in den Eigenschaften der Führungskräfte sehen.

Im Kern handelt es sich bei den Interaktionstheorien der Führung um beziehungsorientierte Führungsansätze. Sie stellen die Beziehungen und jeweiligen Interaktionen zwischen der Führungsperson zu anderen Elementen der Führung in den Vordergrund der Betrachtung. Zu den Elementen der Führung zählen beispielsweise die Beziehungen zum Mitarbeiter, zur Mitarbeitergruppe, zur Situation, zu den Unternehmenszielen und -aufgaben bzw. zur Organisation. Interaktionstheorien stellen ihre Untersuchungen somit auf die am Führungsprozess beteiligten Elemente ab (Staehle et al. 1999).

Interaktionen werden als wechselseitige Beziehungen definiert, die durch mittelbare oder unmittelbare persönliche Kontakte zwischen zwei oder mehreren Menschen in deren Aktivitäten wirksam werden. Dabei führen sie stets zu einer gegenseitigen Beeinflussung der jeweiligen Verhaltensweisen. Diese Interaktionen aller am Führungsprozess beteiligten Personen stellen ein bedeutendes Merkmal der Führung dar.

Eine wichtige Fähigkeit des Führenden besteht darin, die wesentlichen Einflüsse sowie die Wirkung seines Verhaltens zu erkennen und bei seinen Entscheidungen zu berücksichtigen (Birker 1997). Die Tatsache, dass Fähigkeiten und Eigenschaften der Führungskräfte in der Interaktionstheorie eine große Bedeutung haben, kann als Verbindung zwischen der Eigenschaftstheorie und der Interaktionstheorie gesehen werden.

Die beiden Autoren Wunderer und Grunwald weisen den Interaktionstheorien eine große Bedeutung zu. Sie begründen das damit, dass Führungsbeziehungen stärker von interaktionalen, kurzfristigen Situationen abzuhängen scheinen, als von strukturellen, längerfristigen Bestimmungsgrößen (Wunderer und Grunewald 1980).

Tab. I.3.5: Übersicht von Interaktionstheorien der Führung (1970–1990) (in Anlehnung an Reichwald 2007; Reichwald und Möslein 2005)

Interaktionstheorien der Führung	
Vertical-Dyad-Linkage Theory (VDL)	Vgl. Dansereau, F., Graen, G., Haga, W. (1975), Rosse, J., Kraut, A., (2011) sowie Graen/Cashman (1975)
Theorie der Führungsdyaden	Vgl. Wunderer (1993), Graen/Uhl-Bien (1995)
Servant Leadership Modell	Vgl. Greenleaf (1970, 1991)
Führungsbeziehungstheorie	Vgl. Weibler (2001)
Leader Member exchange Theory (LMX)	Vgl. Graen/Uhl-Bien (1995) sowie Graen et. al. (1986)
Implicit Leadership Theories (ILT) Culturally endorsed Inplicit Leadership Theories (CILT)	Vgl. Lord/Maher (1992), Ayman (1993), House et.al. (1999)
Multiple-Linkage Model (MLM)	Vgl. Yukl (1971, 1981, 1989)
Leader-Environment-Follower-Interaction (LEFI)	Vgl. Wofford (1982), Wofford/Srinivasan (1984)

Nach Staehle et al. sind Interaktionstheorien der Führung theoretisch sehr anspruchsvoll. Sie erweisen sich aber bei der empirischen Prüfung in Hinblick auf ihre praktische Anwendung wegen ihrer Komplexität als sehr sperrig. Interaktionstheorien messen dem gemeinsam erzielten Erfolg zwischen Vorgesetzten und Mitarbeiter kaum Bedeutung zu. Die Fokussierung auf die Darstellung interaktiver Zusammenhänge zwischen Führungskraft, Geführten, Gruppe und Situation verstellt den Blick auf die erfolgs- und lösungsgerichtete Führungsaufgabe (Staehle et al 1999).

Außerdem ist bei der Führungsstildiskussion unbedingt Wert darauf zu legen, dass Führungsstärke als Prozess gedacht werden muss, der sich in der Praxis fortlaufend entwickelt (Weibler und Deeg 2011).

Vertical-Dyad-Linkage Theory (VDL)

Die VDL-Theorie hat den Anspruch, die Dynamik der Beziehungen zwischen einer Führungskraft und seinem Mitarbeiter zu erklären. Dazu kategorisiert sie diese Beziehungen in zwei Untergruppen. Einerseits in die »in-group«, den inneren Kreis der Führungskraft. Den Mitgliedern dieser Gruppe kann von der Führungskraft mehr Verantwortung und ein höheres Maß an Einfluss auf die Entscheidungen übertragen werden. Die in-group hat einen besseren Zugang zu den Ressourcen des Unternehmens. Im Gegensatz dazu stehen die Mitglieder der »out-group«. Sie haben einen geringeren Einfluss auf die Entscheidungen der Führungskraft, übernehmen weniger Verantwortung und verfügen über einen niederschwelligen Zugang zu Ressourcen. Die Theorie definiert einen dreistufigen Prozess, wie die Beziehung zwischen Führungskräften und Mitarbeitern weiter entwickelt werden kann.

1. Stufe: Role-taking stage
   Im ersten Schritt beurteilen Führungskräfte die Fähigkeiten der Mitarbeiter und bieten ihnen die Möglichkeit an, sich zu beweisen. Je größer dabei die Ähnlichkeiten zwischen der Führungskraft und dem Mitarbeiter sind, zum Beispiel bezüglich der Faktoren Persönlichkeit, Arbeitsmoral etc., desto wahrscheinlicher ist es, dass der Mitarbeiter in die in-Group aufgenommen wird. Das Beratungsunternehmen Changing Minds stellt sogar fest, dass Ähnlichkeiten bezüglich des Geschlechts, der Kultur und Ethnizität erfolgreiche Beziehungen eher wahrscheinlich machen.
2. Stufe: Role-making-stage
   Im zweiten Prozessschritt vereinbart die Führungskraft formell oder informell die Rahmenbedingungen bezüglich des Arbeitsplatzes. Dabei zeigt sich, dass in-group-Mitarbeiter eher administrative Aufgaben übernehmen, die dazu geeignet sind, die Führungskraft unmittelbar zu unterstützen und den Mitarbeitern die Gelegenheit bietet, die Loyalität zur Führungskraft zu demonstrieren.
3. Stufe: Role-routinization-stage
   In dieser Phase verfestigen sich häufig die Muster, die dazu geführt haben, dass der Mitarbeiter in einer der beiden Gruppen gelandet ist.

Nützlich ist die Theorie, da sie Erkenntnisse über (unbewusste) Einflussfaktoren liefert, die die Beziehungen zwischen Führungskräften und ihren Mitarbeitern bilden. Als Hauptvorteil dieser Theorie zählt die Leichtigkeit, mit der sie am Arbeitsplatz angewendet werden kann. Führungskräfte, die die Art ihrer Beziehungen aufmerksam beachten, können beispielsweise realistischer beurteilen, ob der Mitarbeiter die organisationsbezogenen Vergünstigungen verdient oder nicht. Es ermöglicht ihnen zu erkennen, ob Mitarbeiter aus der out-group es aufgrund ihrer Leistungen und Entwicklungen verdient haben, mehr Verantwortung zu übernehmen und mehr Ressourcen zur Verfügung gestellt zu bekommen.

Als Nachteil gilt, dass die Theorie davon ausgeht, dass die Führungskraft die Fähigkeiten objektiv einschätzen kann und allen Mitarbeitern unabhängig von Sympathien und Antipathien die gleiche Chance gibt, ihr Vertrauen zu erhalten. Die Praxis zeigt jedoch, dass dies häufig nicht der Fall ist. Darüber hinaus besteht bei der Theorie die Gefahr, dass sich die übernommenen Rollen verfestigen. Das bedeutet beispielsweise, dass die Mitarbeiter der in-group mehr Möglichkeiten erhalten und sich dadurch weiter entwickeln als die Mitarbeiter in der out-group. Ein weiterer Nachteil liegt darin, dass sich die Theorie auf die einzelnen Beziehungen zwischen Führungskraft und Mitarbeiter konzentriert und dabei gruppendynamische Phänomene nicht beachtet werden (Uhlig 2015).

Servant Leadership Modell

Das Servant Leadership Modell (SLM) von Greenleaf beschreibt eine altruistische Selbstverpflichtung der Führungskraft gegenüber der Organisation. Darin wird das Führungsverhalten der Führungskraft als Dienst am Geführten im Dienste der Zielorientierung des Unternehmens verstanden. Dieses »dienende Führen« steht im direkten Gegensatz zum beherrschenden Führen. Das Modell beinhaltet eine kompromisslose Ausrichtung der Führung auf die Interessen der Geführten und des Unternehmens.

> »Ein Servant Leader liebt Menschen und möchte ihnen helfen. Die Mission des Servant Leaders ist es daher, die Bedürfnisse anderer zu identifizieren und zu versuchen, diese Bedürfnisse zu befriedigen« (Kent Keith, CEO des Greenleaf Center for Servant Leadership).

Gemäß dem Duden bedeutet der Begriff »dienen« in abhängiger Stellung gegen Gehalt bestimmte Pflichten erfüllen, bestimmte Arbeiten verrichten, bei jemandem Dienst tun, sich einer Sache oder Person freiwillig unterordnen und für sie wirken, für jemanden, etwas eintreten, für etwas bestimmt sein, einen bestimmten Zweck haben oder erfüllen. In diesem Sinn stellt die Idee des dienenden Führens die Organisation bzw. deren Interessen und seine Mitarbeiter in den Vordergrund. Dienen bezieht sich auf eine in Abhängigkeit von etwas oder jemanden Betreffendes. Die Grundlage dafür bildet ein wechselseitiges, interaktives, aufeinander bezogenes Handeln von Akteuren. Das bedeutet ein Geschehen zwischen Personen, die aufeinander reagieren, einander beeinflussen und gegenseitig steuern. Aus diesem Grund wird die Servant Leadership Theorie den Interaktionstheorien der Führung zugeordnet (Greenleaf und Robert 1991; vgl. Schnorrenberg 2014).

Auf den ersten Blick erscheint die Idee des »Herrscher als erster Diener des Staates« (Friedrich der Große) in der heutigen Unternehmenspraxis sehr ungewöhnlich. Doch zu Beginn des 21. Jahrhundert zeigen sich auffallend häufig Elemente dieser Theorie in der Literatur zur Managementpraxis. So formuliert

Anselm Grün in seinen Büchern »Menschen führen Leben wecken« (2006), »Spirituell Führen« (2006) und »Führen mit Werten – Coaching Kompakt Kurs« (2011) die Bedeutung des Dienens der Führungskraft als eine entscheidende Komponente für nachhaltigen, wertschöpfenden Unternehmenserfolg. Er führt insbesondere an, dass die Demut eine Tugend sei, welche die Führungskräfte am meisten brauchen. Denn führen heißt: dienen (vgl. Grün 2013).

Das Thema der Bedeutung von »dienender Führung« kommt auch bei vielen weiteren zeitgenössischen Autoren von Führungsliteratur vor. Beispielsweise bei:

- Abt Notker Wolf und Sr. Enrica Rosanna, 2007
- Helmut Geiselhart, 2012
- Kristian Furch, 2008
- Graf Karlfried Dürckheim, 2010
- Rolf Arnold, 2012
- Artur Wollert, 2001 (▶ Teil II, Kapitel 4.9).

Die Bedeutung der dienenden statt beherrschenden Führung lässt sich nicht nur der Literatur entnehmen, sondern auch anhand von Bemerkungen einflussreicher Unternehmensführer.

> »Dienen und Führen sind keine Gegensätze. Vielmehr geht die Führungseignung aus der Bereitschaft zum Dienen hervor. Führen ist also eine besondere Kategorie des Dienens« (Hans Lutz Merkle, ehemaliger Vorsitzender der Geschäftsführung der Robert Bosch GmbH 1979).

Die Theorie kann als Basis zur Entwicklung von »Ethischer Führung« verstanden werden, da sie bereits ethische Standards wie zum Beispiel Demut, Wahrheit, Klarheit, Authenzität als Grundlage für erfolgreiche Führung enthält. Die ethische Führung beschäftigt sich mit der (ethischen) Verantwortung von Organisationen, indem sie sich insbesondere mit den Fragen der verantwortungsvollen Ausübung von Weisungsbefugnissen von Entscheidungträgern in Bezug auf ihre Mitarbeiter beschäftigt. Je weitreichender die Konsequenzen der Entscheidungen einer Führungskraft sind, desto wichtiger ist eine ethische Sensibilisierung des Entscheidungsträgers bezüglich der Auswirkungen seines Verhaltens auf seine Umgebung. Nicht nur aus der aktuellen Literatur zu dem Thema Business Ethics und Compliance, sondern vielmehr auch aus der Aufnahme ethischer Themen in den alltäglichen Sprachgebrauch kann der Schluss gezogen werden, dass diese Werte heute eine neue Relevanz bekommen (Wollert 2001).

Ethik wird bereits als Wettbewerbsfaktor für Unternehmen betrachtet. Eine Führung unter ethischen Gesichtspunkten – ähnlich wie die überlieferten Werte des ehrbaren Kaufmanns – wird immer häufiger als selbstverständlich angesehen (vgl. Aydin 2008).

Es besteht jedoch weitreichender Handlungsbedarf. Gemäß Armin Grunwald, einem Mitglied des Beirates des Bonner Instituts für Ethik in den Wissenschaften, verhalten sich höchstens 5–10 % der Topmanager moralisch, 15–20 % zeigen dagegen ein unmoralisches Verhalten (vgl. Aydin 2008) (▶ Teil II, Kapitel 2).

»Nur wer eine hohe moralische Urteilsfähigkeit besitzt, nur wer fähig ist seine vorge-
fassten Meinungen auf der Grundlage moralischer Prinzipien zu reflektieren, viele
Aspekte einer Situation zu berücksichtigen und auf die Meinungen und Argumente
von Andersdenkenden zu achten, kann ›gute‹ Entscheidungen treffen« (Prof. Georg
Lind in Aydin 2008).

Führungsbeziehungstheorie

Für die Führungsbeziehungstheorie besitzt die Führung im Prinzip eine sehr einfache Grundstruktur. Sie besteht aus der Interaktion von zwei oder mehr Personen und der Einbettung in eine bestimmte Führungssituation bzw. Einbindung
in eine Organisation. Die Führungsbeziehung wird durch die Führer- und Ge-
führtenposition begründet und stellt eine spezielle Form der sozialen Interaktion dar. Das Resultat aus der Führungsbeziehung ist der Führungserfolg. Eine
besondere Bedeutung kommt bei der Personalführung den Führungsinstrumenten als Methode zur zielbezogenen Beeinflussung der Mitarbeiter zu. Die Führungskraft hat jeweils diejenigen Führungsinstrumente auszuwählen, die in der
gegebenen Situation geeignet sind, das Mitarbeiterverhalten effektiv auf die zu
erreichenden Ziele zu lenken.

Doch aus systemischer Sicht ist es unangebracht, Persönlichkeitseigenschafen
des Führenden bzw. der Geführten als situative, universelle Komponenten anzusehen. Stattdessen sollten sie als Elemente eines übergeordneten Systems in
ihrem jeweiligen Kontext betrachtet werden (▶ Teil II). Nach der Führungsbeziehungstheorie ist der Führungserfolg nicht das einzig anzustrebende Resultat.
Sie zielt weiter darauf ab, dass die Führungskraft und der Mitarbeiter den Erfolg gemeinsam erreichen. Es ist nicht nur die Erfüllung der Führungsziele
durch die Führungskraft von Bedeutung, sondern es sind ebenso die persönlichen Ziele des Mitarbeiters zu berücksichtigen (Weibler 2001).

3.6 Transformationstheorien der Führung

Transformieren stammt gemäß dem Duden aus dem lateinischen »transforma-
re«. Dies setzte sich zusammen aus trans = hinüber und formare = formieren
und bedeutet umwandeln, umformen, umgestalten.

Die Transformationstheorien nehmen eine (um-)gestaltende Perspektive ein.
Die transformationale Führung beginnt dort, wo die Ziele, Werte und Wünsche
der Geführten verändert bzw. geformt werden. Sie zeichnet sich dadurch aus,
dass die Führungskraft Werte und Motive ihrer Mitarbeiter auf eine höhere
Ebene transformiert und dadurch deren Bedürfnisse und Präferenzen verändert
(Rahn 2015).

Die transformationale Führung stammt aus der Forschungstradition, die sich
mit den Eigenschaftstheorien der Führung beschäftigt. Während sich die trans-

aktionale Führung auf das Austauschprinzip von Geben und Nehmen bzw. von Leistung und Gegenleistung bezieht, unterscheidet sie sich dadurch, dass sie versucht, das Verhalten und das Bewusstsein von Mitarbeitern und Kollegen in Richtung eines neuen, höheren Niveaus zu verändern – zu transformieren (Rahn 2015; Burns 1978).

Die transformationale Führung ist eine Erweiterung des Konzeptes der transaktionalen Führung. Der Transaktionsführer motiviert seine Mitarbeiter in Richtung von feststehenden, akzeptierten und etablierten Zielen. Sie werden jeweils durch ihn, die Organisation oder die Gesellschaft vorgegeben (Tisdale 2004).

Tab. I.3.6: Übersicht von Transformationstheorien der Führung (1990–2010) (in Anlehnung an Reichwald 2007; Reichwald und Möslein 2005)

Tranformationstheorie der Führung	
Theorien transformationaler Führung Full Range of Leadership/Multifactor Leadership Questionaire (MLQ)	Vgl. Burns (1978), Bass (1985, 1998, 2005), Bass und Avolio (1997)
Theorien charismatischer Führung	Vgl. House (1977), Conger/Kanungo (1987, 1988, 1998), House et.al. (1996), Weber (2014)
Theorien kulturorientierter Führung	Vgl. Schein (1985, 1992)
Theorien visionärer Führung	Vgl. Bennis/Nanus (1985), Kouzes/Posner (1987), Sashkin (1988), Nanuns (1992), Collins/Porras (1994)
Theorien strategischer Führung	Vgl. Finkelstein/Hambrick (1996), Boal/Hooijberg (2000)
Idiosynkrasie-Kredit-Theorie	Vgl. Weibler/Deeg (2001)
Psychologisches Kapital	Vgl. Luthans und Youssef (2004)
Symbolische Führungstheorie	Vgl. Neuberger (2002)
Dialogische Führung	Vgl. Dietz (2008/2010)

Transaktionale versus Transformationale versus Charismatische Führung

Der Politologe J. Burns verwendete bei seinem Modell der Führung, das er 1978 veröffentlichte, erstmals die Begriffe der transaktionsorientierten bzw. transaktionalen Führung und den der transformationalen Führung (Burns 1978).

Anhand von demokratischen, politischen Prozessen stellte er fest, dass politische Führer eine Austauschbeziehung bzw. Transaktionsbeziehung mit ihren Wählern eingehen. Sie versprechen ihren Wählern verschiedene ideologische, materielle oder emotionale Vorteile und erhalten als Gegenleistung ihre Wählerstimme. Diesem Tauschgedanken liegt im Ursprung eine Anreiz-Beitrags-Theorie zugrunde. Demzufolge wird entsprechend eines gesetzten Anreizes der gewünschte Beitrag als Gegenleistung erbracht. Eine solche Austauschbeziehung existiert in vielen Systemen, unabhängig davon, ob es sich dabei um gesellschaftliche, naturwissenschaftliche oder wirtschaftliche Systeme handelt. Diese Beziehung wird bestimmt von einem ausgewogenen Leistungs-Belohnungs-Verhältnis und wird als Gerechtigkeitstheorie bezeichnet. Sie ist ein weiterer Ursprung der transaktionalen Führung. Eine transaktional führende Person erkennt die Bedürfnisse und Motive seiner Mitarbeiter und belohnt bzw. sanktioniert diese, wenn die Mitarbeiter die Ziele erreichen, die gewünschte Leistung erbringen oder sich an bestimmte Verhaltensregeln halten bzw. nicht halten. Die Belohnung ist extrinsischer Natur. Das bedeutet, sie kommt in Form von Entgelt, Lob, Weiterbildung und Beförderung von außen. Doch diese extrinsische Motivation stößt an Grenzen. Es besteht die Gefahr, dass Belohnungsanreize nachlassen. Sie spricht auch nur den homo-oeconomicus an, das heißt den Mitarbeiter als rationalen Nutzenmaximierer. Doch nicht immer handeln Individuen rational und erbringen durch ihren Leistungseinsatz einen Vorteil für die Organisation (▶ Teil II, Kapitel 6.4).

Der Vorteil dieser Führungstheorie liegt in der klaren Zielsetzung. Sie bietet Handlungssicherheit und eignet sich gut für Routinetätigkeiten. Die Führungstechniken des Management by Objectives und des Management by Exception werden der transaktionalen Führung zugeordnet (Burns 1978) (▶ Teil I, Kapitel 4.1 und 4.3).

Nach Bass konnte die transaktionale Führungstheorie allein jedoch nur etwa 16 % der Effektivität der Mitarbeiterführung erklären (Bass 2005). Daher wurde in der Führungsforschung verstärkt untersucht, ob sich die Ziele und Einstellungen der Mitarbeiter beeinflussen lassen, um dadurch die Bereitschaft zu höheren Leistungen zu schaffen. Damit rücken die Motive, Bedürfnisse, Erwartungen und die Individualität der Mitarbeiter in den Fokus der Führungsforschung. Vor diesem Hintergrund hat sich die Theorie der transformationalen Führung entwickelt. Sie zeichnet sich durch das Streben aus, die Interessen der Mitarbeiter durch entsprechendes Führungsverhalten zu erweitern bzw. zu beeinflussen, um bei ihnen Akzeptanz für die Unternehmensziele zu erzeugen (Bass und Avolio 1997, 2004).

Die transformationale Führung beschreibt Burns als eine Führungstheorie, bei der der transformational Führende bei den Geführten höhere Bedürfnisse anspricht als bei der transaktionalen Führung. Er spricht den ganzen Menschen mit seinen Bedürfnissen auf einer tieferen, emotionaleren Ebene an und nicht nur den homo-oeconomicus. Er verändert und beeinflusst Althergebrachtes, das heißt Strukturen, Normen sowie Einstellungen und Wünsche der Geführten. Er hat das Ziel, die Geführten zu motivieren aus Eigeninteresse zu handeln und Leistungen freiwillig zu erbringen. Er möchte sie damit gewissermaßen zu einem »Mitunternehmer« machen. Damit schafft die Führungskraft die Rahmenbedingungen, damit der Mitarbeiter sich intrinsisch motiviert. Die intrinsische Motivation bezieht sich auf einen Zustand, bei dem, ausgelöst durch einen inneren Anreiz, idealerweise im Empfinden des Flow-Erlebens, gehandelt wird.

Dabei liegt der innere Anreiz zum Beispiel in der auszuführenden Tätigkeit selbst (Springer Gabler Verlag 2015a) (▶ Teil II, Kapitel 5.1).

Das Ziel ist, durch die Beteiligung der Mitarbeiter an der aktiven Gestaltung unternehmerischer Prozesse besser auf die stetigen Veränderungen der Umwelt reagieren zu können. Über die Kommunikation von Chancen und Risiken soll die Basis von möglichen Weiterentwicklungen und Lösungsansätzen geschaffen werden. Durch die transformationale Führung soll die passive Reaktion auf Veränderungen der Umwelt durch eine aktive Mitgestaltung der Prozesse ersetzt werden. Empirische Studien zeigen, dass die transformationalen Verhaltensweisen stärker mit Erfolgskriterien zusammenhängen als die transaktionalen (Bass und Avolio 1997).

Laut Burns benötigt der Vorgesetzte dafür Charisma bzw. Führungseigenschaften, die inspirierend und stimulierend wirken. Zudem ist ein breites Führungsrepertoire notwendig, um die geeignete, individuelle Ansprache zu finden (Burns 1978).

Der erste genannte Aspekt liefert die Begründung dafür, dass die transformationale Führung der Forschungstradition der Eigenschaftstheorien zugerechnet wird. Er kommt damit dem Begriff des »Leader«, wie Kotter ihn verwandte, sehr nah (▶ Teil I, Kapitel 1.1).

»Ich meine Führung wurde in der Vergangenheit mit Kraft gleichgesetzt. Heute bedeutet es, wie man mit den Menschen auskommt« (Mahatma Ghandi).

Transformationales Führungsverhalten verdeutlicht die Werte und den Sinn der gemeinsamen Ziele und Ideale. Es fordert Führungskräfte und Mitarbeiter durch Inspiration und Motivation heraus, einen sinnstiftenden Beitrag zum Erfolg der Organisation und somit zur Verwirklichung der gemeinsamen Mission zu leisten. Die transformationale Führungskraft zielt darauf ab, Motivation und Zuversicht zu erzeugen und andere für (s)ein Ziel oder für (s)eine Idee zu begeistern. Sie vermittelt ihren Mitarbeitern ein Gefühl der Wertschätzung, des Stolzes und weckt in ihnen den Ehrgeiz, großartige Erfolge zu erreichen. Oft wird sie als ein Vorbild wahrgenommen. Daher werden transaktionale Führungskräfte häufig mit charismatischen Führungskräften gleichgesetzt.

Der Unterschied zur charismatischen Führung besteht in der Operationalisierung und im Kontext beider Begriffe. Transformationale Führung untersucht primär das beobachtbare und messbare Verhalten. Im Gegensatz dazu hebt die charismatische Führung im Sinne von Max Weber in erster Linie auf die schwer erklärbare, heldenhafte Persönlichkeitsstruktur, den Herrschaftsanspruch und die Einmaligkeit des charismatischen Führers ab.

Einen wesentlichen Beitrag zur Umsetzung der transformationale Führung in die Unternehmenspraxis haben Bass, Avolio und Nanus geleistet und sie auf ihre Praxistauglichkeit getestet (Bass und Avolio 2004; Bass und Riggio 2005; Bennis und Nanus 1985; Weber 2014).

»This myth asserts that people simply either have certain charismatic qualities or not. That's nonsense. In fact the opposite is true. Leaders are made rather than born« (Warren Bennis).

Nach Bennis und Nanus gelingt es Führungskräften, ihre Mitarbeiter über deren Grundmotivation hinaus zu außergewöhnlichen Leistungen zu motivieren, wenn sie über eine attraktive Zukunftsvision verfügen und es ihnen gelingt, diese ihren Mitarbeitern einprägsam zu kommunizieren und die möglichen Beiträge des Einzelnen zur Realisierung der Vision zu verdeutlichen.

Wie Studien zur charismatischen Führung ergaben, stärkt eine sinngebende, vertrauensvolle Beziehung zwischen der Führungskraft und dem Geführtem die Motivation des Geführten in mehrfacher Hinsicht. Auch charismatische Führungskräfte verknüpfen die Aufgabe und Tätigkeiten des einzelnen Mitarbeiters mit einem höheren Sinn und Zweck. Sie sind zudem als attraktive Identifikationspersonen Vorbild für ihre Mitarbeiter. Bei einer Verunsicherung bieten sie einfache Erklärungen und Leitüberzeugungen an und stärken das individuelle und kollektive Selbstbewusstsein der Geführten (Scholz 2009; vgl. Bennis und Nanus 1985; Bennis und Heenan 1999; Bennis und Goldsmith 2003; Bennis 2003; Pelz 2014).

Doch Bass ging davon aus, dass nicht die transformationale Führung allein der optimale Führungsstil ist. Wirkungsvoller ist stattdessen eine Kombination aus transaktionaler und transformationaler Führung. Die notwendigen Verhaltensweisen, auch beide Führungsstile anwenden zu können, hält Bass für erlernbar (Bass 1998 vgl. auch Rufer 2008).

Um die Transformationale von der Transaktionalen Führung in der Praxis unterscheiden und auf ihre Effektivität hin überprüfen zu können, entwickelte Bass das Multifactor Leadership Questionnaire (MLQ). Mit dem MLQ soll erhoben werden, welcher Führungsstil im Unternehmen angewendet wird. Dazu wird mittels eines Fragebogens die Bandbreite möglichen Führungsverhaltens in sieben Bereiche unterteilt. Sie reichen von aktiver transformationaler Führung bis hin zu passiver ineffektiver Führung.

Bass unterscheidet bei der Erfolgsmessung zwischen subjektiven und objektiven Erfolgskriterien. Kann eine persönliche Bewertung des Geführten durch die Führungskraft anhand objektiv messbarer Einschätzungen erhoben werden, spricht er von objektiven Erfolgsfaktoren. Dies kann beispielsweise anhand eines quantifizierbaren Zielerreichungsgrads erreicht werden. Erfolgt die Einschätzung des Erfolgs und des Verhaltens des Geführten durch die persönliche Einschätzung der Führungskraft, spricht er von subjektiven Erfolgsindikatoren (Bass und Avolio 1997).

Charismatische Führung

Was kann unter charismatischer Führung bzw. Charisma verstanden werden? Der Duden definiert Charisma als Gnadengabe verstandene, überlegene Ausstrahlung. In den Wirtschaftswissenschaften wurde Charisma demzufolge lange Zeit als eine »von Gott gegebene« Persönlichkeitseigenschaft betrachtet (▶ Teil I, Kapitel 2.1).

Bis in die 1940er Jahre herrschte die Meinung vor, dass Führung ein unerklärliches Phänomen sei und es einfach besonders charismatische Persönlichkeiten gebe, die über die Begabung zur Führung verfügen. Die herrschende Meinung von der angeborenen Führungsfähigkeit hatte zur Folge, dass es gar keine systematische Führungskräfteentwicklung in Unternehmen gab. Es herrschte die Meinung vor, die richtige Person würde sich ohnehin durchsetzen (Yukl 2006).

Als nach dem Zweiten Weltkrieg der Wirtschaftsaufschwung einsetzte und die Globalisierung der Weltwirtschaft begann, mussten aufgrund der damit verbundenen zunehmenden Komplexität und dem Wunsch der Menschen nach Mit- und Selbstbestimmung immer mehr Mitarbeiter an der Entscheidungsfindung in Unternehmen beteiligt werden. Die Führungsforschung begann auf der Suche nach einer erfolgreichen Führungstheorie das Phänomen der Führung zu hinterfragen.

Insbesondere der zunehmende Bedarf an Führungskräften erforderte die Notwendigkeit einer Auseinandersetzung mit den Erfolgsfaktoren effektiver Führung. Sie hatte zum Ziel, eine effektive und effiziente Führungskräfteentwicklung in den Organisationen zu implementieren. Dennoch blieb das Studium der besonderen Eigenschaften von Menschen ein zentrales Thema. Zu deutlich haben charismatische Politiker wie Hitler, Stalin, Churchill, Mao Tsetung und Martin Luther King, geistig-spirituelle Führer wie beispielsweise der Dalai Lama und Krishnamurti oder Wissenschaftler wie Albert Einstein und Robert Oppenheimer sowie Unternehmer wie Werner von Siemens und Henry Ford die Vorstellungen von Führung geprägt (vgl. Gardner 1995). Dies änderte sich ab dem Jahr 1987 mit der empirischen Studie der Wirtschaftswissenschaftler Conger und Kanungo. Sie operationalisierten den Begriff »Charisma« anhand konkreter Verhaltensbeschreibungen und machten ihn somit messbar. Als Ergebnis stellten sie fest, dass Führungskräfte als charismatisch wahrgenommen werden, wenn sie über folgende Merkmale verfügen:

- Sie können eine überzeugende Vision vermitteln.
- Sie erfüllen ihre Vorbildfunktion.
- Sie inspirieren ihre Mitarbeiter zu besonderen Leistungen.
- Sie entwickeln die persönlichen Stärken und Fähigkeiten ihrer Mitarbeiter weiter.
- Sie können ihre Mitarbeiter zu eigenständigen, kreativen Problemlösungen anregen.

Das Charisma einer Führungskraft basiert somit auf der Identifikation der Mitarbeiter mit ihr. Sie hat jedoch nur so lange Wirkung, wie sich die Führungskraft bewährt. Bewährt sich die Führungskraft nicht, verblasst auch das Charisma (Conger 1989; Conger und Kanungo 1998).

Daher wird Charisma in der aktuellen wirtschaftswissenschaftlichen Literatur zum Thema Führung als eigenständige, zentrale Persönlichkeitseigenschaft der charismatischen Führung zum Beispiel nach Conger (1989) und als Teil der transformationalen Führung nach Bass und Riggio (2005) abgelehnt (vgl. Kouzes und Posner 2012). Vielmehr handelt es sich um eine erlernbare, transformatorische Leistung einer Führungskraft.

Eine weitere Begründung hierzu liefern Neurowissenschaftler. Um herauszufinden, was Charisma ist und wie es funktioniert, führten dänische Religions- und Neurowissenschaftler eine empirische Studie durch. Als Ergebnis stellten sie fest, dass, je stärker jemand eine andere Person als charismatisch empfindet, desto eher kritische Kontrollfunktionen des Verstandes gemindert werden. Einerseits kann dieses Phänomen evolutionär sinnvoll sein. Beispielsweise kann sich die Überlebenschance einer Gruppe durch die identitätsstiftende Wirkung des charismatischen Führers erhöhen bzw. einen Erfolg gegenüber einer anderen Gruppe ermöglichen. Andererseits kann dieses neurologische Phänomen, durch den Menschen unreflektiert, aber auch fatale Folgen haben. Es kann als Erklärung herangezogen werden, warum es möglich ist, dass Menschen einem fanatischen Anführer blind folgen oder bereit sind, sich selbst zu opfern (Schjødt et. al. 2012).

Der Glaube, dass die »Gabe« des Charismas angeboren sei, ist noch weit verbreitet. Doch Wissenschaftler zeigen, dass Charisma durchaus erlernbar ist. Dieses Lernen verhält sich so wie bei vielen anderen Dingen, beispielsweise dem Klavierspielen lernen. Der eine kann es besser und ist talentierter als der andere. Doch durch fleißiges Üben wird es immer besser. Daher gilt die Definition der klassischen »Charismatischen Führung« von Max Weber als überholt. Er definierte die charismatische Führung als die Qualität einer Persönlichkeit, die überdurchschnittlich und fast übermenschlich erscheint. Solche Persönlichkeiten werden, so Weber, von der Gefolgschaft als außergewöhnlich, außeralltäglich und vorbildlich betrachtet. Die Geführten identifizieren sich mit den Werten und Zielen der Vorgesetzten und akzeptieren sie deshalb als Führer. Charismatische Führung kommt häufig in Krisen-, Stress – und Unsicherheitssituationen vor (Weber 2014). Charismatisch Führende zeichnen sich durch ein hohes Selbstbewusstsein und einen starken Machtwillen aus. Sie sind von der Richtigkeit ihrer Ideologien bzw. Vorstellungen überzeugt und halten diese für moralisch legitim. Sie verfügen über intellektuelle und kommunikative Fähigkeiten, die für den jeweiligen Zeitgeist und der spezifischen Krisensituation passend sind. Ihre Gefolgschaft ist davon überzeugt, dass die Führungskraft alle Schwierigkeiten meistern kann. Sie bringen ihnen Respekt, (blinden) Gehorsam und enge emotionale Verbundenheit entgegen. Sie vertrauen der Führungskraft, folgen den Vorstellungen ihres Führers und sind stolz darauf, mit dem Führenden zusammenarbeiten zu können (Weber 2014).

Diese Meinung ist noch heute in der Führungspraxis anzutreffen. Doch die Fokussierung auf die (angeblich) besonderen Führungseigenschaften hat Hofstätter bereits in den 1950er Jahren kritisiert (Hofstätter 1971).

»Die Suche beginnt, aber sie kommt zu keinem Ende. Manchmal ist der Führer älter als seine Gefolgsleute, manchmal auch wieder jünger. Schon glaubt man bei ihm eine besonders robuste Gesundheit zu finden, die man geheimnistuerisch als vitale Energie bezeichnet, dann stößt man aber auf Gebrechliche, Epileptiker, Krüppel und Morphinisten, die als Führer anerkannt werden. Nicht viel besser steht es um die Intelligenz und um das Ausmaß des Wissens. Nicht einmal mit der Redegewandtheit klappt es, da selbst Sprachfehler sich mit der Prominenz vertragen« (Hofstätter 1971, S. 152 f.).

In einer etwas gemilderten Form der charismatischen Führung beschreibt Johannes Steyrer die transformationelle Führung als neutralisierte, ethisch geläuterte und auf die Steuerung von Organisationen abgestimmte Variante der charismatischen Führung. Die negativen Konsequenzen, wie zum Beispiel den blinden Gehorsam und die starke Ideologisierung, sollen ausgeblendet werden, indem die Mitarbeiter weitestgehend autonom bleiben und an der Unternehmensführung beteiligt werden. Er unterscheidet daher zwischen personalen Charismatikern aus der klassischen charismatischen Führungstheorie und den sozialen Charismatikern gemäß der transformationellen Führung. Aus diesem Grund ist dieser Teil der charismatischen Führung nicht den Eigenschaftstheorien der Führung, sondern der transformationalen Führungstheorie zuzuordnen.

Tab. I.3.7: Unterschied zwischen personalem und sozialem Charismatiker (in Anlehnung an Steyrer 1995)

	Personale Charismatiker/ Charismatische Führungstheorie	Soziale Charismatiker/ Transformationale Führungstheorie
Verhalten	autoritär, herrschend	sozialorientiert, beteiligend
Zweck	Eigeninteresse	dient kollektiven Interessen
Gefolgschaft	wird genutzt und ausgebeutet	wird verantwortungsvoll genutzt und eingesetzt
Tendenz	Gefolgschaft entwickelt sich zu gehorsamen, unselbstständigen Mitarbeiter	Gefolgschaft werden als Mitarbeiter weiterentwickelt und gefördert

Merkmale der Transformationalen Führung

Die transformationale Führung arbeitet mithilfe der Inspiration der Mitarbeiter mittels Visionen. Visionen stellen die Zukunft positiv und erstrebenswert da. Zur Erhöhung der Vorstellungskraft bedienen sie sich häufig Bildern oder Gleichnissen, damit sich die Mitarbeiter vor dem Hintergrund ihres Wissens sowie ihrer Vorstellungs- und Erfahrungswelt ein einheitliches Bild vom Zukunftsziel machen können. Eine inspirierende Vision soll als Leitlinie dienen, um möglichst alle Mitarbeiter zu motivieren, eine hohe Leistung zu erbringen. Im Unterschied zur Utopie ist sie machbar. Der transformational Führende spornt seine Mitarbeiter durch die Bilder und Symbole dieser Visionen an, damit sie einen konkreten Beitrag zur Zukunftszielerreichung leisten können und wollen. Die transformationale Führung soll die Mitarbeiter anregen, alte Denkmuster aufzubrechen und neue Lösungen sowie Einsichten vermitteln. Die Mitarbeiter sollen dazu gebracht werden, lösungsorientiert zu denken und Probleme und Widerstände als Chancen zu betrachten, um wirklich Großes erreichen zu können.

»Kontinuierliche Entwicklung ist das Gesetz des Lebens. Menschen die immer versuchen ihre Glaubenssätze zu erhalten um dadurch konstant zu wirken, manövrieren sich in eine falsche Position« (Mahatma Ghandi).

Mitarbeiter sollen angehalten werden, lösungsorientiert statt problemphobisch zu denken und zu handeln. Dazu werden sie intellektuell herausgefordert. Die Führungskraft sollte den Mitarbeitern (Eigen-)Verantwortung übertragen und ihnen Rahmenbedingungen ermöglichen, um ihre Leistungsbereitschaft in die Praxis umsetzen zu können. Es bedarf dafür beispielsweise Rahmen- und Zielvereinbarungen statt detaillierte Arbeitsanweisungen, eine höhere Dezentralisierung statt zentraler Steuerung und die Bereitschaft, Diskussionen, Zweifel, Kritik, Anregungen zuzulassen und bis zu einem gewissen Grad auszuhalten. Das Verständnis von Arbeit wandelt sich vom Job zum Geschäft. Das Ziel ist ein Intrapreneurship: der Mitarbeiter als Unternehmer im Unternehmen (▶ Teil II, Kapitel 4).

»Der Unterschied zwischen dem was wir tun und dem was wir in der Lage wären zu tun würde genügen, um die meisten Probleme der Welt zu lösen« (Mahatma Ghandi).

Mentoring, Coaching bzw. Supervision sind weitere Merkmale der transformationalen Führung. Ihre Anwendung soll dem Mitarbeiter Hilfestellungen geben. Dabei werden sowohl fachliche als auch persönliche, soziale und emotionale Belange des Schützlings berücksichtigt. Das Mentoring kann dadurch umgesetzt werden, indem ein älterer oder, gemessen an der zu bewältigenden Aufgabe bzw. dem Projekt, erfahrenerer Mitarbeiter (Mentor) die Führung eines jüngeren bzw. unerfahreneren Mitarbeiters (Mentee) übernimmt. Dabei ist der Mentor stets hierarchisch über dem Mentee angesiedelt, jedoch nicht in der direkten Führungslinie. Grundvoraussetzung für das Mentoring ist, dass sowohl der Mentor als auch der Mentee offen für Feedback, Anregungen oder Kritik sind. Aus dieser Konstellation entsteht eine offene, hilfsbereite und lösungsorientierte Beziehung, aus der beide profitieren und lernen können.

Das Instrument des systemischen Coachings eignet sich insbesondere für Krisenzeiten, in denen neue Wege und Lösungsansätze benötigt werden. Dabei gibt die Führungskraft als Coach nie konkrete Lösungsvorschläge vor, sondern leistet Hilfe zur Selbsthilfe. Damit ist gemeint, dass die Führungskraft den Mitarbeiter an seine Ressourcen sozusagen erinnert und dabei unterstützt zu lernen, wie er Aufgaben bewältigen, Lösungen finden und Entscheidungen treffen kann. Es handelt sich dabei um einen Prozess mit dem Ziel, einerseits den Mitarbeitern die notwendige Selbstständigkeit zu vermitteln, um seine Aufgaben leistungsstärker umsetzen zu können. Andererseits soll dadurch seine Persönlichkeit und Identität im Hinblick auf seine Selbstverantwortung, sein Selbstvertrauen, seine Motivation und Ressourcen gestärkt werden (Haberleitner 2009).

Die supervisorische Aufgabe der transformationalen Führung ist zu verstehen als eine Form der beruflichen Beratung (Fatzner 2003). Die Aufgabe der Supervision ist, Einzelne, Gruppen oder Teams in Organisationen zu sozialer Selbstreflexion zu befähigen. Es geht vor dem fachlichen Hintergrund primär darum, Lösungen in der sozialen Interaktion und Kommunikation zur Verbesserung der Zusammenarbeit zu finden. Dabei lassen sich folgende Supervisions-arten unterscheiden:

- Rollenbezogene Supervisionen sind meist Einzelsupervisionen mit dem Ziel, den Mitarbeiter und die ihm zugewiesene Rolle mit der Organisation in Einklang zu bringen. Sie dienen dem Zweck zu prüfen, welche Gestaltungsmöglichkeiten er hat und wie diese zur Unternehmenskultur passen. Der Fokus der Supervision liegt hierbei auf der Persönlichkeit des Supervidierten.
- Klientenbezogene Supervisionen sind häufig Gruppensupervisionen. Sie haben das Ziel, professionelle Kundenbeziehungen zu verstehen und zu steuern. Der Fokus liegt hierbei auf der professionellen Erfüllung der Aufgaben bzw. der Dienstleistung.
- Kooperationsbezogene Supervisionen: Dabei handelt es sich um eine Gruppensupervision, die der Optimierung von Arbeitsprozessen eines Teams und der Qualitätssicherung dient. Der Fokus liegt auf der Verbesserung der Kommunikation und Sprachkompetenz und damit der Arbeitszufriedenheit und wiederum dem Unternehmenserfolg (Fatzner 2003) (▶ Teil II, Kapitel 4.5).

In der Literatur wird häufig als Vorteil der transformationalen Führung genannt, dass der wertschätzende und ressourcenstärkende Umgang mit dem Mitarbeiter:

- herausragende Leistungen erzeugen kann,
- neue Denkansätze und Lösungsmöglichkeiten ermöglicht,
- sich nicht auf extrinsische Belohnungen beschränkt, sondern auch die Faktoren der intrinsischen Motivation berücksichtigt und stärkt sowie
- durch die personenbezogene Führung die individuelle Produktionsbereitschaft der Mitarbeiter erhöht (Geyer und Steyrer1998).

Eine Studie der Schweizer Bankenbranche von Geyer und Steyrer ergab, dass aus kurzfristiger Sicht ein transaktionaler Führungsstil die schnelleren Erfolge ermöglicht. Auf langfristige Sicht führt jedoch ein transformationaler Führungsstil zu größerer Zufriedenheit und besseren Leistungen (Geyer und Steyrer 1998).

Bass sowie Hinkin und Tracey gehen davon aus, dass die Wirkung der transformationalen Führung insbesondere in unsicheren und komplexen Kontexten begünstigt wird (Rufer 2008). Das spricht dafür, dass die transformationale Führung aufgrund der zunehmenden Globalisierung der Weltwirtschaft und der damit verbundenen Zunahme an Komplexität weiter an Bedeutung gewinnt. Die transformationale Führung kann in der Zukunft wichtige Beiträge für eine erfolgreiche Personalführung liefern. Sie ist aus diesem Grund ein Bestandteil der Systemisch-Lösungsorientierten Führung (MbS) (▶ Teil II).

Zusammenfassend können die transformationale und die transaktionale Führung vereinfacht wie folgt charakterisiert werden:

Tab. I.3.8: Unterschiede zwischen der transformationalen und der transaktionalen Führung (in Anlehnung an Brinkmann et al. 2005; Geyer et al. 1998 Seite 377 ff)

	Transformationale Führung	Transaktionale Führung
Antreiber	Ideelle Werte, gemeinsame Überzeugungen	Mehrleistung = höhere Gegenleistung
Führungskraft	Aktiver, gestaltender Begleiter	Anleiter, Manager
Mitarbeiter	Mitunternehmer	Geschäftspartner, Leistungsbezieher
Organisation	Unternehmen in Veränderung und Umbruch	Unternehmen mit gewachsenen, festen Strukturen
Leistungsprozess	Komplexe, kreative, sich verändernde Produkte und Dienstleistungen, hohe Marktdynamik	Gleichbleibende Qualität von Dienstleistungen und Produkte, wenig Marktdynamik

Als Nachteil der transformationalen Führung kann angesehen werden, dass viele Führungskräfte aus Machtkalkül oder Dominanzstreben nicht bereit sind, transformational zu führen. Sie möchten keine oder nur eingeschränkt Verantwortung an die Mitarbeiter abgeben sowie diese nicht an Entscheidungsprozessen beteiligen und sorgen durch fehlende Kommunikation und Information für Transparenz, Wahrheit und Klarheit. Die transformationale Führung stellt hohe Anforderungen an die soziale Kompetenz und Verantwortung der Führungskraft. Diese betreffen auf der einen Seite eine entsprechende Geisteshaltung, wie sie im zweiten Teil des Buches beschrieben wird (▶ Teil I, 2. Kapitel 4.9).

Auf der anderen Seite erfordert sie die Fähigkeit zur kritischen Selbstreflexion und Kenntnisse auf den Gebieten des Mentorings, des Coachings und der Supervision sowie gesundes Selbstbewusstsein und Autorität.

Idiosynkrasie-Kredit-Theorie

Das Wort Idiosynkrasie stammt gemäß dem Duden aus dem Griechischen und setzt sich zusammen aus idios »eigen«, »selbst« und synkrasis »Mischung«, »Zusammenmengung«. Es lässt sich am besten mit dem Wort Eigentümlichkeit übersetzen. Im psychologischen Kontext bedeutet der Begriff eine besonders starke Abneigung und Überempfindlichkeit gegenüber bestimmten Personen, Gegenständen, Reizen oder Anschauungen.

Die Idiosynkrasie-Kredit-Theorie von Hollander ist eine Form des transaktionalen Führungsansatzes. Bei den transaktionalen Theorien stehen die zweckbezogenen Transaktionen im Vordergrund der Betrachtung (Weibler und Deeg 2001). Die zentrale Aussage der Theorie besteht darin, dass die Führungskraft im Laufe der Zeit durch gute Leistungen und hohe Loyalität gegenüber den Gruppennormen einen Kredit bei den Geführten erwirbt. Dieser Vertrauensvorschuss (Idiosynkrasie-Kredit) versetzt sie in die Lage, punktuell von den Normen abzuweichen. Zum Beispiel, wenn es um die Durchsetzung von Veränderungen geht. Erweisen sich diese als positiv für die Mitarbeiter, bleibt der Kredit bestehen bzw. vergrößert sich. Sind mit der Veränderung hingegen negative Konsequenzen verbunden, nimmt er ab (Hollander 2012).

Das Psychologische Kapital

Die Führungstheorie des sogenannten Psychologischen Kapitals wurde von dem Managementwissenschaftler Fred Luthans entwickelt und im Jahr 2004 erstmals vorgestellt (Luthans und Youssef 2004). Nach Luthans und Youssefs Ansatz ist Kapital die zur Verfügung gestellte Wertsumme finanzieller Mittel. Ohne den Menschen sind diese Mittel allerdings bedeutungslos.

Entscheidend für die Nutzung des unternehmerischen Kapitals sind nach Luthans die wichtigsten Tugenden der Menschen, wie sie aus der Positiven Psychologie bekannt sind. Die Positive Psychologie befasst sich mit den zentralen menschlichen Stärken. Mit diesen Stärken sind Fähigkeiten gemeint, mit denen ein Mensch nicht nur zuversichtlicher wird, sondern sogar besser arbeitet und mehr leistet. Dieses Psychologische Kapital lässt sich auch vermehren, sprich trainieren (▶ Teil II, Kapitel 5.3).

Luthans und seine Mitarbeiter extrahierten diese Stärken und brachten sie in den Kontext des Arbeitsumfelds. Zudem erläuterten sie, wie das Psychologische Kapital gemessen werden kann. Dazu entwickelten sie einen Fragebogen (Psychological Capital Questionnaire – PCQ).

Das Psychologische Kapital ist durch vier mehr oder weniger stark ausgeprägte Merkmale gekennzeichnet, die dem Individuum grundsätzlich, d. h. im Berufs- wie auch im Privatleben, zur Verfügung stehen:

- Selbstwirksamkeit: Damit ist das Bewusstsein von den eigenen Fähigkeiten gemeint und wie diese anzuwenden sind: »Ich vertrete im Projekt fachlich und menschlich kompetent meinen Arbeitsbereich.«
- Hoffnung, dass auch unter schwierigen Umständen an den gesteckten Zielen festgehalten wird: »Wenn bei meiner Arbeit Probleme auftauchen, finde ich geeignete Lösungen.«
- Optimismus, um zuversichtlich in die Zukunft zu blicken und an den eigenen Erfolg zu glauben: »Ich sehe eher Chancen, Möglichkeiten, Lösungen oder Herausforderungen statt Risiken, Probleme, Hindernisse und Widerstände – ohne diese jedoch zu negieren.«
- Resilienz, das bedeutet eine Widerstandsfähigkeit, um Probleme zu bewältigen und Hindernisse zu überwinden: »Rückschläge gehören zur Arbeit. Ich lasse mich davon nicht entmutigen.«

Dieses Führungskonzept hat den Anspruch, den Führungskräften durch die Steuerung und Gestaltung des Psychologischen Kapitals zu helfen, relevante Geschäftsergebnisse effektiver und effizienter als durch herkömmliche Führungskonzepte zu erreichen. Es zeichnet sich dadurch aus, dass die Führungskraft Werte und Motive ihrer Mitarbeiter auf eine höhere Ebene transformiert und dadurch deren Bedürfnisse und Präferenzen verändert (Luthans et al 2007). Einige Analysen scheinen diesen Anspruch zu belegen (Avey et al 2012).

Beispielsweise haben Walumbwa von der Arizona State University und seine Kollegen die Wirksamkeit dieser Führungstheorie untersucht. Sie befragten Dienstgruppen- und Dienstellenleiter der Polizei und ihre Mitarbeiter nach ihrem psychologischen Kapital, dem allgemeinen Betriebsklima der Dienststelle und nach der Arbeitsleistung. Als Ergebnis zeigte sich, dass Führungskräfte ihre Mitarbeiter stärken, wenn sie selbst über psychologisches Kapital verfügten, also über Selbstvertrauen, Optimismus, Hoffnung und Resilienz. Diese Tugenden der Führungspersönlichkeit übertrugen sich auf die Mitarbeiter und verbesserten deren Arbeitsleistung. Dieses Kapital konnten die Mitarbeiter besonders gut für ihre Arbeit nutzen, wenn das Betriebsklima in der Dienststelle gut war.

Die Forscher zogen aus ihren Studien folgendes Fazit:

* Vorbildcharakter: Wenn Führungskräfte leistungsfähigere Mitarbeiter haben wollen, müssen sie ihnen die oben genannten Tugenden vorleben. Ohne Vorbild kein Mitarbeiterkapital und damit keine Leistungssprünge.
* Führungskräfteauswahl: Es sollten nur Führungskräfte ausgewählt werden, die das psychologische Kapital mitbringen, insbesondere wenn es sich um Persönlichkeiten handelt, die zuversichtlich sind und ihren Kollegen ein Lächeln ins Gesicht zaubern können.
* Wissensvermittlung: Durch Training können diese Tugenden ausgebaut und gestärkt werden (vgl. Ruch 2015; Wirtschaftspsychologie 2011).

Da es sich bei dem Ansatz um eine Führungstheorie handelt, die es der Führungskraft ermöglicht, die Ressourcen ihre Mitarbeiter zu aktivieren und sie auf eine höhere Ebene zu transformieren, wird die Theorie des Psychologischen Kapitals den transformationalen Führungstheorien zugeordnet.

Symbolische Führungstheorie

Diese Theorie setzt nicht bei dem unmittelbaren Verhalten der Mitarbeiter an. Vielmehr spricht sie die dem Verhalten vorgelagerten Ebenen an. Dazu nutzt sie die Kraft der Bilder und Symbole, um über eine Art Metapher die Motive, Überzeugungen bzw. Einstellungen der Mitarbeiter zu beeinflussen (Neuberger 2002).

Neuberger hat ein Modell der grundlegenden Zusammenhänge der Führung als symbolischen Prozess entworfen. Mitarbeiter werden danach sowohl durch das Handeln der Führungskräfte, durch Anreizsysteme, Organisationsprinzipien und -regeln, Arbeitsinhalte etc., als auch durch das direkte Führungsverhalten beeinflusst. Voraussetzung dafür ist, dass die direkten Führungshandlungen sowie die vorhandenen Strukturen und Systeme durch die Mitarbeiter richtig gedeutet werden.

Symbole sind nach Neuberger Sinnbilder für konkrete Sachverhalte, wie z. B. Metaphern, Bilder, Geschichten, Grundsätze, Sprachregeln, Zeremonien, Traditionen, Statussymbole, Architektur oder Arbeitsbedingungen mit übertragener Bedeutung (Neuberger 2002).

Der Ansatz der symbolischen Führung berücksichtigt, dass das Führungsgeschehen nicht einfach durchschaubar, klar abzubilden und leicht zu beherrschen ist. Das Konzept der symbolischen Führung baut darauf, dass das individuelle Handeln durch (Be-)Deutungen (mit-)gesteuert wird. Diese werden wiederum durch Interaktionen reproduziert und entwickelt. Diesen Bedeutungen können Symbole zugeordnet werden. Dabei wirken Symbole wie Metaphern bzw. Gleichnisse. Das bedeutet, dass sie einen Sachverhalt mittels einer kurzen bildhaften Erzählung, Geschichte, eines Vergleichs bzw. eines Ausdrucks (bildhaft) veranschaulichen. Sie haben den Anspruch, komplexe, oft theoretische Sachverhalte in Form einer bildhaften, beschreibenden und konkreten Darstellung verständlicher zu machen. Der eigentliche, abstrakte Sachverhalt wird durch ein Symbol ersetzt, was deutlicher und anschaulicher die Thematik beschreibt bzw. die Problematik erläutert. Er wird dadurch für einen großen Teil der Mitarbeiter, trotz unterschiedlicher Sozialisierung und kultureller Prägung, verständlicher. Zudem können Symbole auf etwas Anderes, Unsichtbares, nicht Gegenständliches oder Präsentes verweisen.

Das Führen mit Symbolen kann z. B. in Krisensituationen zum Tragen kommen, in denen das Denken und Handeln der Mitarbeiter verändert werden muss. Damit kann symbolische Führung die klassische Führung ergänzen.

Symbole sind als Elemente entpersonalisierter, kultureller Führung zu betrachten. Sie werden jedoch durch die Führungskräfte geschaffen und in eine bestimmte Richtung interpretiert. Damit dienen sie als Führungsinstrument. Gleichzeitig ist Führung selbst als ein Symbol zu betrachten, da die Führungskraft und ihr Führungshandeln als Vorbild für gewünschtes, zweckmäßiges Handeln im Unternehmen wirken (Weibler 1995).

Der bewusste Einsatz von Symbolen, d. h. von symbolträchtigen Worten, Gesten und Taten, ist ein anspruchsvolles Führungsinstrument. Doch mithilfe von Symbolen können Vorgesetzte den Mitarbeitern ihre Anliegen besser verdeutlichen. Es besteht jedoch die Gefahr, dass sich die Argumentation vielfach im Bereich des Anekdotischen bewegt. Als anekdotisch wird ein Kenntnisstand bezeichnet, der von zufällig erworbenen einzelnen Fakten geprägt ist. Systematisches Wissen oder tiefere Zusammenhänge fehlen dabei. Damit verkommt das Symbol zu einer kuriosen, ungewöhnlichen oder komischen Angelegenheit (Weibler 1995).

Kritisiert wird dieser Ansatz, da es an empirischen Studien zur Wirkung von Symbolen fehlt. Zusätzlich werden Subkulturen, die evtl. eigene Symbole haben, zu wenig berücksichtigt. Symbolische Führung nutzt Symbole, um auf die Mitarbeiter einzuwirken und um ihr Denken und Handeln zu verändern. Aus diesem Grund kann die symbolische Führung den transformationalen Führungstheorien zugeordnet werden.

Dialogische Führung

Die »Dialogische Führung« wurde am Friedrich von Hardenberg Institut für Kulturwissenschaften in Heidelberg entwickelt (Dietz und Kracht 2011). Sie beschäftigt sich mit der Frage, mit welcher Methode möglichst viele Mitarbeiter davon überzeugt werden können, eine individuelle unternehmerische Verantwortung zu übernehmen und auf welcher Art und Weise sie aus einer solchen Verantwortung heraus erfolgreich zusammenarbeiten können (Dietz 2008). Ursächlich für die Entwicklung waren Anfragen aus der Wirtschaft (dm-drogerie markt) und aus dem Bereich selbstverwalteter Schulen (Waldorfschulen). Diese Organisationen machten zunehmend die Erfahrung, dass die gewohnten Führungsformen kaum noch wirksam sind. Sie sahen sich vor die Herausforderung gestellt, die Mitarbeiter selbst zu Unternehmern im Unternehmen auszubilden, da nach ihrer Ansicht die Führung eines Unternehmens aufgrund der zunehmenden Komplexität und der Notwendigkeit zum schnellen und flexiblen Handeln nicht mehr allein Sache der Führungskräfte sein kann. Sie stellten somit die Grundsatzfrage von erfolgswirksamer Führung. Damit wird nicht nur der Beitrag der Einzelnen in der Arbeitswelt revolutioniert, sondern auch das ganze Gefüge der Zusammenarbeit nach neuen Kriterien geordnet.

Der Hintergrund der dialogischen Führung ist ein Dialogverständnis, das durch den Logos-Begriff des griechischen Philosophen Heraklit von Ephesos angeregt ist. Logos meint hier mehr als einfach nur ein sinnvolles Gespräch. Der Begriff umfasst nicht nur das Gespräch, sondern auch dessen Sinn und das damit verbundene geistige Vermögen und was dieses hervorbringt.

Der Dialog wird als Prozess verstanden, der die Erkenntnisfähigkeit des Menschen aktualisiert und erweitert. Vor diesem Hintergrund ist der Dialog einerseits eine bestimmte Art des Miteinandersprechens. Andererseits ist er aber auch eine Art des Umgangs miteinander, der die Selbstbestimmung des Einzelnen fördert und bei dem sich die Beteiligten gegenseitig helfen, eigene Einsichten und Initiativen zu entwickeln. Er ist somit mehr als lediglich ein Kommunikationsinstrument.

Bedeutende Anregungen für die »Dialogische Führung« sind immer wieder in der Auseinandersetzung mit der Idee Rudolf Steiners, des ethischen, humanistischen Individualismus zu finden (Steiner 1989). Dabei geht es darum, wie die freie, sich selbst im Ganzen orientierende Persönlichkeit wirksam werden kann, um von der Fremdführung zu immer mehr Selbstführung zu gelangen. Vor dem Hintergrund von Individualisierung und den damit verbundenen neuen Herausforderungen für die Führung lauten die Kernfragen der »Dialogischen Führung« und den damit verbundenen Prozessen:

- Wie kann der einzelne Mensch wirklich ernstgenommen werden?
- Wie wird der Einzelne von den anderen in seiner Entwicklung gefördert?
- Wie kommt jeder Einzelne zu seinem Blick auf das Ganze?
- Wie entsteht aus der Eigenständigkeit der Einzelnen das gemeinsame Ganze?
- Wie werden möglichst viele Mitarbeiter kreativ?

- Wie fließt die Originalität der Einzelnen in die Zukunft der Zusammenarbeit ein?
- Wie werden möglichst viele Mitarbeiter initiativ?
- Wie kommt aus der Verantwortlichkeit der Einzelnen gemeinsames Handeln zustande?

Grundvoraussetzungen, um von der Fremdführung zur Selbstführung zu gelangen, sind:

- Dem einzelnen Mitarbeiter die Entwicklung im Gesamtgeschehen so zu ermöglichen, dass er den gegebenen Verhältnissen in ihrer Komplexität gewachsen ist.
- Seine unternehmerischen Fähigkeiten anzuregen und ihm die Möglichkeit zur Realisierung zu geben.
- Die Tätigkeiten der einzelnen Mitarbeiter zu koordinieren und zu einem Ganzen zu verbinden.

Wichtig ist es in einer dialogischen Führung auch, die Prozesse auf der sozialen, emotionalen Ebene des Unternehmens auszugestalten, beispielsweise durch

- die individuelle Begegnung mit den Menschen,
- dem aufrichtigen Interesse am individuellen Menschen statt Rollenverhalten oder Instrumentalisierung,
- Transparenz der unternehmerischen Situation,
- Eigenständigkeit des Einzelnen statt Machtwissen oder Meinungsdiktatur,
- Beratung und Ideenbildung mit den Mitarbeitern im Hinblick auf die Zukunft,
- Kreativität statt Tradition oder struktureller Vorgaben,
- Handeln aus Initiative statt Selbstverwirklichungsmentalität der Führungskräfte oder Anordnung.

Die wichtigsten Merkmale der dialogischen Führung sind,

- dass der einzelne Mitarbeiter als eigenständige Persönlichkeit ernst genommen wird, unabhängig von seiner Position im Unternehmen,
- dass der Mitarbeiter die eigene Arbeit mit Blick auf das Ganze gestalten kann und nicht eine im Voraus definierte Arbeitsstelle vorfindet, die es auszufüllen gilt,
- dass Originalität und Kreativität des Einzelnen geschätzt und gefördert wird und nicht nur Fach- und Sozialkompetenz.

In der dialogischen Führung sollte der Mitarbeiter aus eigener Initiative und in eigener Verantwortung handeln und nicht auf Anordnung und Anweisung (vgl. Dietz und Kracht 2011; Dietz 2008, 2010). Die dialogische Führung ist den transformationalen Führungstheorien zugeordnet, da es im Kern darum geht, die Führung im Unternehmen von Fremdführung zu mehr Selbstführung umzugestalten.

3.7 Systemtheorien der Führung

Die Systemtheorien der Führung knüpfen an die Erkenntnisse der Systemtheorie des Soziologen Niklas Luhmann an. Er verstand unter Systemtheorie eine universelle soziologische Theorie, die auf der Einheitlichkeit der grundlegenden Systemprobleme (von sozialen Systemen) aufbaut, aber unterschiedliche Interpretationen zulässt (Gerth 2014). Die soziologische Systemtheorie sieht das wirtschaftliche System als attraktives Subsystem des Sozialsystems Gesellschaft. Die soziologische Systemtheorie von Niklas Luhmann zeigt, dass soziale Systeme operativ in sich geschlossen und zur Umweltoffenheit befähigt sind (Luhmann 1984).

Bei sozialen Systemen handelt es sich um Netzwerke von Aktionen, Reaktionen, Wirkungen und Folgewirkungen mit vielfältigen Rückkopplungsschleifen. Systemische Führungskräfte sind sich dessen bewusst und initiieren aufgrund ihrer Persönlichkeit Entwicklungsprozesse, um die Strukturen und Beziehungen in Unternehmen zu optimieren.

Die Systemtheorien beleuchten die Frage nach erfolgreicher und wirksamer Führung aus systemischer Perspektive. Hierfür sind neben systemtheoretischen und kybernetischen Grundlagen sprach- und erkenntnistheoretische, soziologische und psychologische Zugänge besonders hilfreich. Sie sollen den Führungskräften die Grundsätze des Denkens und Handelns vermitteln, die ihnen helfen, ihre Aufgaben zu erfüllen und sie gleichzeitig die Limitationen klassisch-überkommener Führungsvorstellungen erkennen lassen. Denn schließlich heben viele Führungstheorien selektiv einzelne Parameter hervor und erwecken den Eindruck, den Schlüssel für Führungserfolg in der Hand zu halten. Nach Oelsnitz wird es immer deutlicher, dass man in den komplexen Organisationen des 21. Jahrhunderts kaum noch auf eine monozentrische Führungslogik setzen kann (Oelsnitz 2012).

Die Systemtheorien berücksichtigen darüber hinaus die Kontextualität im Sinne eines ganzheitlichen Ansatzes, indem sie aus systemischer Sicht neben den Eigenschaften, dem Verhalten, der Führungssituation und den Interaktionen zwischen einer Führungskraft und seinen Mitarbeitern zudem möglichst alle Interaktionen eines Unternehmens (System) mit seinen Stakeholdern (Elementen) beachten, um ein besseres Verständnis der vielen Dimensionen der Führung zu ermöglichen. Damit geht die systemtheoretische Perspektive weit über die eigenschafts-, verhaltens-, situations- und interaktionstheoretische Perspektive hinaus. Sie berücksichtigt ebenfalls die (um-)gestaltende Perspektive der transformationalen Führung, indem sie den Mitarbeiter als eigenständiges System mit seinen eigenen Wertvorstellungen, Ressourcen, Motiven und Zielen anerkennt und berücksichtigt. Zu den Stakeholdern eines Unternehmenssystems zählen neben den Mitarbeitern und den Führungskräften die Kunden, die Lieferanten, die Gesellschafter, Banken und Geschäftspartner etc. Nach Pinnow ist die Führungskraft daher nur einer von vielen Faktoren, die auf den Mitarbeiter einwirken (Pinnow 2011).

Der Einfluss von Kontextbedingungen zeigte sich schon bei der Erfolgsanalyse der Transformationalen Führung anhand der MLQ von Bass (Rufer 2008).

Dieses Eingebunden sein in einen zeitlichen, politischen, ökonomischen und soziokulturellen Kontext wird auch als Kontextualität bezeichnet.

Systemisch denkende Führungskräfte beachten die Kontextualität und erkennen sich sowie ihre Mitarbeiter als zum jeweiligen System mit seinen Interaktionen und reziprok vernetzten Beziehungen zugehörend an.

Die nachfolgende Abbildung gibt eine Übersicht über systemtheoretische Führungstheorien bzw. systemtheoretische Führungsgrundsätze.

Tab. I.3.9: Systemtheorien der Führung (ab 2010) (eigene Darstellung, ► Teil II, MbS)

Systemtheorien der Führung	
Systemische Führung	Vgl. Pinnow (2011)
Systemische Personalführung	Vgl. Oelsnitz (2012)
Betriebswirtschaftliche Systemtheorie und Kybernetik	Vgl. Beer (1962), Wiener (1968), Ulrich (1970)
Personale Systemtheorie Systemische Organisationsberatung und Coaching	Vgl. König/Vollmer (2002, 2003, 2006)
Soziologische Systemtheorie	Vgl. Luhmann (1984, 2002)
Viable System Modell	Vgl. Beer (1959)
Modellbasiertes Management (MBM)	Vgl. Grösser (2013)
Systemische Intervention	Vgl. Steinkellner (2005)
Systemisch-Konstruktivistische Theoriegrundlagen	Vgl. Ruegg-Stürm (2005)

Systemorientierte Führungstheorien sind auf der Suche nach der ganzheitlichen, transdisziplinären Führungstheorie entstanden. Sie basieren insbesondere auf den Erkenntnissen der Biologie (Bertalanffy, Piaget, Maturana), der Kybernetik (Beer, Ashby, Vester), der Sprach- und Erkenntnistheorie (Wittgenstein, Popper, Baetson), der Mathematik und Logiklehre (Russel, Förster, von Kibed), der Soziologie (Luhmann), der Psychologie und der Kommunikationstheorie (Glaserfeld, Schulz von Thun, Watzlawick, Wertheimer) sowie der Managementlehre (Ulrich, Kirsch, Gomez, Covey, Malik) (vgl. Oelsnitz 2012) (► Teil II).

Durch die systemorientierte Vorgehensweise ist die Führungsforschung dem großen Ziel der »holistischen Formel« erfolgreicher Führung näher gekommen. Eine einheitliche Systemtheorie gibt es jedoch nicht. Vielmehr existieren mittlerweile eine Vielzahl von systemtheoretischen Varianten (Oelsnitz 2012).

»Es gibt Forscher, deren Verständnis von der Systemtheorie es ist, sie eher als innere Haltung denn als überprüfbarer realwissenschaftliche Theorie zu verstehen« (Oelsnitz 2012).

Leider ist derzeit kein Trend zu erkennen, dass an einer einheitlichen Weltführungsformel gearbeitet wird (Grand Unified Theory). Dennoch sind die systemischen Ansätze hilfreich, um der Entwicklung der Theorien zur Personalführung, die derzeit an einem kritischen Punkt steht eine kognitive Wende in der Diskussion von Führungstheorien zu geben (Tisdale 2004).

Interessante Impulse im Zusammenhang mit Systemtheorie im klinischen Kontext liefert das Buch des österreichischen Psychologen und Psychiaters Felix Tretter. Er untersucht darin die Anwendbarkeit des systemischen Modellierens im klinischen Bereich. Dabei zeigt er an Beispielen die universelle Anwendbarkeit des systemischen Denkens auf. Er veranschaulicht das anhand von Beispielen, die von der Epidemiologie des Konsums von Rauschgift, der Versorgung von Alkoholikern bis hin zur Funktionsweise von Krankenhäusern und Familiendynamiken reichen. Das Buch ermöglicht einen wissenschaftlichen Einstieg in die systemische Modellierung (Tretter 2005).

Im Folgenden werden einige systemische Führungsmodelle erläutert. Die Systemisch-Lösungsorientierte Führung, die in Teil II vorgestellt wird, soll unter anderem die wesentlichen Erkenntnisse der Systemtheorien in einen praxistauglichen Führungsansatz verbinden.

Systemische Führung nach Pinnow

Die »Systemische Führung« nach Pinnow sieht eine Führungskraft als Teil eines komplexen offenen Systems an, das sich laufend verändert. Der Erfolg von Führung besteht nicht darin, dieses System, sondern dessen Beziehungen, zu managen. Dazu richtet eine systemisch denkende Führungskraft ihre Aufmerksamkeit ganz bewusst weg von den oberflächlichen Symptomen des Systems. Stattdessen blickt sie auf eine tieferliegende Ebene, indem sie dem jeweiligen System zugrundeliegende inhaltliche, sachliche, soziale und zeitliche Muster, Prozesse und Interdependenzen analysiert. Mit diesen Erkenntnissen führt sie die Mitarbeiter systemkonform: indirekt und aus dem Inneren des Systems heraus, anstatt direkt und hierarchisch gesehen von oben. Das Ziel der systemischen Führung ist es, eine Arbeitswelt zu gestalten, der andere gerne angehören wollen. So wird aus einem autoritären, anweisenden Führungsstil ein systemkongruenter, partizipativer Führungsstil, indem die Führungskräfte mit den Mitarbeitern gemeinsam das Unternehmen fit für die Zukunft machen (Pinnow 2011).

Die systemische Führung beruht auf den Erkenntnissen der Allgemeinen Systemtheorie. Dabei werden vor allem die Prozesse der Selbstorganisation herausgestellt. Die Führungstheorie geht davon aus, dass die in den Unternehmen entstandenen Strukturen und Kulturen zu komplex sind und sich klassischen Steuerungsvorstellungen auf der Basis von Ursache-Wirkungs-Beziehungen entziehen. Vielmehr handelt es sich bei den Unternehmen um soziale Systeme mit Netzwerken von Handlungen, Wirkungen und Folgewirkungen mit vielfältigen Interaktionen und Rückkopplungen. Bei der systemischen Führung handelt es sich also um ein Konzept des Handelns der Führungskräfte unter Beachtung der Bedeutung struktureller und kultureller Führung (Pinnow 2012; vgl. die Weiterentwicklung zur Systemisch-Lösungsorientierten Führung – Management by (systemic) Solution in Teil II).

Systemtheorie der Personalführung

Für Oelsnitz sind Unternehmen Zwecksysteme, die Ziele erreichen müssen. Zur Zielerreichung bedarf es einer verhaltenssteuernden Anleitung. Daher sind für ihn Führungstheorien aus systemischer Perspektive unter den Verhaltenstheorien der Führung zu fassen. Als weitere Begründung führt er an, dass die Definition von Führung gemeinhin als intendierte Verhaltensbeeinflussung begriffen wird, was eine enge Anlehnung an die Verhaltenstheorie bedeutet (Oelsnitz 2012).

Als zweiten Aspekt der Positionsbestimmung führt er an, dass Führungswahrnehmung und Führungserfolg in erster Linie individuelle soziale Konstruktionen sind. Die Summe der Konstruktionen der Systemelemente prägt das System in einzigartiger Weise (Oelsnitz 2012).

Dies ist ein Grund, warum in diesem Buch die Systemtheorien in eine eigenständige Dimension der Führungstheorien zusammengefasst werden. Weitere Gründe liegen in der deutlich größeren Komplexität, die nicht allein verhaltensintendiert bewältigt werden kann, und darin, dass die individuellen, sozialen Konstruktionen und die (Geistes-)Haltungen der Systemelemente Einfluss auf die Führungsprozesse nehmen (► Teil II, Kapitel 4.9).

Für Neuberger ist die systemische Führung ein Hybridbegriff, der zwei Pole in sich vereint. Zum einen ist das System geprägt durch eine allgemeine Ganzheitlichkeit, Selbstorganisation und Autopoiese. Zum anderen durch Führung, deren Aufgabe individuelle Einwirkungen und Fremdbestimmungen, die sogenannte Verstörung des Systems, ist (Neuberger 2002; vgl. Oelsnitz 2012). Nach Oelsnitz sind die wesentlichen Kennzeichen der Moderne Komplexität und Kontingenz. Unter Kontingenz versteht Oelsnitz eine prinzipielle Offenheit menschlicher Lebenserfahrungen. Wachsende Verflechtungen und zunehmende Dynamik erzeugen Ambiguität (Mehrdeutigkeit). Dies erhöht das Maß an Unsicherheit, unter denen Führungsentscheidungen getroffen werden müssen (Oelsnitz 2012).

Die Systemisch-Lösungsorientierte Führung soll eine Synthese zwischen diesen beiden Polen bilden. Sie gibt Hilfestellung, um die Unsicherheit zu verarbeiten, indem sie Kenntnisse über die beiden Grundtendenzen der Systemdynamik, Konkurrenz und Kooperation, vermittelt und Anregungen für (neue) Handlungsoptionen für Führungskräfte liefert (► Teil II).

Im 21. Jahrhundert werden mit der überkommenen Führungsphilosphie nicht mehr die gewünschten Erfolge erzielt (Oelsnitz 2012).

Für Oelsnitz haben sich die Menschenbilder der Führung im Wandel der Zeit geändert. Die Veränderung führt vom »Rational Man« Taylors und »Social Man« der Human-Relations-Bewegung über die Menschenbilder McGregors hin zu einer systemischen Betrachtung des Individuums (► Teil I, Kapitel 3.3). Sie besteht bei Oelsnitz aus vier Grundzügen:

1. Der Autopoiese, d. h. der Prozess der Selbsterschaffung und -erhaltung eines Systems,
2. Der geplanten Evolution und Koevolution, d. h. einem Prozess der wechselseitigen Anpassung, die in einem Unternehmen durch fortwährende, aufeinander bezogene Ereignisketten eine höchst individuelle Beziehungsgeschichte begründen,
3. Dem nichtlinearen Ursache-Wirkungs-Denken, um den Blick zu erweitern für weitere Einflussfaktoren wie beispielsweise auf Einflussversuche Dritter und auf mögliche Führungssubstitute,
4. Dem Konstruktivismus, d. h. die Erkenntnis, dass sowohl die psychische als auch die geistige Welt des Menschen eine subjektive Erzeugung ist (Oelsnitz 2012) (▶ Teil II, Kapitel 2.2).

Die Bedeutung der Mitarbeiterführung wird an der jährlich aktualisierten Umfrage des Meinungsforschungsinstituts Gallup deutlich. Die Unzufriedenheit der Mitarbeiter mit der Führung ist seit Jahren der Befragungen hinweg konstant sehr hoch. Demnach arbeiten mehr Mitarbeiter aktiv gegen ihr eigenes Unternehmen als proaktiv dafür. Dies führt zu gigantischen volkswirtschaftlichen Kosten aufgrund von innerer Kündigung und beruflicher Resignation (▶ Teil II, Kapitel 5.4).

Die Bedeutung der Kybernetik für die Systemtheorien der Führung

Interessant ist an dieser Stelle der Hinweis auf die besondere Bedeutung der Kybernetik für die systemische Führungstheorie. Die Kybernetik wurde in den 1940er Jahren von Norbert Wiener begründet. Sie entstammt ursprünglich aus der Steuerungs- und Regelungstechnik von Maschinen. Sie wurde auch als die Kunst des Steuerns beschrieben (Brunner 2009).

Die Transformation der Kybernetik auf das Management wird dem britischen Betriebswirt Stafford Berr zugeschrieben. Als Autor des Buches »Kybernetik und Management« definierte er die Managementkybernetik als *die Wissenschaft von der effektiven Organisation* (Berr 1963). Sie wendet kybernetische Grundlagen auf das Management komplexer menschlicher Systeme, wie Organisationen, Unternehmen und Staaten, an. Ihr Ziel ist das Erreichen und Sicherstellen der bestmöglichen Steuerbarkeit einer Organisation, trotz:

• extrem hoher Komplexität,
• geringer Prognostizierbarkeit sich dynamisch verändernder Verhältnisse,
• eingeschränkter Informationslage.

Sie ist eine Weiterentwicklung linear-kausaler Managementmodelle. Linear-kausale Managementmodelle basieren auf einem unmittelbaren Ursache-Wirkungsprinzip. Wechselwirkungen, Interdependenzen, systemisch sich beeinflussende Faktoren, die verhindernde, verstärkende, vermindernde oder steigernde Wirkungen auf das Unternehmenssystem haben oder neue Impulse geben, werden nicht oder zumindest nicht systematisch berücksichtigt. Unternehmensstrategien und -ziele wie auch Mitarbeiter und Mitarbeiterteams werden nach diesem Modell aus einer überwiegend eindimensionalen Sichtweise gesteuert bzw. geführt.

Die Managementkybernetik berücksichtigt darüber hinaus die Dynamik und die Unvorhersehbarkeit komplexer Systeme. Sie steuert unter Beachtung von Wirkungsnetzen statt Wirkungsketten, indem sie Rückkopplungsschleifen mit zirkulärer Grundlage verwendet. Pläne mit linearer Grundlage auf Basis reiner Ursache-Wirkungsmechanismen können dies nicht. Die Komplexität wird darin nicht auf wenige Variablen reduziert, sondern durch fortschreitende, interaktive Rückkopplungsprozesse informativ und operativ erschlossen. Das Ziel der Managementkybernetik ist die Maximierung der Lebensfähigkeit sozialer Systeme, indem innere Prozesse optimiert, die Anpassungsfähigkeit an den Beschaffungs- und Absatzmarkt erhöht und die Wettbewerbsfähigkeit gesteigert werden (Beer 1962).

In der Kybernetik steht ein Modell von Rückkopplungen im Mittelpunkt der Betrachtung. Die anhand eines Kybernetikmodells gewonnenen Erkenntnisse sind zur Beschreibung und Untersuchung sowohl des Verhaltens technischer als auch natürlicher Systeme geeignet. Im Allgemeinen besteht ein Regelsystem aus mehreren, vielfach miteinander verbundenen Regelkreisen und nicht lediglich aus einem Regelkreis (Wiener 1968).

Die Gesetzmäßigkeiten und Zusammenhänge, die in diesen Regelkreisen auftreten, werden von den Vertretern der Regelungstheorie untersucht. Bei einem systemischen Personalführungsprozess steuert die Führungskraft den Führungsprozess, um den Mitarbeiter im kybernetischen Sinn, unter Beachtung der gegebenen Situation, lösungsorientiert zu moderieren. Dabei wirkt die Führungskraft als Regler, um eventuellen Störungen im Führungsprozess erfolgreich entgegenzuwirken.

Die Führungsziele können erreicht werden, indem die Führungskraft die erzielten Leistungen der Mitarbeiter überwacht bzw. auf Abweichungen untersucht. Im Falle von Abweichungen sind geeignete Führungsmaßnahmen zu ergreifen, um den Sollzustand herbeizuführen.

Der kybernetische Personalführungsprozess besteht aus den folgenden Elementen: die Führungsziele als Führungsgrößen, die Führungskraft als Regler, die Führungsinstrumente als Stellgrößen, die Geführten als Regelstrecke, die Führungssituation als Einflussgröße sowie der gemeinsam zu erzielende Erfolg als Regelgröße (Hofbauer 1991).

Hofbauer entwickelte auf der Grundlage einer systemtheoretisch-kybernetischen Analyse ein Modell, um die Beziehungen von Unternehmenskultur und Unternehmensstrategie darzustellen. Er verfolgte damit das Ziel, ein besseres Verständnis von den Zusammenhängen zwischen der Kultur und der Strategie zu erreichen. Dieses Verständnis der Zusammenhänge soll es ermöglichen, zusätzliche Lösungsansätze sowohl für die Managementforschung als auch für die Unternehmenspraxis zu finden (Hofbauer 1991).

Die angewandte Kybernetik umfasst weitere wissenschaftliche Teildisziplinen wie zum Beispiel die Biologie, die Ökonomie, die Ökologie, die Medizin, die Soziologie, die Pädagogik, die Psychologie und die Betriebswirtschaftslehre. Die betriebswirtschaftliche Systemtheorie versteht sich als Anwendung und Weiterentwicklung von Kybernetik und der Allgemeinen Systemtheorie für Unternehmen. Auf der Basis der angloamerikanischen Systemtheorie entwickelte Hans Ulrich ein systemtheoretisches Modell für Unternehmen. Er hat den Systemansatz als Rahmenkonzeption und als Denkgerüst für das Führungsverhalten in der von ihm entwickelten Betriebswirtschaftslehre umgesetzt (Ulrich 1970). Auf Grundlage des Modells von Ulrich wurde das St. Gallener Führungsmodell entwickelt. Da es sich dabei um ein ganzheitliches Führungsmodell handelt und nicht lediglich um eine Führungstheorie, die Teilaspekte von Führung behandelt, wird es im Kapitel 6.1 als Führungsmodell vorgestellt.

Das Modell von Ulrich ist auf die Unternehmensführung und weniger auf die Mitarbeiterführung fokussiert. Es wurde daher unter anderem von Bleicher zum integrierten Managementmodell weiterentwickelt (Bleicher 2011) (▶ Teil I, Kapitel 6.2). Mit dem integrierten Managementmodell soll der Versuch unternommen werden, einen systemorientierten Ansatz zur Führung von Mitarbeitern zu entwickeln, der ausschließlich für die Personalführung gilt (Bewunderer 1995).

Die Verfolgung dieses Anliegens wird durch die Tatsache bestärkt, dass beispielsweise Tisdale die Entwicklung der Theorien zur Personalführung an einem kritischen Punkt sieht. Nicht wenige Forschungsansätze haben sich scheinbar tot gelaufen. Eine kognitive Wende in der Diskussion von Führungstheorien wurde oft gefordert und ist lange überfällig (Tisdale 2004).

Das Konzept der Systemisch-Lösungsorientierten Führung, wie sie in Teil II dargestellt wird, soll zu dieser Diskussion anregen und neue Denk- und Handlungsoptionen anbieten.

Viable System Model (VSM)

Stafford Beer entwarf in seinem Buch »Kybernetik und Management« ein Modell für lebensfähige (soziale) Systeme. Er nannte es »Viable System Model« (VSM). Es dient als ein systemisches Referenzmodell zur Beschreibung, Diagnose und Gestaltung des Managements von Organisationen. Der Begriff viabel bedeutet gangbar, passend, brauchbar bzw. funktional und lässt sich auf Heinz von Förster und Ernst von Glasersfeld im Zusammenhang mit dem Konzept des radikalen Konstruktivismus zurückführen. Das VSM erfasst die Managementfunktionen auf jeder Organisationsebene und stellt den Informationsfluss zwischen den Organisationsebenen dar. Es dient der Unternehmensleitung, zielführende Analysen und Fragen zu stellen. Es berücksichtigt die Grundlagen des systemischen Denkens, indem es die einzelnen Systemelemente durch Relationen miteinander verbindet, die sich gegenseitig, in unterschiedlicher Wirkungsweise, beeinflussen (Beer 1962).

Im deutschen Sprachraum haben insbesondere Vertreter der Hochschule St. Gallen seine Arbeit als Basis für das St. Gallener Management-Modell genommen. Es wurde an der Universität in St. Gallen entwickelt und 1972 von Hans Ulrich und Walter Krieg erstmals publiziert. Kern des Modells ist sein systemtheoretischer Ansatz einer betriebswirtschaftlichen Managementlehre, welcher sich insbesondere gegen eine eindimensional ausgerichtete Betriebswirtschaftslehre und die Aneignung von disziplinär abgegrenztem Wissen wendet. Zur praxisorientierten Implementierung des St. Gallener Managementkonzeptes in Unternehmen wurde 1973 das Management-Zentrum St. Gallen gegründet, das gegenwärtig als Malik Management Zentrum St. Gallen AG von Fredmund Malik geleitet wird (▶ Teil I, Kapitel 6.2).

Bei der Modellierung eines Managementmodells ist das Conant-Asby-Theorem (CAT) zu beachten. Es besagt, dass die Effektivität eines Managementprozesses nicht besser als das Modell sein kann, auf dem der Prozess aufbaut. Dieses Gesetz hat universelle Gültigkeit, wenn wir Entscheidungen auf der Grundlage von Modellen treffen. Unabhängig davon, ob wir das wollen oder nicht und ob wir es wissen oder nicht. Die Informationen, die bewusst wahrgenommen werden oder eben auch nicht, werden durch die Struktur des Systems und seine Elemente bestimmt. Auf Grund dieser Erkenntnis sind gute, wirksame Modelle zur Unternehmenssteuerung eine wichtige Voraussetzung für eine effiziente und effektive Unternehmenssteuerung und Mitarbeiterführung. Daraus folgt, dass der Aufbau eines Führungsmodells eine wichtige Führungsaufgabe ist (Conant und Ashby 1970).

4 Führungstechniken

4.1 Management by Prinzipien

Wie im Kapitel 1.4 dargestellt, gründet eine Führungstheorie auf Basis der Führungsphilosophie die Grundlage des Gestaltungsmodells der Führung. Mit den für das Führungsmodell passenden Führungstechniken und -verhalten werden Führungsaufgaben und -funktionen wahrgenommen. Die Beschreibung dieser Techniken beantwortet die Frage nach dem *Wie* der Führungsumsetzung.

Verbreitet und bekannt sind viele dieser Techniken in der Form von Management by Prinzipien. Die Mehrzahl dieser Führungsprinzipien strebt die Beseitigung von Schwachstellen im Führungs- und Entscheidungsprozess an und hebt einen bestimmten Teilaspekt der Führung hervor. In ihrer Grundausrichtung sind viele von ihnen so allgemein, dass sie in jedes umfassende Führungsmodell mehr oder weniger stark einbezogen werden können (Heinen 1978).

Die Management by Prinzipien werden von vielen Autoren sehr unterschiedlich definiert. Daher ist auch deren Kategorisierung in der Literatur nicht einheitlich. Die Management by Prinzipien werden sowohl als Grundsatz, als Technik oder als Gesamtmodell beschrieben.

Heinen ordnet beispielsweise das Management by Objectives als Totalmodell bzw. umfassendes Führungssystem ein (Heinen 1978). Staehle definiert die Management by Prinzipien als ein Führungskonzept, das ein normatives System von Handlungsempfehlungen für den Manager mit Personalverantwortung in Bezug auf seine Führungsaufgaben darstellt (Staehle 1999). Rühli definiert die Management by Prinzipien als Handlungsempfehlungen und vereinfachte Darstellungen des Führungshandelns (Rühli 1992).

Ursächlich für das unterschiedliche Verständnis der Management by Prinzipien ist deren Umfang. Laut Scharfenkamp gibt es insgesamt 44 Management by Techniken (Scharfenkamp 1983). Doch nicht alle Management by Prinzipien finden in der Praxis Beachtung. Zudem ist eine Systematisierung der vielfältigen Management by Prinzipien schwierig, da sie sich in ihren Aussagen teilweise überschneiden. Zudem können sie voneinander abhängen und sich ergänzen oder sich gegenseitig ausschließen. Tatsächlich lassen sich nicht alle Management by Prinzipien lediglich als reine Führungstechniken einordnen (Partialmodelle). Einige Führungstechniken beanspruchen für sich, ein umfassendes Führungsmodell zu beschreiben. Die wichtigsten Führungstechniken, die sich als Richtlinien für den gesamten Führungsablauf verstehen, werden in Kapitel 6 beschrieben (Totalmodelle). In Teil II wird ein weiteres ganzheitliches

Führungssystem beschrieben, welches sich im Kern als Systemisch-Lösungsorientierte Führung (Management by systemic Solution) versteht.

Der Großteil der bekannten Management by Techniken beinhaltet neben organisatorischen Führungsaspekten auch Verhaltensregeln und Handlungsnormen zur Personalführung. Dadurch ergeben sich enge Verflechtungen mit den oben beschriebenen Führungsstilen. Die folgende Aufzählung beschränkt sich auf die bekanntesten Techniken in der deutschsprachigen Literatur (Töpfer 2005; Staehle et al. 1999).

4.2 Management by Objectives (MbO)

Management by Objectives (MbO) bedeutet Führung bzw. Führen durch Zielvereinbarung. Die Methode geht auf Peter Ferdinand Drucker zurück, die er bereits im Jahr 1955 entwickelte, um Mitarbeiter eines Unternehmens zielorientiert zu führen (Drucker 1998).

Bei der Führung durch Zielvereinbarung werden die Unternehmensziele in partnerschaftlicher Zusammenarbeit zwischen Führungskraft und Mitarbeitern vereinbart. Dabei werden die Aufgaben und Verantwortungen nach Mitarbeiter bzw. Abteilungen individuell, entsprechend den zu erreichenden Zielen, festgelegt. Jeder Mitarbeiter bzw. jede Abteilung kann den Weg zum Ziel selbst festlegen. Im Fokus des MbO steht nicht der Weg, sondern das Erreichen der Ziele. Die Führungskraft hat die Aufgabe, die Zielerreichung zu kontrollieren, aber nicht festzulegen, wie diese erreicht werden sollen. Ziel dieser Führungstechnik ist es, die strategischen Ziele des Gesamtunternehmens und der Mitarbeiter aufeinander abzustimmen und umzusetzen. Diese Ziele sollen SMART sein. Dieses Akronym steht für:

S – spezifisch (individuell bezogen auf die jeweilige Abteilung bzw. den Mitarbeiter),
M – messbar (eindeutige, quanitifzierbare Vorgaben),
A – aktiv beeinflussbar (erreichbar, anspruchsvoll, aber auch angemessen, attraktiv, akzeptiert),
R – realistisch (umsetzbar) und
T – terminiert (eindeutige zeitliche Vereinbarung, Zeitlimit).

Die Summe der Einzelziele sollte kompatibel zu den übergeordneten Unternehmenszielen sein. Die Mitarbeiter sollen ihre tägliche operative Arbeit an ihren Zielen ausrichten und so im Sinne der Strategie des Gesamthauses arbeiten. Die Aufgabe der Führungskräfte ist es, die Leistung ihrer Mitarbeiter zu beurteilen und zu prüfen, inwieweit die Mitarbeiter ihre vereinbarten Ziele erreicht haben (Ducker 1998; Malik 2001).

Das zentrale Element des MbO ist ein Zielvereinbarungsgespräch. In diesem Gespräch werden nach der SMART-Formel das Ziel, der Inhalt, die zeitliche Wirkung, der Gültigkeitsbereich und die Verantwortlichkeit einvernehmlich festgelegt. Es wird mithilfe der W-Fragen gearbeitet: Wer macht was, wann mit welcher Zielvorgabe und warum. Das *Wer* legt verbindlich die Verantwortlichkeit fest. Das *Was* regelt den Inhalt und den Gültigkeitsbereich. Die zeitliche Regelung wird durch die Beantwortung der Frage nach dem *Wann* beantwortet. Die Summe der Regelung beschreibt das konkrete Ziel. Das heißt, welches konkrete Ergebnis am Ende des definierten Zeitraums vorliegen sollte. Das *Warum* vermittelt die Sinnhaftigkeit der Zielerreichung. Das heißt, es wird kommuniziert, welche Absichten hinter den Zielen stehen. Damit soll die intrinsische Motivation des Mitarbeiters bzw. der Abteilung gesteigert werden. Im zweiten Schritt werden auf Basis der Zielvereinbarung folgende Aspekte verbindlich besprochen:

- die zukünftigen Anforderungen an den Arbeitsplatz mit den daraus resultierenden Aufgaben für die/den Mitarbeiter,
- die Prioritäten zur Aufgabenerfüllung und Zielerreichung,
- mögliche oder vorhersehbare Chancen und Risiken bzw. Schwierigkeiten bei der Zielerreichung,
- Benennen und Sicherstellen der für die Zielerreichung benötigten Ressourcen einschließlich der Frage, ob der/die Mitarbeiter über die notwendigen Kenntnisse, Fertigkeiten und zeitlichen Kapazitäten verfügt,
- ob ausreichend Kompetenzen vorhanden sind, um notwendige Entscheidungen treffen und umsetzen zu können,
- welche finanziellen Rahmenbedingungen oder sonstige Prämissen erfüllt sein müssen,
- wie die Zielvereinbarung nachvollziehbar zu dokumentieren und zu überprüfen ist.

Nach dem Ende der vereinbarten Laufzeit kommen Mitarbeiter und Führungskraft erneut zu einem Gespräch zusammen. Darin besprechen sie den Zielerreichungsgrad und vereinbaren meist direkt die Ziele für die anschließende Periode. Führen durch Zielvereinbarung ist ein iterativer Prozess, bei dem regelmäßige Soll-Ist-Vergleiche zur Leistungsbewertung durchgeführt werden, mit dem Ziel, die Arbeitsprozesse kontinuierlich zu verbessern.

MbO ist eine Führungstechnik, die zunächst sicherstellt, dass Ziele vorhanden sind. Als Technik zur Umsetzung einer Führungstheorie ist sie erst dann erfolgreich, wenn das Führen mit Zielen als Aufgabe jeder einzelnen Führungskraft unternehmensweit nach demselben Prinzip verstanden wird. Erst dann liegt bezogen auf das Gesamtunternehmen eine Zielkomplementarität vor. Von Zielkomplementarität wird gesprochen, wenn die Erreichung eines Zieles die Erreichung eines anderen Zieles fördert. Im Gegensatz dazu wird von Zielindifferenz bzw. Zielkonflikt gesprochen (Stiller 2015a).

In Unternehmen können verschiedene Zielarten vorkommen. Werden diese im Hinblick auf ihre zeitliche Wirkung, Inhalt, Gültigkeitsbereich und Konkretheitsgrad unterschiedlich definiert, kann es zu Zielkonflikten kommen. Daher ist eine erfolgreiche Umsetzung von Zielvereinbarungen von einem einvernehmlich vereinbarten Zielsystem, in dem die Summe der Einzelziele aller Mitarbeiter mit den strategischen Zielen der Gesamtorganisation übereinstimmt, abhängig. Widersprüche und Zielkonflikte sollten ausgeräumt sein. Voraussetzung dafür ist neben einem einheitlichen Verständnis der Führungstheorie und -technik ein funktionierendes Steuerungssystem und eine funktionierende Kommunikation über alle Unternehmenshierarchien hinweg. Als übergreifendes Steuerungssystem eignet sich beispielsweise die »Balanced Scorecard« von Norton und Kaplan (Norton und Kaplan 1997).

Als Führungsaufgabe ist das MbO–Prinzip weit verbreitet und vom Grundsatz her leicht zu verstehen und umzusetzen. Viele Organisationen und Unternehmen, mittlerweile auch im Gesundheitsbereich, setzen sich damit auseinander und wenden Zielvereinbarungen an.

4.3   Management by Exception

Der Begriff Management by Exception bedeutet »Führen nach dem Ausnahmeprinzip«. Damit ist ein Führungsstil bezeichnet, bei dem die Führungskräfte die Erledigung von Routinefällen den zuständigen Mitarbeitern zur eigenverantwortlichen Entscheidung überlassen. Die Führungskraft greift nur in Ausnahmefällen ein. Sie legt Verantwortlichkeiten, Kompetenzen, Ziele, Kennzahlen, Sollwerte, Bewertungsmaßstäbe und Tolleranzbereiche fest. Die Mitarbeiter arbeiten selbständig, solange keine Toleranzen überschritten werden oder ungewöhnliche Ereignisse eintreten. Die Führungskraft kontrolliert den Zielerreichungsgrad anhand der festgelegten Kennzahlen mittels Soll-Ist-Vergleichen. Lediglich bei Abweichungen oder außerordentlichen Ereignissen, welche die Zielerreichung gefährden, greift die Führungskraft in den betrieblichen Ablauf und in die Entscheidungsprozesse ein (Gaulhofer 1991). Der Führungsstil Management by Exception erfordert:

- ein Berichtswesen, welches der Führungskraft alle steuerungsrelevanten Informationen zeitnah zur Verfügung stellt und den Mitarbeitern die Informationen zur eigenverantwortlichen Steuerung innerhalb der Toleranzbereiche liefert. Informationen sind steuerungsrelevant, wenn sie rechtzeitig das Vorliegen eines definierten Ausnahmefalls signalisieren und der Führungskraft bzw. den Mitarbeitern mögliche Zielabweichungen frühzeitig anzeigen,
- dass die Ziele, Kennzahlen, Sollwerte, Bewertungsmaßstäbe und Abweichungstoleranzen im Unternehmen bekannt sind,
- eindeutig geregelte Verantwortlichkeiten und Kompetenzen.

Die Vorteile für die Führungskraft liegen in einer weitreichenden Entlastung von Routineaufgaben. Durch das Berichtswesen ist zudem der Kontrollaufwand minimal, insbesondere da die Mitarbeiter innerhalb ihrer Kompetenzbereiche selbstständig Entscheidungen treffen dürfen. Die Führungskräfte überwachen lediglich die Zielerreichung und das Einhalten der Kompetenzbereiche. Innerhalb der festgelegten Zuständigkeiten können die Mitarbeiter eigenständig agieren und ziehen bei außergewöhnlichen Entscheidungen die Führungskraft hinzu. Als Nachteile können genannt werden, dass die Mitarbeiter durch die Beschränkung auf Routineaufgaben in der Regel ihre Fähigkeiten nicht verbessern können und eventuell unterfordert sind. Zudem kann die Beschränkung der Mitarbeiter auf Routinearbeiten ihr Verantwortungsbewusstsein und ihre Eigeninitiative beeinträchtigen. Als ein weiterer Nachteil kann der Aufwand gesehen werden, dass ein fein reguliertes System von Verantwortlichkeiten und Kompetenzen sowie ein umfangreiches Berichtwesen aufgebaut werden muss (Wöhe 2013).

4.4 Management by Delegation

Das Management by Delegation, d. h. die Führung durch Aufgabendelegation, beruht auf der Übertragung von klar abgegrenzten Aufgabenbereichen mit festgelegten Eigenverantwortlichkeiten auf die Mitarbeiter. Dadurch werden die Führungskräfte von Routineaufgaben entlastet. Außerdem können so schneller Entscheidungen getroffen werden. Durch die übertragene Eigenverantwortung werden die Mitarbeiter motiviert. Eine besondere Ausprägung dieser Managementtechnik findet sich im sogenannten Harzburger Modell (Wöhe 2013) (▶ Teil I, Kapitel 6.3).

Die Delegation von Aufgaben und Verantwortungen ist eine grundsätzliche Aufgabe einer Führungskraft. Insofern stellt das Management by Delegation als Führungstechnik eine Grundforderung von Führung sicher. Die Grundaussage von Management by Delegation ist, dass die Unternehmensführung nicht alle unternehmensrelevanten Entscheidungen selber treffen muss. Andererseits sollen durch die Weitergabe von Verantwortung und Entscheidungen die Mitarbeiter aktiv an der Zielerreichung beteiligt werden. Zudem soll das Verantwortungsgefühl gefördert und dadurch eine Unternehmensverbundenheit und Motivationssteigerung erreicht werden. Darüber hinaus werden fachkompetente Mitarbeiter, die über praxisnahe Informationen verfügen, zu wichtigen Entscheidungsträgern. Wichtige Voraussetzung für das Management by Delegation ist, dass die Kompetenzen der einzelnen Entscheidungsträger sinnvoll ab- und eingegrenzt werden.

Die Delegation von Verantwortung an fachkompetente Mitarbeiter entlastet die Führungskräfte. Dadurch können sie sich auf andere Führungsaufgaben fokussieren. Die Einbeziehung der Mitarbeiter in die Entscheidungsprozesse des

Unternehmens stärkt sie in ihrer Eigenverantwortung und wirkt motivierend, sich für die Ziele des Unternehmen einzusetzen. Zusätzlich werden Entscheidungs- und Arbeitsprozesse beschleunigt sowie die Erfahrungen, das Wissen und die Kompetenz der Mitarbeiter optimal genutzt. In der Übertragung der Verantwortung liegt die Gefahr, dass Mitarbeiter unangenehme Informationen nicht weiterleiten, um ein Eingreifen der Führungskraft zu vermeiden. Negative Auswirkungen auf die Eigeninitiative und das Verantwortungsbewusstsein können entstehen, wenn die Führungskraft die Entscheidungsmacht wieder für sich beansprucht, zum Beispiel wenn geänderte Rahmenbedingung es erforderlich erscheinen lassen (Wöhe 2013; Scharfenkamp 1983).

4.5   Management by Excellence

Der Unternehmensberater und Lehrtrainer Ekkehart Padberg stellt in seinem Führungsstil zwölf Regeln auf, die ein Unternehmen zu Scheitern bringen, und vier Regeln, mit denen ein Unternehmen erfolgreich geführt werden kann. Unternehmerischer Erfolg ist nach Padberg kein Zufall. Er ist auch nicht abhängig vom Glück des Unternehmers. Vielmehr ist es das Ergebnis innerer Klarheit und der Fähigkeit, Ressourcen gekonnt zu nutzen. Gelingt es, die im Unternehmen vorhandenen, bewussten und unbewussten Fähigkeiten zu nutzen und zu vernetzen, steigen die Erfolgsaussichten exponentiell. In seiner Führungstechnik stellt er folgende Fragen, die von der Führungskraft beantwortet werden sollten:

Was unterscheidet erfolgreiches Management von erfolglosem Management? Welche Faktoren begünstigen im täglichen Geschäft mit Kunden und Mitarbeiter den Erfolg und welche nicht? Welche Rolle spielt dabei die innere Haltung der Führungskraft? (Padberg 2010)

Padberg formuliert zwölf Regeln, die eine Führungskraft beherzigen soll, um erfolglos zu sein, auf eine ähnlich ironische Art und Weise wie Paul Watzlawicks »Anleitung zum Unglücklichsein«, die als Parodie auf das Genre der Beratungsliteratur gelesen werden kann (Wunderlich 2015; Watzlawick 1988). Diese Regeln sind:

1. Ignorieren Sie die Hinweise von Kunden und Mitarbeitern über negative Entwicklungen oder Verbesserungspotenziale.
2. Verlassen Sie auf keinen Fall bekannte Wege, behalten sie alte Strukturen bei und versuchen sie nichts Neues.
3. Vermeiden Sie Kreativität und Initiative.
4. Verhindern Sie Personalentwicklung um jeden Preis.
5. Vermeiden Sie den Kontakt mit Ihren Mitarbeitern und verhindern Sie, dass sich Ihre Mitarbeiter als erfolgreich erleben.

6. Behindern Sie Kooperationen zwischen Mitarbeitern, Abteilungen und Geschäftsbereichen und zentralisieren Sie alle Entscheidungen.
7. Bremsen und verhindern Sie jede Form von Eigeninitiative Ihrer Mitarbeiter.
8. Warten Sie, bis Sie gezwungen sind, etwas zu tun, und handeln Sie erst dann.
9. Streben Sie Perfektionismus an ohne konkretes Ziel.
10. Seien Sie stets unberechenbar.
11. Versuchen Sie alles möglichst 100 %-tig zu machen.
12. Ändern Sie möglichst oft Ihre Strategien und Ziele.

Als Regeln für erfolgreiche Führungskräfte nennt er:

1. Vorausdenken
   Erkennen Sie selbst schwache Signale und Trends von anstehenden Veränderungen und haben Sie den Mut, Neuland zu betreten und altbekannte Pfade zu verlassen. Achten Sie auf mentale Agilität, um schnell auf Veränderungen zu reagieren und Ressourcen aktivieren zu können.
2. Klare Aussicht schaffen
   Holen Sie Ihre Mitarbeiter von dort ab, wo sie stehen. Stärken Sie deren Eigenerantwortung und zeigen Sie Verlässlichkeit und Berechenbarkeit. Schaffen Sie die Rahmenbedingungen für eigenverantwortliches Handeln Ihrer Mitarbeiter, halten Sie den Kontakt mit Ihnen und beteiligen Sie sie am Unternehmenserfolg. Etablieren Sie eine kooperative Zusammenarbeit in Ihrer Belegschaft.
3. Umsetzen
   Verfolgen Sie konsequent Ihre Strategien und Ziele mit viel Ausdauer und Engagement aber bleiben Sie sensibel für Feedbacks und notwendige Kurskorrekturen.
4. Werte schaffen
   Sorgen Sie für ein klares Bewusstsein, welche Werte geschaffen werden, bezogen auf Ihre Unternehmenmision und -ziele.

Padberg empfiehlt, auf einen wichtigen Frühwarnindikator zu achten, den es in jedem Unternehmen gibt: Empfehlen die Mitarbeiter das eigene Unternehmen? (Padberg 2010)

4.6 Weitere Management by Prinzipien

Management by Decision Rules

Das Prinzip der Führung anhand von Entscheidungsregeln (Decision Rules) beruht auf der Delegation von Entscheidungsaufgaben. Dabei werden genaue Re-

117

geln festgelegt, nach denen diese Entscheidungen zu treffen sind. Die Regeln werden aus dem Gesamtzielsytem des Unternehmens abgeleitet. Sie dienen hauptsächlich der Lösung von Koordinationsproblemen, die entstehen, wenn mehrere Personen am Entscheidungsprozess beteiligt sind. Das Management by Decission Rules ist auf Routineaufgaben begrenzt. Ursächlich hierfür ist, dass die Aufstellung exakter Regeln nur dann möglich ist, wenn alle Auswirkungen vorhersehbar sind. Die Herausforderung ist, geeignete Entscheidungsregeln auszuwählen. Das Prinzip ist ähnlich konzipiert wie das Management by Delegation. Im Gegensatz zum Management by Delegation bezieht es sich allein auf die logisch-analytische Annahme von Entscheidungsregeln (Wöhe 2013). Die verhaltensmäßigen Aspekte, wie sie beim Management by Exception Beachtung finden, werden dagegen komplett ignoriert. Zudem sind die Anwendungsbedingungen und methodischen Voraussetzungen sehr allgemein, sodass die Managamenttechnik heutzutage nicht mehr sehr verbreitet ist (Wöhe 2013).

Management by Systems

Das Management by Systems, die Führung durch Systemsteuerung, basiert auf der betriebswirtschaftlichen Systemtheorie. Es steht ebenfalls die Delegation von Aufgaben im Mittelpunkt. Das Ziel ist eine umfangreiche Selbstregulation des Unternehmenssystems durch seine Subsysteme und seine Elemente. Durch die Unterstützung verschiedener computergestützter Systeme soll dies erreicht werden (Wöhe 2013) (Weiterentwicklung eines ganzheitlichen Führungsmodells auf Basis der Systemtheorie ► Teil II).

Management by Ideas

Das Management by Ideas steht für die Führung durch die Vermittlung von Ideen im Sinne von sinnstiftenden Leitbildern. Dadurch soll das Handeln der Mitarbeiter von einem übergeordneten, erstrebenswerten Ziel im Sinne eines Ideals bzw. Leitmotivs bestimmt werden. Die Aufgabe der Führungskraft besteht darin, dieses Leitbild so zu präsentieren, dass die Mitarbeiter sich daran orientieren (Kuhn 1990) (Sinnorientierte Führung ► Teil I, Kapitel 6.3). Der Kerngedanke dieser Führungstechnik findet sich als ein Teilaspekt beispielsweise in der charismatischen und der transformationalen Führung wieder.

Management by Motivation

Bei dieser Führungstechnik steht das Leitbild der nach Selbstverwirklichung strebenden Mitarbeiter im Mittelpunkt. Sie hat zum Ziel, die Motivation und Leistungsbereitschaft der Mitarbeiter zu erhöhen, indem die Mitarbeiter bei der Zielsetzung beteiligt und ihre Eigenverantwortung erweitert wird. Die damit verbundene Ausweitung der Autonomie soll zu einer höheren Leistungsbereitschaft führen (Kuhn 1990). Die Idee, dass die Führungskraft lediglich die Rahmenbedingungen für den nach Selbstverwirklichung strebenden Mitarbeiter schaffen muss um sie zu motivieren, findet sich beispielsweise in der Y-Theorie von McGregor wieder (► Teil I, Kapitel 3.3).

Management by Participation

Die Philosophie dieser Führungstechnik ist: Je mehr die Mitarbeiter an der Formulierung der Ziele beteiligt werden, desto größer ist ihre Identifikation mit dem Unternehmen. Je größer diese Identifikation ist, desto größer ist ihre Leistungsbereitschaft. Die Mitarbeiter werden durch die Führungskraft in die Entscheidungsfindung und -umsetzung eingebunden. Sie übernehmen mit ihrer Kompetenz Mitverantwortung für die Unternehmenssteuerung und -entwicklung (Kuhn 1990). Die Führungstechnik findet sich beispielsweise in der Y-Theorie von McGregor, im Weg-Ziel-Ansatz von Evans und House, in der Entscheidungstheorie von Vroom und Yetton sowie in der situativen Führungstheorie von Hersey und Blanchard wieder (► Teil I, Kapitel 3.4).

Management by Results

Der Begriff Management by Results bezeichnet eine Unternehmensführung, die dem Mitarbeiter klare Leistungsergebnisse vorgibt. Die Führungstechnik hat eine starke Ähnlichkeit mit dem Management by Objectives. Sie unterscheidet sich jedoch von der Führung durch Zielvereinbarung durch ihre autoritäre Ausrichtung. Die Leistungen der Mitarbeiter werden einer sehr engen Kontrolle unterzogen. Die Sollleistung (Vorgabe von zu erreichenden Zielen) wird ermittelt und mit der Ist-Leistung (erreichte Ergebnisse) verglichen. Neben der umfassenden Leistungsüberprüfung werden zusätzlich die Ziele vorgegeben statt vereinbart. Die Mitarbeiter haben weniger Mitbestimmungsrechte im Hinblick auf die zu erreichenden Ziele. Der Weg, wie sie die vorgegebenen Ergebnisziele des Unternehmens erreichen, bleibt ihnen überlassen. Gedanke dieser Technik ist, dass eine stark ergebnisbezogene Leistungsbeurteilung eine Leistungssteigerung impliziert. Es wird auf eine extrinisische Belohnung der Mitarbeiter gesetzt. Nicht berücksichtigt wird hingegen, dass eine permanente Kontrolle der Mitarbeiter leistungshemmende Wirkung haben kann. Zudem können vorgegebene Ziele als unrealistisch angesehen und die Mitarbeiter demotiviert werden (Kuhn 1990). Der Grundgedanke dieser Managementtechnik findet sich in der Theorie der transaktionalen Führung wieder.

Management by Question

Wer fragt, führt. Das ist eine allgemein verbreitete Führungsregel. Sie gilt jedoch nicht nur für Führungskräfte, sondern kann allen Mitarbeitern im Unternehmen helfen, ihre Gespräche mit anderen zielgerichtet zu führen. Mit den richtigen Fragetechniken lassen sich leichter Informationen gewinnen, Beziehungen aufbauen, Lösungen finden, Interessen und Einstellungen von anderen erkunden sowie Handlungen aufeinander abstimmen. Es scheint sehr einfach: Wer etwas wissen will, stellt eine Frage und bekommt im besten Fall eine Antwort, die dazu passt. In der Praxis zeigt sich aber, dass es sehr schwierig sein kann, eine Frage richtig zu formulieren. Deshalb ist es sehr hilfreich, sich mit dem Thema Fragen zu befassen, Kommunikationsmodelle zu verstehen und sich selbst einige Fragetechniken anzueignen. Fragen stellen können ist eine wesentliche Schlüsselkompetenz für alle Mitarbeiter eines Unternehmens, insbesondere aber für die Führungskräfte. Denn nur dann funktioniert die so wichtige Kommunikation innerhalb der Organisation (Baumgarten 2002).

Wer fragt, führt. Wer systemisch fragt, führt lösungsorientiert (▶ Teil I, Kapitel 4.9).

5 Führungsinstrumente

5.1 Wirksame Führungsinstrumente

Als Führungsinstrumente können alle Mittel und Verfahren definiert werden, die zur Beeinflussung des Mitarbeiterverhaltens eingesetzt werden können. Die zentrale Frage lautet also, womit konkret geführt wird. Führungsinstrumente sind Methoden, die eine Führungskraft einsetzt und anwendet, um die Führung der Mitarbeiter überhaupt zu ermöglichen, aber auch, um diese zu erleichtern (Drumm 2008).

Wirksame Führungswerkzeuge beschreibt Edmund Malik in seinem Buch »Führen, Leisten, Vergessen« sehr pointiert und praxisnah (Malik 2002). Das Buch gibt Antworten auf die Frage nach dem Rüst- bzw. Werkzeug wirksamer und erfolgreicher Führung. Wie Malik es in seinem Vorwort zu seinem Buch treffend beschreibt, gibt es in der Managementliteratur die Mode, ständig das Rad neu erfinden zu wollen. Stattdessen sollte man sich, wann immer es möglich ist, auf bereits Erreichtes und Bewährtes stützen und dies weiterführen. Aus diesem Grund werden die von Malik beschriebenen Grundsätze, Aufgaben und Werkzeuge wirksamer Führung im Folgenden durch Praxiserfahrungen des Verfassers ergänzt. Für eine tiefergehende Beschäftigung mit der Thematik wird auf das Buch von Maik verwiesen (Malik 2002).

In diesem Kapitel über Führungsinstrumente werden auch die Grundsätze und Aufgaben von Führung angeführt. Ursächlich für die, vielleicht lediglich als akademisch zu bezeichnende Zuordnung, ist, dass die Grundsätze und Aufgaben so operationalisiert beschrieben werden, dass sie sich hervorragend als Instrumente bzw. Werkzeuge eignen. In Kapitel 5.1 werden die Grundsätze wirksamer Führung nach Malik vorgestellt. Das Kapitel 5.2 ergänzt diese um weitere Grundsätze, wie sie für eine Systemisch–Lösungsorientierte Führung gemäß Teil II erforderlich sind, um eine Doppelt-Werteorientierte Unternehmensführung zu ermöglichen. Die Kapitel 5.3 und 5.4 enthalten Ausführungen zu den wichtigsten Aufgaben und Werkzeugen wirksamer Führung, wie sie sehr zutreffend und praxisnah von Malik und Covey beschrieben werden.

5.2   Grundsätze wirksamer Führung nach Malik

Die Grundsätze wirksamer Führung bezeichnet Malik als den Kern managerieller Wirksamkeit. Es handelt sich um Verhaltensweisen, die in ihrer Einfachheit aus intellektueller Hinsicht keine Herausforderung für Führungskräfte darstellen. Sie sind einfach zu verstehen, doch schwierig in ihrer Umsetzung. Malik nennt dafür drei Gründe:

1. Die Anwendung von grundsätzlichen Prinzipien erfordert Disziplin und ggf. Überwindung, sie anzuwenden, etwas, das viele Führungskräfte nicht mögen.
2. Es gibt gegen Grundsätze die Bedenken, dass dadurch Flexibilität verlorengeht. Für Malik ist das fast immer ein Irrtum, da Flexibilität mit Opportunismus verwechselt wird.
3. Obwohl die Grundsätze für alle Organisationen universelle Gültigkeit besitzen, erfordert ihre Anwendung immer einen konkreten Einzelfall. Dieser Einzelfall kann immer wieder neu und verschieden sein oder ist möglicherweise noch nie so aufgetreten bzw. die Führungskraft hat sie noch nie erlebt. Ist der Grundsatz einfach und leicht verständlich, so können der Einzelfall und seine konkreten Umstände oft höchst komplex sein (Malik 2002).

5.3   Grundsätze einer Doppelt-Werteorientierten Führung

Mit Doppelt–Werteorientierter Führung ist einerseits ein ökonomisch orientierter und andererseits ein ethisch und moralisch orientierter Ansatz gemeint. Das Ziel ökonomischen Handelns ist es, eine höchstmögliche materielle betriebliche Wertschöpfung zu erzielen, d. h. den Unternehmenswert zu erhöhen. Ethisches Handeln zielt auf das Schaffen ideeller Werte ab. Ethische Wertvorstellungen bezeichnen erstrebenswerte oder als moralisch gut betrachtete Qualitäten. Beide Zielsetzungen treten in der Praxis häufig in Widerspruch und erschweren eine Orientierung und Prioritätensetzung (Gensicke 2006).

Somit kann Wertschöpfung im materiellen oder ethisch-moralischen Sinne verstanden werden. Die materiell wertorientierte Unternehmensführung stellt die Interessen der Kapitalgeber in den Vordergrund und konzentriert sich beispielsweise als Shareholder-Value-Ansatz auf die Bestands- und Überlebenssicherungspolitik des Unternehmens (Macharzina und Wolf 2005). Nicht zuletzt aufgrund der Verschuldungskrise europäischer Staaten und der Bankenkrise in den letzten Jahren hat eine Ethikdiskussion über das Verhältnis von materiellen und immateriellen Werten in einer wissensbasierten Ökonomie und deren Bewertung zugenommen. Dieses Werteverhältnis beschrieb Erich Fromm bereits im Jahr 1976 in seinem Buch »Haben oder Sein« (Fromm 1976). Relevante Stichworte dazu sind Nachhaltigkeit, soziale Verantwortung, das menschliche Bedürfnis nach Sinnorientierung, werteorientierte Personalführung, wertebalancierte Unternehmensführung und ethische Entwicklung.

Zunehmend rückt in den Blickpunkt der Öffentlichkeit, dass die materielle Wertorientierung von der ethischen nicht abgekoppelt werden darf, wenn die Gesellschaft eine humane Ausrichtung erhalten soll. Die Zielorientierung einer Unternehmensführung und ihr Handeln werden in hohem Maße von der zeitgenössischen Gesellschafts- und der Wirtschaftsordnung bestimmt. Sie setzen den Rahmen, in dem ein Unternehmen erfolgreich tätig sein kann. Zudem können die Sozial- und Verhaltenswissenschaften der Managementlehre eine wertvolle Theoriebasis liefern. Beispielsweise liefert der sozialorientierte Ansatz von Konrad Mellerowicz nachdenkenswerte Hinweise über den Sinn und Zweck der werteorientierten Unternehmensführung (Mellerowicz 1976). Nach seiner Auffassung besteht die Aufgabe der Unternehmensführung nicht allein darin, eine hohe Wirtschaftlichkeit zu erzielen, sondern auch darin, auf die Verwirklichung von Humanität zu achten. Bei der Suche nach einem Zielkompromiss sollte die Unternehmensleitung weitere Folgen für das Unternehmen und die in ihm arbeitenden Menschen bedenken. Werden humane Ziele von der Unternehmensleitung ignoriert, können die Mitarbeiter und unter Umständen auch die Kunden des Unternehmens unzufrieden reagieren und ihren Unwillen zeigen. Ungerechtigkeiten können in der Öffentlichkeit zu Unruhe führen und die Arbeitsproduktivität der Mitarbeiter erheblich beeinträchtigen. Werden humane Ziele einseitig zu Lasten der ökonomischen Zielerfüllung angestrebt, besteht die große Gefahr, dass die Produktivität und damit die Wirtschaftlichkeit sinken. Bei zurückgehender Wirtschaftlichkeit ist der Bestand eines Unternehmens gefährdet, was sich wiederum negativ auf die Beschäftigung der Mitarbeiter auswirken wird. Die Unternehmensleitung sollte somit vor dem Hintergrund der beiden Wertedimensionen stets sorgsam abwägen, welche Vor- bzw. Nachteile mit ihren Entscheidungen verbunden sind. Der Konflikt ist vergleichbar mit dem Konflikt zwischen Ökonomie und Ökologie. Auch er erschien auf den ersten Blick unlösbar. Mittlerweile überwiegt die Überzeugung, dass dieser Konflikt durch eine bewusst ökologieorientierte Unternehmensführung zu entschärfen bzw. zu überwinden sei. Die Betriebswirtschaftslehre hat die Bedeutung der Ökologie erkannt und bezieht umweltorientierte Ziele in ihre Gesamtzielsetzung ein und wirbt offensiv mit ihnen (Macharzina und Wolf 2005).

5.4   Aufgaben wirksamer Führung nach Malik

Die Aufgaben wirksamer Führung lassen sich in dem folgenden Management-Kreislauf darstellen. Im Mittelpunkt steht die Einbeziehung der Mitarbeiter durch Koperation, um sie zu fördern und in die kernunternehmerischen Prozesse einzubeziehen.

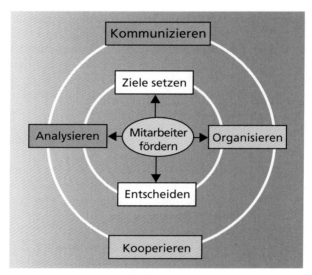

Abb. I.5.1: St. Gallener Management Kreislauf (in Anlehnung an Leitwerk 2011)

Die Abbildung verdeutlicht, dass folgende Aufgaben von zentraler Bedeutung sind:

- Ziele setzen: Auf Basis strategischer Analysen langfristige und kurzfristige Ziele definieren und Zielvereinbarungen treffen.
- Organisieren: Die Aufbau- und Ablauforganisation strukturieren, Kompetenzen, Aufgaben und Verantwortlichkeiten definieren, Prozesse regeln, Qualitätsmanagement sicherstellen und den Rahmen für ein kontinuierliches Verbesserungs- und Changemanagement schaffen.
- Entscheiden: Rechtzeitig, fundierte, eindeutige Entscheidungen treffen, Lösungswege, Kompetenzen und Ressourcen aufzeigen, Konflikte lösen, die Zusammenarbeit stärken.
- Auswerten/Kontrollieren: Mittels geeigneter Controllinginstrumente wesentliche Informationen erheben und analysieren, um daraus zukunftsweisende Maßnahmen und Initiativen zu entwickeln und umzusetzen.
- Führen und Fördern: Mitarbeiter entwickeln und fördern, um diese ihren Stärken entsprechend einzusetzen, zu fordern und zu fördern.

124

Für das Führen im Sinne einer Doppelt-Werteorientierten Unternehmensführung der Systemisch-Lösungsorientierten Führung kommen zwei zentrale Instrumente hinzu (▶ Teil II, Kapitel 6.2):

- Kommunizieren: Durch den Aufbau einer Feedback-Kultur, das Führen mittels Zielvereinbarungs-, Delegations-, Lösungs- und Feedbackgesprächen ein gemeinsames Verständnis für die erforderlichen Werte, Strategien und Ziele sowie den Weg dahin schaffen.
- Kooperieren: z. B. durch die Gestaltung von übergreifenden Kooperationen innerhalb und außerhalb des Unternehmens erstrebenswerte Ziele erreichen (Malik 2002; vgl. Leitwerk 2011).

6   Führungsmodelle

6.1   Das St. Gallener Führungsmodell

Als Führungsmodelle werden Konzepte definiert, die nicht lediglich Teilaspekte der Führung berücksichtigen (Partialmodelle), sondern den Anspruch für sich erheben, ein umfassendes Führungssystem zu sein (Totalmodelle), welches die Richtlinien für den gesamten Führungsablauf bietet.

Eines der bekanntesten und wirksamsten Totalmodelle der Führung ist das St. Gallener Führungsmodell. Es wurde Anfang der 1970er Jahre vom Gründer des St. Gallener Instituts für Wirtschaftslehre Hans Ulrich gemeinsam mit Walter Krieg erstmals veröffentlicht. Seit dieser Zeit wurde es stetig weiterentwickelt bzw. modifiziert. Das Modell folgt dem systemorientierten Ansatz der betriebswirtschaftlichen Führungslehre. Darunter wird die zielorientierte Steuerung der Unternehmen im Sinne eines komplexen, offenen und dynamischen Systems verstanden. Aufgrund seines Regelkreischarakters aus Daten sammeln, aufbereiten, planen, analysieren, kontrollieren und steuern wird dieser Modellansatz auch als kybernetisches Unternehmensführungsmodell bezeichnet (Stiller 2015).

Dieses Führungsmodell ist jedoch kein reines Personalführungsmodell. Es intergiert vielmehr Personal- und Unternehmensführungsaspekte in ein ganzheitliches Unternehmenssteuerungsmodell und stellt eindeutige und einheitliche Begriffsdefinitionen und Richtlinien für den gesamten Führungsablauf in einem Unternehmen zur Verfügung. Hans Ulrich ebnete mit seiner »Systemorientierten Managementebene« einem neuen Verständnis von Unternehmensführung den Weg. Sein Verständnis unterschied sich in folgenden Aspekten von der, bis zu diesem Zeitpunkt verbreiteten, klassischen Betriebswirtschaftslehre:

*   Es orientiert sich konsequent an den Erkenntnissen von Systemtheorie und Kybernetik, indem Unternehmen nicht mehr ausschließlich als Wirtschaftssubjekte angesehen werden. Stattdessen werden sie als ziel- und zweckgerichtete Organisationen betrachtet, die als dynamische, offene und komplexe Systeme in einer vielschichtigen Umwelt eingebettet sind.
*   Unternehmensführung bedeutet aus systemischer Perspektive: Gestalten, Lenken und Entwickeln von Elementen innerhalb eines dynamischen, offenen Systems. Die Aufgaben der Führungskräfte innerhalb dieses Unternehmenssystems sind es, mit ihren Mitarbeitern Lösungen für schwierige, komplexe, vernetzte Problemsituationen zu entwickeln.

- Die Komplexität der Unternehmensführung erfordert von den Führungskräften, sich die theoretischen Erkenntnisse unterschiedlicher Wissenschaftsdisziplinen anzueignen und zu nutzen. Die Betriebswirtschaftslehre ist zwar eine praxisorientierte Wissenschaft, die sich mit den Fragen des Managements und der Führung von Organisationen befasst. Aber trotz ihrer praxisorientierten Wissensvermittlung liegt aufgrund der Vielschichtigkeit von Führungsproblemen eine breite theoretische Grundlage auch in anderen Wissenschaftsbereichen wie in der Psychologie, in den Technologien und in den Naturwissenschaften (Ulrich H. 2001) (▶ Teil II).

Das ursprüngliche St. Gallener Management-Modell nach Ulrich/Krieg besteht im Wesentlichen aus drei Teilmodellen:

- dem Unternehmensmodell, das aus den Dimensionen Umwelt, Märkte, Funktionsbereiche und Gestaltungsebenen mit ihren jeweiligen Aufgaben besteht. Ausgehend von der Unternehmensphilosophie sollen unter Berücksichtigung der situativen Rahmenbedingungen Zielvorstellungen formuliert und geeignete Maßnahmen zur Zielerreichung gefunden sowie die Effizienz dieser Maßnahmen kontrolliert werden,
- dem Führungsmodell, welches aus einer mehrdimensionalen Verknüpfung verschiedener Führungsstufen, Führungsphasen und Führungsfunktionen besteht und
- dem Organisationsmodell, welches Unternehmensmodell und Führungsmodell in einer Organisationsstruktur integriert. Dabei steht die Unternehmenspolitik im Mittelpunkt, die sich aus den Komponenten Unternehmensleitbild, Unternehmenskonzept und Führungskonzept konstituiert.

Die Integration der drei Teilmodelle stellt einen iterativen Entwicklungsprozess dar, um im Sinne der dynamisch-kybernetischen Perspektive ein Fließgleichgewicht zwischen Unternehmung und Umwelt zu erreichen (Ulrich und Krieg 1974; vgl. Stiller 2015).

Die zunehmende Komplexität betriebswirtschaftlicher Sachverhalte, insbesondere die wachsende Globalisierung und Technologisierung, machte die Aktualisierung des ursprünglichen Modells notwendig.

6.2 Integriertes Managementmodell nach Bleicher

Knut Bleicher entwickelte daher das neue St. Gallener Managementkonzept. Er ergänzte das integrative Managementsystem mit seinem ursprünglichen, systemischen Kerngedanken um den Aspekt der dynamischen Systementwicklung (Bleicher 2011). Das integrierte Managementmodell bezieht sich auf die folgenden drei Dimensionen:

1. Das normative Management richtet sich nach der Festlegung der generellen Unternehmenswerte und -ziele.
2. Das strategische Management umfasst die Gestaltung und Nutzung von Erfolgspotenzialen. Elemente des strategischen Managements sind die Organisationsstrukturen und Managementsysteme sowie die aus dem normativen Management abgeleiteten Ziele und Programme.
3. Das operative Management beinhaltet die praktische Umsetzung der ersten beiden Dimensionen und befasst sich mit Organisationsprozessen und Dispositionssystemen und mit den aus dem normativen und strategischen Management abgeleiteten konkreten Aufträgen und dem Leistungs- und Kooperationsverhalten.

Die drei Dimensionen bilden ein System vernetzter Beziehungen, in dem vielfältige Interaktionen und Rückkopplungsprozesse bestehen. Zur ganzheitlichen Steuerung eines solch komplexen Systems ist eine vertikale und horizontale Integration über alle Dimensionen hinweg notwendig. Die vertikale Integration erfolgt, indem das normative und strategische Management eine Gestaltungsfunktion hinsichtlich der Rahmenbedingungen der Unternehmensführung übernimmt. Das operative Management ist für die Umsetzung und die Sicherstellung des situativ bedingten Führungsprozesses innerhalb dieses vorgegebenen Rahmens verantwortlich. Die horizontale Integration erfolgt innerhalb der Dimensionen durch eine unternehmensweite, einheitliche Verknüpfung von strukturellem Führungshandeln, den direkten Führungsaktivitäten und dem Führungsverhalten. Ziel des Führungsmodells ist es, die unterschiedlichen Führungsprobleme innerhalb eines Unternehmens durch die Struktur einer einheitlichen, adäquaten Führungsphilosophie zu lösen. Diese werden wiederum aus einer ganzheitlichen, systemischen Unternehmensphilosophie hergeleitet. Die starke Betonung auf die Bedeutung von Normen, Werten, Strategien und Führungs- bzw. Unternehmensphilosophien resultiert aus der Kritik an den verengten Perspektiven, dem Mangel an ganzheitlichem Denken und der einseitigen Ausrichtung herkömmlicher Führungstheorien und -modelle. Das Managementmodell zielt darauf ab, das kurzfristige Denken von Führungskräften abzulösen. Stattdessen liegt der Fokus auf der Ausrichtung von ganzheitlichen, nachhaltigen Problemlösungen, die sich erst aus vernetzten (systemischen) Beziehungszusammenhängen entwickeln (Bleicher 2011; Pümpin und Prange 1991).

6.3 Harzburger Modell

Das Harzburger Modell, benannt nach dem Stammsitz der Akademie für Führungskräfte der Wirtschaft in Bad Harzburg, wurde als geschlossenes Managementsystem von dem Staatsrechtler Reinhard Höhn vorgestellt, mit dem Ziel, die autoritäre Führung abzulösen (Höhn 1967).

Es fand durch die Lehr- und Beratungstätigkeit der Akademie weite Verbreitung und prägte bis in die 1980er Jahre das Führungsverständnis im Management. Kernpunkt des Modells ist die Delegation von Verantwortung an Mitarbeiter mit dem Ziel, den Vorgesetzten von Routineaufgaben zu entlasten. Eine Idee, die in vielen modernen Führungsmodellen und Führungsstilen ihre Entsprechung findet, wie beispielsweise auch in den Management by Techniken. Als Modell zeigte es eine Arbeitsweise für Unternehmen auf, operationale Abläufe im unternehmerischen Alltag zu organisieren und zu kontrollieren. Es vermittelte Führungskräften Wissen, wie sie im Mitarbeiterverhältnis mit der Delegation von Verantwortung und der damit verbundenen Stellenbeschreibung führen konnten. Kern des Modells ist die abgestufte Delegation von Aufgaben und die Bildung von festen Kompetenzbereichen mit alleiniger persönlicher Verantwortung des jeweiligen Stelleninhabers. Es beschreibt im Wesentlichen, auf organisatorische Elemente beschränkte, nicht-situative Führungskonzeptionen ohne verhaltenstheoretische Elemente. Charakteristisch ist die Vorstellung von einem, in seinen Entscheidungen, weitgehend autonomen Mitarbeiter, der sein Handeln selbst mit anderen Mitgliedern der Organisation abstimmt. Die Führungskraft begrenzt seine Interventionen auf die emotionale Unterstützung seiner Mitarbeiter. Dies kann beispielsweise durch das zurzeit in der Praxis aktuelle Konzept des systemischen Coachings systemisch-lösungsorientiert erfolgen (▶ Teil II, Kapitel 4).

Mit dem Modell sollen, wie beim Management by Delegation, autoritäre, patriarchalische, auf Befehl und Gehorsam basierende Führungsprinzipien abgelöst werden (▶ Teil I, Kapitel 4.4). Sie galten als nicht zeitgemäß. Statt Anordnungen und Anweisungen durch die Führungskraft tritt die Nutzung von Kompetenz, Wissen und Initiative der Mitarbeiter. Sie haben zum Ziel, die Mitarbeiter zum eigenverantwortlichen und selbstständigen Handeln anzuhalten (Höhn 1967).

Die Grundlagen des Harzburger Modells können zusammengefasst werden in:

1. Führung durch Delegation von Aufgaben und Verantwortung, um eine transparente und möglichst standardisierte Festlegung von Delegationsbereichen zu erreichen.
2. Die Delegation vollzieht sich durch dokumentierte Aufgaben- und Kompetenzbereiche in Stellenbeschreibungen sowie allgemeinen Führungsanweisungen.
3. Die Übertragung von Verantwortung soll Mitarbeiter motivieren und ihnen Freiheiten geben, damit sie ihre Aufgaben erfolgreich meistern können.

Ziel des Modells ist es, auf Basis eines delegativen, einheitlichen Führungsprinzips und der Möglichkeit optimaler Kontrolle Leistungssteigerungen zu erzielen. Hierdurch sollte der Wertewandel im Management von der vorherrschenden stark autoritären Führung zu einer kooperativen Führung beschleunigt werden. Die Motivation der Mitarbeiter soll gesteigert, starre Strukturen aufgelöst, das Management entlastet und das Betriebsklima durch eine stärkere Mitarbeiterbeteiligung verbessert werden. Die Entscheidungsbefugnis soll dorthin delegiert werden, wo der Fachmann sitzt. Neben diesen Vorteilen gab es auch Kritik. Als Nachteile des Modells galten

- die sehr statische und bürokratische Struktur, beispielsweise durch die Stellenbeschreibungen,
- dass Führung lediglich auf eine Kommunikationsbeziehung reduziert wird,
- die Gefahr einer unfairen Delegation, zum Beispiel durch das Delegieren unbeliebter und risikobehafteter Aufgaben,
- die Möglichkeit des Missbrauchs als Machtinstrument durch subjektive Manipulation des Delegierenden,
- eine Fehleinschätzung der zu delegierenden Aufgaben hinsichtlich der Mitarbeiterqualifikation.

Zudem galt das Modell als in der Praxis schwer umsetzbar. Zum einen, weil die Wirklichkeit komplexer Systeme, insbesondere in einer Zeit zunehmender Globalisierung und Vernetzung sowie sich schnell ändernder Rahmenbedingungen, nicht adäquat erfasst werden kann. Zum anderen, weil das Streben nach Macht der Führungsebene unterschätzt wurde (Guserl 1973; Höhne 1967).

Das Modell baut auf einem einzigen, idealtypischen Menschenbild auf. Dieses eindimensionale Bild wird jedoch der Vielfalt von Menschen in der Realität nicht gerecht. Nach Drumm ist es das Schicksal dieses Führungsmodells, einerseits eine liebgewordene Lehrbuchweisheit zu bleiben, andererseits führungsunerfahrene Führungskräfte in der Praxis zur Wahl falscher Konzeptionen zu verführen (Drumm 2008).

6.4   Sinnorientierte Führung

Die sogenannte Sinnorientierte Führung lässt sich auf den deutschen Autor, Soziologen, Psychologen, Führungstheoretiker und Logotherapeuten Walter Böckmann zurückführen. Er hat die Logotherapie und Existenzanalyse von Viktor E. Frankl auf die Wirtschaft und Arbeitswelt übertragen und gilt als Vordenker der sinnorientierten Führung (Böckmann 1984, 1989, 1991; Frankl 1985). Die sinnorientierte Führung sieht das Streben nach Sinn als eine grundsätzliche Primärmotivation des Menschen an. Sieht ein Mensch in seinem (potenziellen) Handeln einen Sinn, setzt dies bei ihm Energie, Gefühle und Motivation frei, die mit dem Handeln verbundenen Ziele erreichen zu wollen. In einem tieferen Sinn verwurzelte Gefühle motivieren den Menschen intrinsisch. Das wusste schon Antoine de Saint-Exupéry als er sagte: »Wenn Du ein Schiff bauen willst, dann trommle nicht Männer zusammen, um Holz zu beschaffen, Aufgaben zu vergeben und die Arbeit einzuteilen, sondern lehre sie die Sehnsucht nach dem weiten, endlosen Meer.« Sehnsucht ist bedeutender und größer als ein Ziel. Es ist ein Gefühl, das einem Ziel Bedeutung vermittelt und einem Menschen Kraft und Ausdauer verleiht, dieses Ziel auch zu erreichen. In diesem Beispiel von Saint-Exupery ist es das Ziel, ein Schiff zu bauen. Dabei ist zunächst völlig offen, wie das Ziel erreicht werden kann. Zudem steht noch nicht fest, ob das Schiff groß oder klein, aus Holz oder Metall oder eine Yacht oder ein Transportschiff sein soll, wind- oder motorgetrieben.

Ein Mitarbeiter, der von einer Sehnsucht getrieben ist, der einen Sinn in seinem Handeln erkennt, setzt sich seine sinn-vollen Ziele selbst und verfolgt sie konsequent. Ein Mitarbeiter, der in seinem Tun einen Sinn sieht, muss nicht mehr von der Führungskraft motiviert werden. Der Sinn ergibt sich nicht durch die Sache selbst. Er ergibt sich vielmehr aus einer inneren Haltung. Damit ist Sinn zwingend immer subjektiv, da er von der eigenen Weltsicht und dem, was man für das größere Ganze hält, abhängt. Wir konstruieren unser Weltbild selbst. Das Sinngefühl ergibt sich nicht durch die Handlung, sondern durch die Absicht hinter der Handlung. Sinnorientierung ist immer optimistisch und soll zu einer Verbesserung des großen Ganzen beitragen. Sinn geht zwingend mit dem Konzept der Selbstverantwortung einher. Wenn der Mitarbeiter nicht glaubt, etwas bewirken zu können, dann kann er in dem, was er macht, auch keinen Sinn empfinden. Sinn steht immer in einem Bezug zu etwas. Die Aufgabe der Führungskraft besteht darin, den Bezug zu sinn-vollen Unternehmenszielen herzustellen, damit der Mitarbeiter zu einem größeren Ganzen beitragen kann (Böckmann 1984 und 1989). Dabei geht es nicht um das, was der Mitarbeiter vom Unternehmen erwartet, sondern um das, was das Unternehmen vom Mitarbeiter erwartet.

> »Frage nicht, was Dein Land für Dich tun kann, sondern was Du für Dein Land tun kannst« (John F. Kennedy).

Konkret bedeutet dies, dass in einem sinnorientierten Unternehmen die Führungskraft Werte und Visionen definiert, die dem Unternehmensziel Sinn verleiht.

> »Es ist keine Schande sein Ziel nicht zu erreichen, aber es ist eine Schande kein Ziel zu haben« (Viktor Frankl).

Dann muss er die Mitarbeiter finden, deren Weltsicht weitestgehend damit konform ist oder zumindest so, dass der Mitarbeiter mit seiner Weltsicht das Unternehmensziel als sinnvoll empfinden kann.

> »Sinn muss gefunden werden, kann nicht erzeugt werden« (Viktor Frankl).

Damit eine sinnorientierte Führung funktioniert, sind vier Dinge zu beachten:

1. Eindeutige Vermittlung und Konkretisierung des Bildens von Sinn.
2. Der Sinn kann in einer Unternehmensvision verankert werden und normative Werte vermitteln, die als langfristige Beiträge des Unternehmens zu einer besseren Welt beitragen.
3. Der Sinn steht über allen persönlichen Zielen, insbesondere auch denen der Top-Führungskräfte.

4. Zudem sollte dieser Sinn und die damit verbundenen Werte so verbreitet werden, dass er emotionale Wirkung entfaltet. Neben vorbildhaften Handlungen der Führungskräfte eignen sich dafür Metaphern, Geschichten und Bilder. Eine Führungskraft, die Sinn vermitteln will, sollte in der Lage sein, gute, emotionale Geschichten zu erzählen (Storytelling).

Sinnorientierte Führung bietet somit letztlich tiefere (Beweg-)Gründe für konkretes Handeln und ist ein Schlüssel für erfolgreiches, wirksames Unternehmertum.

> »Wenn Sie glauben, Sie seien zu klein um etwas zu verändern,
> dann versuchen Sie einmal mit einer Mücke im Zimmer zu schlafen« (Unbekannt).

7 Herausforderungen von Führungskräften in der Gesundheitsbranche

Die Hierarchien in den Kliniken sind flacher geworden. Dies liegt unter anderem an der stärkeren Spezialisierung in der Medizin, an dem Selbstverständnis der Hochschulabsolventen und an dem Fachkräftemangel. Junge Fachkräfte wünschen sich Entwicklungsmöglichkeiten, möchten Verantwortung übernehmen und wollen weitergebildet werden und dennoch Zeit für Freizeit sowie Familie haben. Das bedarf einer größeren Flexibilität in der Dienstplanung. Da der Anteil der weiblichen Medizinabsolventen zunimmt, wächst der Druck, die ärztliche Arbeit familienfreundlicher zu gestalten. Damit verliert der autoritäre Führungsstil an Bedeutung. Stattdessen geht der Trend in Richtung eines kooperativen und partizipativen Führungsstils. Ein weiterer Grund für die Notwendigkeit eines geänderten Führungsstils ist die Mitarbeiterfluktuation. Viele Ärzte und Pflegekräfte verlassen das Krankenhaus aufgrund von Arbeitsbelastungen und zunehmender Bürokratisierung. Der Wettbewerb um engagierte und gut ausgebildete Fachkräfte hat gerade erst begonnen. Vor dem Hintergrund der demografischen Entwicklung und der Zunahme der Pflegebedürftigen betrifft dies insbesondere den Pflegedienst (BMG 2015).

Dennoch bedarf es in der Medizin weiterhin hierarchischer Strukturen. Der Chefarzt ist letztlich für die Diagnose und die Therapie sowie den darauf basierenden Entscheidungen verantwortlich. Eine große Verantwortung, da es sich letztlich um existenzielle Fragen für den Patienten handelt. Zudem nehmen Anspruchsdenken und Erwartungshaltungen von Patienten und ihrer Angehörigen zu. Regulatorische und abrechnungstechnische Vorschriften sowie die Erweiterung der Patientenrechte erhöhen das Risiko haftungsrechtlicher Konsequenzen und den damit verbundenen Dokumentations- und somit den bürokratischen Aufwand. Den Wettbewerb um Fachkräfte gibt es auch in vielen anderen Branchen. Darin unterscheidet sich die Gesundheitsbranche nicht von anderen Bereichen. Ein bedeutsamer Unterschied liegt in der Komplexität des Gesundheitsmarktes und seiner Teilregulierung und dem damit verbundenen Widerspruch.

Wie im Teil II erläutert, sind komplexe offene Systeme nicht zielgerichtet zu steuern. Dennoch versucht die Politik, mittels Reformen, das Gesundheitssystem zielgerichtet zu manipulieren, um es leistungsfähiger und -gerechter zu gestalten. Damit wurde genau das Gegenteil erreicht. Das Gesundheitssystem ist durch Komplexität und Intransparenz geprägt. Ob der mit der Komplexität verbundene bürokratische Aufwand zu größerer Leistungsfähigkeit des Systems führt, darf bezweifelt werden.

Der Widerspruch des (Gesundheits-)Systems

Mit der Einführung der DRG im Jahr 2003 war das wesentliche inhaltliche Ziel verbunden, ein leistungsorientiertes Entgeltsystem zu etablieren, das die Wirtschaftlichkeit, Transparenz und Qualität im Krankenhausbereich fördert. Die Systemziele stellen auf ein möglichst umfassendes, handhabbares deutsches DRG-System ab, das regelgebunden und transparent weiterentwickelt wird. Die im Jahr 2000 mit der GKV-Gesundheitsreform festgelegte gesetzliche Grundlage zur Einführung eines durchgängigen, leistungsorientierten und pauschalierten Vergütungssystems (§ 17b Abs. 1 Satz 1 Krankenhausfinanzierungsgesetz, KHG) zielte in erster Linie auf eine Verbesserung der Wirtschaftlichkeit der Krankenhausversorgung ab (Braun et al 2007).

Der Gesetzgeber verfolgte mit den Fallpauschalen eine Förderung der Wirtschaftlichkeit mit folgenden konkreten Zielen:

- Beseitigung der Fehlanreize der tagesgleichen Pflegesätze und Kürzung der Verweildauer.
- Krankenhausintern wie auch krankenhausübergreifend soll ein bedarfsgerechterer und effizienterer Ressourceneinsatz erfolgen.
- Bestehende Hemmnisse für einen leistungsorientierten Fluss der Finanzmittel, die z. B. bei Leistungsverlagerungen oder Patientenwanderungen von Interesse sind, sollen abgebaut werden.
- Geld soll Leistungen und Leistungsqualität folgen.

Die leistungsorientierte Vergütung der Krankenhäuser soll zu mehr Wettbewerb und zu einer stärker am tatsächlichen Bedarf orientierten Entwicklung der Leistungsstrukturen und Leistungskapazitäten führen (Braun et al. 2007).

Damit sollen marktwirtschaftliche Prinzipien verfolgt werden, um durch Wettbewerb und die Marktkräfte von Angebot und Nachfrage die Leistungen zu verbessern. Doch aufgrund des hohen schützenswerten Guts der Nachfrager von Gesundheitsleistungen misstraut der Gesetzgeber den Marktkräften, was zu einer staatlichen Teilregulierung mit einer Flut von Zu-und Abschlägen und Sonderregelungen führte. Einerseits sollen Ressourcen nach bewährten marktwirtschaftlichen Prinzipien verwendet werden, andererseits darf Gesundheit keine Ware sein.

Trotz der oben genannten Zielsetzungen des Gesetzgebers wird negiert, dass es sich beim Gesundheitswesen um einen Markt handelt – Herr Lauterbach: »Das Gesundheitswesen ist kein Markt und darf auch keiner werden« (Grefe und Niejahr 2013). So drehen sich die Diskussionen heute vielfach um mehr oder weniger Wettbewerb, um kartellrechtliche Fragen beim Zusammenschluss mehrerer Krankenhäuser und sogar um Begrifflichkeiten wie »Patient« oder »Kunde«. Zudem verschlechtert sich die wirtschaftliche Situation der Krankenhäuser, sodass es zunehmend zu Schließungen und Zusammenlegungen kommt. Dies führt zu neuen Herausforderungen, wie beispielsweise der Aufrechterhaltung der Versorgungssicherheit in ländlichen Regionen.

In diesem systemischen Kontext müssen sich die Führungskräfte im Gesundheitswesen zurechtfinden. Sie können an den Rahmenbedingungen nichts ändern. Sie agieren in einem teilregulierten Markt, indem beispielsweise die tariflichen Personalkostensteigerungen nicht über die Preise weitergegeben werden können und die verpflichtenden sowie angemessenen Investitionsunterstützungen der Krankenhäuser durch die Bundesländer unterbleiben.

Dieses Problem bleibt auch nach Einführung des Krankenhausstruktugesetzes (KHSG) zum 1.1.2016 ungelöst.

Die kumulative Unterfinanzierung des Investitionsbedarfs, den die Bundesländer zu verantworten haben, verursacht eine fortschreitende finanzielle und personelle Auszehrung der Krankenhäuser. Für eine angemessene Vergütung ambulanter Leistungen der Krankenhäuser konnte mit dem aktuellen Reformgesetz ebenfalls keine Lösung gefunden werden.

Dennoch hat der Gesetzgeber mit dem KHSG die Rahmenbedingungen für die Krankenhäuser deutlich verbessert.

Insbesondere die vorgesehene Verbesserung der Personalausstattung in der Pflege, die Verlängerung des Hygienefördergprogramms und Regelungen zur Optimierung der Behandlungsqualität unterstützen die Kliniken dabei, eine hochwertige Patientenversorgung auch in Zukunft sicherzustellen.

Aus Sicht des Verbandes der Krankenhausdirektoren Deutschlands (VKD) ein erster wichtiger Schritt hin zu einer Versorgung, die wieder näher am Patienten ist (Verband der Krankenhausdirektoren Deutschland eV 2015).

Dennoch stehen die Führungskräfte im Gesundheitssystem vor der Herausforderung, mit den begrenzten verfügbaren Ressourcen unter humanitären, christlichen und ethisch-moralischen Gesichtspunkten wirtschaftlich zu arbeiten und gleichzeitig ein größtmögliches Maß an Qualität zu generieren. Das bedarf einer systemischen, werteorientierten Führung der Krankenhäuser, die nicht durch Grabenkämpfe zwischen den Dienstarten belastet werden sollten. Wie könnte eine werteorientierte Führung aussehen? Wie könnte die Kunst des Führens im 21. Jahrhundert aussehen?

8 Werteorientierte Führung im 21. Jahrhundert: Systemisch und Lösungsorientiert

Führungskräfte haben die Aufgabe, Organisationen mit ihren Mitarbeitern gemeinsam erfolgreich weiterzuentwickeln, zu fordern und zu fördern. Sie sollten dabei gemäß dem ökonomischen Prinzip handeln. Es besagt, dass durch vernünftiges wirtschaftliches Handeln, unter Berücksichtigung der zur Verfügung stehenden Ressourcen, optimale wirtschaftliche Ziele erreicht werden sollen. Unter optimalen wirtschaftlichen Zielen wird eine Nutzenmaximierung für private Haushalte oder gemeinnützige Organisationen oder die Gewinnmaximierung bei Unternehmen verstanden. Aus diesem Grund gilt das ökonomische Prinzip gleichermaßen für Profit-Organisationen und Non-Profit-Organisationen. Das Wirtschaftlichkeitsprinzip unterscheidet in ein Maximalprinzip, das bedeutet, mit gegebenen Mitteln einen maximalen Erfolg zu erzielen, und in ein Minimalprinzip, das bedeutet, ein vorgegebenes Ziel mit möglichst geringem Aufwand zu erreichen. Eine dritte Möglichkeit besteht darin, das Verhältnis von Erfolg und Mitteleinsatz möglichst optimal zu gestalten (Extremumprinzip).

Das Ziel der Führungskräfte sollte sein, die Zukunft aktiv zu gestalten, um erstrebenswerte Ziele zu erreichen und Werte zu schaffen. Das kann ihnen gelingen, indem sie unter anderem die Talente, Begabungen und Ressourcen der Mitarbeiter entdecken, wecken und zur Entfaltung bringen. Zu diesem Zweck untersuchte die Führungsforschung, auch vor dem Hintergrund des jeweiligen Zeitgeistes, die wichtigsten Ursachen erfolgreicher Führung.

Im 3. Kapitel wurden die wichtigsten Führungstheorien beschrieben, die durch die Führungsforschung im Zeitverlauf entwickelt wurden. Für die Führungscoaches Donders und Hüger muss jedoch heutzutage anders geführt werden (Donders und Hüger 2011). Führen durch linear-kausale Führungsinstrumente und Szenariotechniken nach dem Schema »Wenn x, dann y« und Führung durch Zielvereinbarungen (MbO) werden ersetzt werden müssen durch ein »Leadership in permanent Crises«.

Erfolgseigenschaften von Führungskräften (Eigenschaftstheorien der Führung) reichen zur Gestaltung der Zukunft nicht aus. Ebenso wenig können rein situations-, verhaltens- oder interaktionstheoretische Erklärungsmodelle die Zutaten für eine erfolgreiche Führung im 21. Jahrhundert liefern. Eine transformationale Führung ist durch die starke Dynamisierung der Gesellschaft und ihrer Märkte schwierig. Megatrends, die schwer zu erkennen sind aber sehr rasch konkrete, globale Marktbedeutungen erreichen, stellen Führungskräfte sehr schnell vor neuen Herausforderungen. Diese Herausforderungen des 21. Jahrhundert bestehen in der Beherrschung und Anwendbarkeit von Führungsinstrumenten vor dem Hintergrund zunehmender Komplexität durch Globalisierung und der Informationsflut, der Technologisierung aufgrund zunehmender Digitalisierung und von Megatrends. Megatrends stellen Blockbuster der Veränderung dar. Sie sind geprägt dadurch, dass:

- sie in vielen Lebensbereichen vorkommen und dort Auswirkungen zeigen,
- sie prinzipiell einen globalen Charakter haben, auch wenn ihre Ausprägung nicht überall gleichzeitig ausgeprägt ist,
- sie vorübergehende Rückschläge, sogenannte Backlashs überstehen, ohne an Dynamik zu verlieren,
- sie eine Halbwertzeit von mindestens 25 bis 30 Jahren haben (Naisbitt 1988, 1992).

Diese Megatrends werden im Zeitalter der Digitalisierung in einem bisher kaum dagewesenen Ausmaß schneller wirksam. Sie unterscheiden sich deutlich von kurzfristigen Mode- und Konsumtrends, die maximal fünf Jahre Wirkkraft entfalten können und teilweise lediglich auf lokale Märkte beschränkt blieben.

Die neue Ära verlangt Erfüllung und erfordert neue Handlungsoptionen. Diese Faktoren gehören zu einer anderen Ebene, einer ganz anderen Dimension. Wer sich die höheren Bereiche des Geistes und der Motivation erschließen will, braucht neue Denkweisen und Einstellungen, neue Fähigkeiten und Techniken, neue Werkzeuge – kurz gesagt: einen neuen Weg. Die Aufgabe der Führungskräfte ist es, diesen Weg zu finden und andere dazu zu inspirieren, ihren zu finden (Covey 2005). Dafür ist eine neue Ebene des Denkens notwendig. Darauf hat bereits Albert Einstein hingewiesen als er feststellte, dass bedeutsame Probleme, vor denen wir stehen, nicht auf derselben Ebene des Denkens zu lösen sind wie auf der, auf der wir sie geschaffen haben.

»Probleme kann man niemals auf derselben Ebene lösen, auf der sie entstanden sind« (Albert Einstein).

Wir brauchen eine neue tiefere Ebene des Denkens, ein Paradigma, das auf jenen Prinzipien beruht, die das menschliche Sein und Handeln genau beschreiben. Vor diesem Hintergrund ist ein Systemisch-Lösungsorientiertes Führungsmodell entwickelt worden, welches in Teil II beschrieben wird.

Literaturverzeichnis Teil I

Adler A. (2012) Praxis und Theorie der Individualpsychologie. Köln: Anaconda.

Adler A. (2013) Mut machen! Das Adler-Dreikurs-Institut lehrt Ermutigung. In: »Der Mensch« 2, Heft 47: 63-64. (http://www.dachverband-salutogenese.de/cms/113.html, Zugriff am 19.04.2016).

Allport G. (1963) Pattern and Growth in Personality. San Diego, USA: Harcourt College Publishers.

Alznauer M. (2007) Wie die Evolution die Essenz der Führung definierte. In: Wirtschaftspsychologie aktuell 2: 12-15.

Asendorpf J.B., Neyer F.J. (2012) Psychologie der Persönlichkeit. Heidelberg: Springer.

Assländer F., Grün A. (2006) Spirituell führen. Schwarzach am Main: Vier Türme.

Aydin D. (2008) Führungsethik – Die ethische Verantwortung von Unternehmungen. München: GRIN.

Bäcker R., Lentge C. (2004) Auf dem Weg an die Spitze – Anforderungen an Bewerber für Top-Positionen. In: Organisationsberatung – Supervision – Coaching, Heft 1: 5-12.

Bamberg G., Coenenberg A.G. (2008) Betriebswirtschaftliche Entscheidungslehre. München: Vahlen.

Bass B.M., Riggio R.E. (2005) Transformational Leadership. New York, USA: Psychology Press.

Bass B.M., Avolio, B.J. (1997) Full Range leadership development: Manual for the Multifactor Leadership Questionnaire. Palo Alto, USA: Mind Garden Inc.

Bass B.M., Avolio B.J. (2004) Multifactor Leadership Questionaire. Palo Alto, USA: Mind Garden.

Bass B.M., Bernard M. (1990) Bass & Stogdill's Handbook of Leadership: Theory, research, and managerial applications. New York, USA: Free Press.

Baumeister R.F., Bratslavsky E., Muraven M., Tice D.M. (1998) Ego depletion: Is the active self a limited resource? In: Journal of Personality and Social Psychology, 74: 1252-1265.

Baumgarten R. (2002) Führungsstile und Führungstechniken. Berlin: De Gruyter.

Bea F.X., Dichtl E., Schweizer M. (2005) Allgemeine Betriebswirtschaftslehre, Bd. 2: Führung Planung und Steuerung, Organisation, Controlling, Information, Prognosen. Stuttgart: UTB.

Beer S. (1963) Kybernetik und Management. Frankfurt am Main: Fischer.

Behrends T. (2009) Great Man Theory – Der Eigenschaftsansatz der Führung. Uni Flensburg: Internationales Institut für Management ABWL.

Bennis W.G., Nanus B. (1997) Leaders: The Strategies for Taking Charge. New York, USA: Harper Business.

Bennis W.G., Nanus B.(1985) Führungskräfte: Die vier Schlüsselstrategien erfolgreichen Führens. Frankfurt am Main: Campus.

Bennis W.G. (1998) Organizing Genius – The Secrets of Creative Collaboration. New York, USA: Basic Books.

Bennis W.G., Heenan D. (1999) Co-Leaders: The Power of Great Partnerships. Weinheim: Wiley.

Bennis W.G., Goldsmith J. (2003) Learning to Lead: A Workbook on Becoming a Leader. New York, USA: Basic Books.

Bennis W.G. (2003) On Becoming A Leader: The Leadership Classic-Updated and Expanded. New York, USA: Perseus Books.

Berne E. (2012) Was sagen Sie, nachdem Sie »Guten Tag« gesagt haben? München: DTV.

Berne E. (1970) Spiele der Erwachsenen. München: Rowohlt.

Berthel J., Becker, F.G. (2007) Personal-Management: Grundzüge für Konzeptionen betrieblicher Personalarbeit. Stuttgart: Schäffer-Poeschel.

Biedermann K. (2008) Studienbriefe zum systemischen Coach. Köln: Ascoach.

Blake R., Mouton J. (1981) Productivity: The Human Side. A Social Dynamics Approach, Edition: Unabridged. Binding: Hardcover Publisher: New York: Amacom.

Blake R., Mouton J. (1968) Verhaltenspsychologie im Betrieb. Berlin: Econ.

Blanchard K.H., Zigarmi P., Zigarmi D. (2000) Leadership and the One Minute Manager. Noida,Indien: HarperCollins India.

Blank, W., Weitzel J.R., Green S.G. (1990) A Test of the situational leadership theory. In: Personal Psychology. vol. 43, New York: Wiley Periodicals, Inc.

Bleicher K. (2011) Das Konzept Integriertes Management: Visionen – Missionen – Programme. Frankfurt am Main: Campus.

Blickle G., Meurs J.A., Whiler A., Ewen C., Plies A., Günther S. (2012) The interactive effects of conscientiousness, openess to experience and political skill on job performance in complex jobs: The importance of context. In: Journal of Organizational Behavior, DOI 10.1002 Article ID 1843. New York: John Wily & Sons.

Blickle G. (2014) Persönlichkeit aus sozioanalytischer Sicht in Lehrbuch der Psychologie. Göttingen: Hogrefe.

Birker K. (1997) Führungsstile und Entscheidungsmethoden. Berlin: Cornelsen Giradet.

Bluszcz K. (2004/2005) Reader zu Thema Führung. Labor für Organisationsentwicklung, Universität Duisburg-Essen.

Böckmann W. (1984) Wer Leistung fordert, muss Sinn bieten. Moderne Menschenführung in Wirtschaft und Gesellschaft mit Stellungnahmen prominenter Wirtschaftsbosse und ranghoher Militärs. Düsseldorf: Econ.

Böckmann W. (1989) Sinn und Selbst. Wege zur Selbsterkenntnis. Landsberg: Beltz.

Böckmann W. (1991) Sinn-orientierte Führung als Kunst der Motivation. Landsberg: Verlag Moderne Industrie.

BMG, Bundesministerium für Gesundheit (2015) Pflegefachkräftemangel. (http://www.¬bmg.bund.de/themen/pflege/pflegekraefte/pflegefachkraeftemangel.html, Zugriff am 19. 04.2016).

BMWi – Bundesministerium für Wirtschaft und Technologie (2012) Fachkräfte sichern Mitarbeiterbefragung. München: PRpetuum GmbH.

Bogaschewsky R. (2013) Prozessorientiertes Management. Heidelberg: Springer.

Brandstätter V., Otto J. (2009) Leistungsmotivation – Handbuch der allgemeinen Psychologie. Göttingen: Hogrefe.

Braun T., Rau F., Tuschen K.H. (2007) Die DRG-Einführung aus gesundheitspolitischer Sicht. Eine Zwischenbilanz. In: Klauber J., Robra B.P.-, Schellschmidt H. (Hrsg.) Krankenhaus-Report 2007, Schwerpunkt: Krankenhausvergütung – Ende der Konvergenzphase. Stuttgart: Schattauer.

Brinkmann S., Grubert P., Probsdorfer I. (2005) Transaktionale vs. Transformationale Führung. (https://www.uni-hohenheim.de/www510e/lehre/unterlagen/pf/2005/8.pdf, Zugriff am 25.05.2016).

Brunner P. (2009) Kybernetik und Kulturkritik. Zu Friedrich Jünger und Arnold Gehlen. München: GRIN Verlag (http://www.hausarbeiten.de/faecher/vorschau/313298.html, Zugriff am 25.05.2016).

Bryman A. (1996) Leadership in Organization. In: Clegg, S.R., Hardy, C., Nord, W.R. (Hrsg.) Handbook of Organization Studies. London: SAGE Publications Ltd.

Bueb B. (2008) Lob der Disziplin: Eine Streitschrift. Berlin: Ullstein.

Burns J.M. (1978) Leadership. New York: Harper & Row.

Brehm M. (2009/2010) Leadership, Studiums-Unterlagen des WS 2009/2010. Georg-August-Universität Göttingen.

139

Carlyle T. (2008) The hero in divinity – On Heroes and Hero Worship and the Heroic in History, Bibliobazaar – Der Held als Divinity. In: Helden und Heldenverehrung, 1840. Berlin: De Gruyter.

Carnap R. (1959) Induktive Logik und Wahrscheinlichkeit. Heidelberg: Springer.

Centered Learning Germany GmbH (2014) (http://www.centeredlearning.de/.fuehrungs¬faehigkeiten/entscheidungstechniken/vroom-yetton-jago-entscheidungsmodell/, Zugriff am 19.04.2016).

Cialdini, R.B. (2009) Die Psychologie des Überzeugens. Ein Lehrbuch für alle, die ihren Mitmenschen und sich selbst auf die Schliche kommen wollen. Mannheim: Huber.

Cohn R.C. (2013) Von der Psychoanalyse zur themenzentrierten Interaktion. Stuttgart: Klett-Cotta.

Collins J., Hansen M.T. (2012) Oben bleiben. Immer. Frankfurt am Main: Campus.

Conant R.C., Ashby W.R (1970) Every Good Regulator of a System Must be a Model of that System. In: International Journal of System Science. Vol 1, No 2, 89-97. New York: Thomas Reuters.

Conger J.A. (1989) The charismatic leader: Behind the mystique of exceptional leadership. San Franzisko: Jossey-Bass.

Conger J.A., Kanungo R.N. (1998) Charismatic Leadership in Organizations. London: Sage Publications Inc.

Covey S.R. (2010) Die 7 Wege zur Effektivität. Prinzipien für persönlichen und beruflichen Erfolg. Offenbach: GABAL Verlag.

Cusumano M.A., Selby R.W. (1996) Die Microsoft-Methode. München: Herne.

daswirtschaftslexikon (2014) Stichwort: Führungstheorie. (http://www.daswirtschaftslexi¬kon.com/d/führungstheorien/führungstheorien.htm, Zugriff am 31.05.2016).

Dietz K.M., Kracht T. (2011) Dialogische Führung: Grundlagen – Praxis – Fallbeispiel: dm-drogerie markt. Frankfurt am Main: Campus.

Dietz K.M. (2008) Jeder Mensch ein Unternehmer: Grundzüge einer dialogischen Kultur. Karlsruhe: KIT Scientific Publishing.

Dietz K.M. (2010) Dialog – Die Kunst der Zusammenarbeit. Heidelberg: Menon.

Donders P., Hüger J. (2011) Wertvoll und wirksam führen. In Balance von Mensch und Ergebnis. Münzerschwarzach: Vier-Türme.

Dpa (2014) Studie: Österreicher sehnen sich nach starker Führung. In: Handelsblatt, 11.4.2014. (http://www.handelsblatt.com/politik/international/studie-oesterreicher-seh¬nen-sich-nach-starker-fuehrung/9860410.html, Zugriff am 19.04.2016).

Drucker P.F. (1967) The Effective Executive, Heinemann studies in management. London: Heinemann.

Drucker P.F. (1998) Die Praxis des Managements. Düsseldorf: Econ.

Drucker P.F. (2002) Was ist Management: Das Beste aus 50 Jahren. Düsseldorf: Econ.

Drumm, H.J. (2008) Personalwirtschaft. Heidelberg: Springer.

Dubs R. (1994) Die Führung einer Schule Leadership und Management. Stuttgart: Franz Steiner.

Dürckheim K. Graf (2010) Der Ruf nach dem Meister: Die Bedeutung geistiger Führung auf dem Weg zum Selbst. Roßdorf: O.W. Barth.

Ebbinghaus, A. (1984) Arbeiter und Arbeitswissenschaft: Zur Entstehung der »wissenschaftlichen Betriebsführung«. Wiesbaden: VS Verlag für Sozialwissenschaften.

Evans M.G. (1970) The effects of supervisory behavior on the path-goal relationship, Organizational Behavior. New York: John Wily & Sons.

Eysenck H.J. (1998) Dimensions of Personality. Herndon/USA: Transaction Publisher.

Eysenck H.J. (1970) The structure of human personality. London: Methuen

Fatzner (2003) Supervision und Beratung: Ein Handbuch. Bergisch Gladbach: EHP Edition Humanistische Psychologie.

Felfe J. (2014) Trends der psychologischen Führungsforschung: Neue Konzepte, Methoden und Erkenntnisse. Göttingen: Hogrefe.

Ferris G.R. et al. (2013) Leader behaviors as mediators of the leader characteristics – follower satisfaction relationship. In: Group & Organization Management, vol 38, 601-629. Thousand Oaks: SAGE Publications.

Fiedler F. (1967) Theory of Leadership Effectiveness. New York: McGraw Hill.

Fiedler F., Chemers M. (1974) Leadership and Effective Management. London: Longman Higher Education.

Fippinger F. (1970) Führung. Lexikon der Pädagogik, neue Ausgabe in vier Bänden. Freiburg: Herder.

Fischermanns G. (2013) Praxishandbuch Prozessmanagement – Das Standardwerk auf Basis des BPM Framework ibo-Prozessfenster. Wettenberg: Verlag Dr. Götz Schmidt.

Frankl V.E. (1985) Der Mensch vor der Frage nach dem Sinn. Eine Auswahl aus dem Gesamtwerk. München: Piper.

Freud S. (2010) Das Ich und das Es. Wiesbaden: Marix Verlag.

Friedmann H.S., Schustack, M.W., Rindermann H., Zantop A., Steinweg-Fleckner E. (2004) Persönlichkeitspsychologie und Differentielle Psychologie. Hallbergmoos: Pearson Studium.

Frohnert K. (2015) Führungsmodelle – Präsentationen zum Thema: Ziele – Vorgehen – Methoden – Wirkung. Hamburg: MPE Management- und Personalentwicklung.

Fromm E. (1976) Haben oder Sein – Die seelischen Grundlagen einer neuen Gesellschaft. Stuttgart: Deutsche Verlags-Anstalt.

Furch K. (2008) Demut macht stark: Zehn Strategien zu mehr Führungserfolg – frei von Angst und Selbstüberschätzung. Bad Camberg: Präsenz.

Gallup (2015) Pressemitteilung zum Engagement Index 2014. (http://www.gallup.com/¬ de-de/181871/engagement-index-deutschland.aspx, Zugriff am 19.04.2016).

Gardner H. (1995) Leading Minds: An Anatomy of Leadership. New York, USA: Basic Books.

Gaulhofer M. (1991) Managementrolle: Controller. In: Staehle W. (Hrsg.) Handbuch des Managements. Wiesbaden: Gabler.

Geiselhart H. (2012) Philosophie und Führung: Fragen und erkennen, planen und handeln, hoffen und Mensch sein. Wiesbaden: Gabler.

Gensicke T. (2006) Zeitgeist und Wertorientierungen. In: Deutsche Shell (Hrsg.) Jugend 2006. Eine pragmatische Jugend unter Druck. 15. Shell Jugendstudie. Frankfurt am Main: Fischer.

Gerth M. (2014) Stichwort: Systemtheorie. (http://www.luhmann-online.de/glossar/sys¬ temtheorie.htm, Zugriff am 31.05.2016).

Gerrig R., Zimbargo P.G. (2008) Psychologie. Hallbergmoos: Addison-Wesley.

Geyer A., Steyrer, J. (1998) Messung und Erfolgswirksamkeit transformationaler Führung. In: Zeitschrift für Personalforschung 4/98. Mering: Hampp.

Grannemann U. (2011) Führung: Definition und Begriffe. (http://www.leadion.de/artikel.¬ php?artikel=0984, Zugriff am 19.04.2016).

Grefe C., Niejahr E. (2013) Wie verhindert man sinnlose Operationen? Wie viel Wettbewerb verträgt das Krankenhaus? Zwei Gesundheitsexperten streiten. In: DIE ZEIT, 18/2013 vom 3. Mai 2013.

Grieger-Langer S. (2009) Die 7 Säulen der Macht: Kommunikation. Standfestigkeit. Ethik. Selbstkontrolle. Wissen. Leidenschaft. Liebe. Paderborn: Junfermann.

Grösser S. N., Schwaninger M., Tilebein M., Fischer T., Jeschke S. (Hrsg.) (2013) Modellbasiertes Management, Konferenz für Wirtschafts- und Sozialkybernetik KyWi 2013 vom 4. bis 5. Juli 2013 in Bern 2014. Berlin: Duncker & Humblot.

Grollmuss C., Baur M. (2004) Das Entscheidungsmodell von Vroom/Yetton. Uni-Hohenheim.

Grün A. (2003) Führen mit Werten – Coaching Kompakt Kurs. München: Olzog.

Grün A. (2006) Menschen Führen – Leben wecken. München: DTV.

Grün A, Assländer, F. (2006) Spirituell führen. Münsterschwarzach: Vier-Türme.

Grün A. (2013) Vom Mut, hinabzusteigen. In: Handelsblatt vom 12. Dezember 2013.

Gudemann W. (1995) Führung. Lexikon der Psychologie. Gütersloh: Bertelsmann-Lexikon-Verlag.

Guardini R. (1952) Die Macht. Versuch einer Wegweisung. Berlin: Werkbund.

Guserl R. (1973) Das Harzburger Modell: Idee und Wirklichkeit. Berlin: Springer.

Gutenberg E. (1982) Grundlagen der Betriebswirtschaftslehre. Berlin: Springer.

141

Haberleitner E. (2009) Führen, Fördern, Coachen: So entwickeln Sie die Potenziale Ihrer Mitarbeiter. München: Piper.

Hannemann C. (2015) Wie unterscheidet man Wissenschaften. (http://www.karteikarte.¬ com/card/754031/wie-unterscheidet-man-wissenschaften, Zugriff am 19.04.2016).

Hannemann C. (2014) Substitutionstheorie von Kerr und Jermier. (http://www.kartei¬ karte.com/card/486002/substitutionstheorie-von-kerr-und-jermier, Zugriff am 03.05. 2014).

Heinen E. (Hrsg.) (1978) Betriebswirtschaftliche Führungslehre – Ein entscheidungsorientierter Ansatz. Wiesbaden: Gabler.

Heinen E. (1992) Einführung in die Betriebswirtschaftslehre. Wiesbaden: Gabler.

Maucher H. (2007) Management Brevier. Frankfurt am Main: Campus.

Hersey P., Blanchard K. (1969) Management of organizational behavior. Utilizing Human Resource. New Jersey: Prentice Hall.

Hersey P., Blanchard K., Dewey J.E. (2000) Management of Organizational Behavior: Leading Human Resources. New Jersey, USA: Prentice Hall.

Hill N. (2001) Denke nach und werde reich – Die 13 Gesetze des Erfolgs. München: Ariston.

Hoefert H.W. (2007) Führen und Management im Krankenhaus. Göttingen: Hogrefe.

Hofbauer W. (1991) Organisationskultur und Unternehmensstrategie. Eine systemtheoretisch-kybernetische Analyse. In: Zeitschrift für Personalforschung/German Journal of Research in Human Ressource Management, 5, Heft 4, Mering: Rainer Hampp.

Höhn R. (1967) Das Harzburger Modell in der Praxis. Bad Harzburg: Verlag für Wissenschaft Wirtschaft und Technik.

Hofstätter P.R. (1971) Gruppendynamik – Kritik der Massenpsychologie. Reinbek: Rowohlt.

Hollander E.P. (2012) Inclusive Leadership and Idiosyncrasy Credit in Leader-Follower Relations. Abingdon, UK: Routledge.

Holtbernd T. (2003) Führungsfaktor Humor. Wie Sie und Ihr Unternehmen davon profitieren können, München: Verlag Redline Wirtschaft.

Holy M. (2000) Das Kontingenzmodell. Proponenten. München: Grin.

Holzapfel D. (2013), Führungsstilforschung: das Entscheidungsmodell von Vroom und Yetton. München: Grin.

Homburg C. (2004) Perspektiven der marktorientierten Unternehmensführung. Wiesbaden: Deutscher Universitätsverlag.

Hornung M. (2014) Fachleute sind oft keine guten Führungskräfte. Wirtschaftswoche vom 17.Januar 2014. (http://www.wiwo.de/erfolg/management/personalpolitik-fach¬ leute-sind-oft-keine-guten-fuehrungskraefte/9340298.html. Zugriff am 30.05.2016).

House R.J., Mitchell T.R. (1974) Path-goal Theory of leadership. In: Journal of Contemporary Business 3: 1–97

House R.J. (1976) A Theory of Charismatic Leadership. Toronto University.

House R.J., Aditya, R.N. (1997) The social scientific study of leadership: Quo vadis? In: Journal of Management No. 23: 27–38.

Huf S. (2011) Personalmanagement als Erwartungsmanagement: Der psychologische Vertrag. In: Personalführung, Jg. 44, Heft 3: 28–35.

Isaksen S., Tidd J. (2006) Meeting the Innovation Challenge: Leadership for Transformation and Growth. Weinheim: Wiley.

Jago, A.G. (1995) Führungstheorien – Vroom – Yetton Modell In: Kieser A., Reber G., Wunderer R. (Hrsg.), Handwörterbuch der Führung, Stuttgart: Schäffer-Poeschel. S. 1063.

Jensen G. (2013) Personalführung und Personalentwicklung, Books on Demand.

Johansen, B.C. (1990) Situational Leadership: A Reviews of the Research. In: Human Resource Development Quarterly. Vol. 1, No. 1: 82.

John O.P., Robins R.W., Pervin L.A. (2010) Handbook of Personality. New York: The Guilford Press.

Judge, T.A., Heller, D., Mount, M.K. (1987) Five Factor Model of Personality. In: Journal of Applied Psychology, 87, 530-541.

James W. (2010) Great Men and Their Environment. Whitefish, US-Montana: Kessinger Publishing.

Jungermann H., Pfister H.R., Fischer K. (2010) Die Psychologie der Entscheidung. Eine Einführung. Berlin & Heidelberg: Spektrum.

Kappler, E. (2004) Management by Objectives. In: Schreyögg G., v. Werder A. (Hrsg.) Handwörterbuch der Organisation. Stuttgart: Schäffer-Poeschel. S. 772–780.

Kahnemann D. (2012) Schnelles Denken/Langsamen Denken. München: Siedler.

Kasper, H., Mayrhofer, W. (Hrsg.) (2009) Personalmanagement, Führung, Organisation. Wien: Linde.

Kerr, S., Jermier, J.M. (1978) Substitutes for leadership: Their meaning and measurement. Organizational Behavior. New York, USA: John Wily & Sons.

Kotter, J.P. (1990) A Force For Change: How Leadership Differs From Management. New York, USA: The Free Press.

Kouzes J.M., Posner B.Z. (2012) The Leadership Challenge: How to Make Extraordinary Things Happen in Organizations. New York, USA: John Wiley & Sons.

Kassin S. (2003) Psychology, Fourth Edition, USA: Prentice Hall.

Kern S., Schadwinkel A., Zielke J.(2013) Definition der Intelligenz – was ist das eigentlich? (http://www.neuronation.de/de/intelligenz/definition-der-intelligenz-was-ist-das-¬ eigentlich, Zugriff am 19.04.2016).

Kieser A., Reber G., Wunderer R. (1995) Handwörterbuch der Führung (HWFü). Stuttgart: Schäffer-Poeschel.

Kourosh G. (2015) Charisma – Wie gute Führungskräfte Eindruck machen, AFNB – Akademie für neurowissenschaftliches Bildungsmanagement. (http://www.afnb-internatio¬ nal.com/, Charisma – Wie gute Führungskräfte Eindruck machen, Zugriff am 19.04.2016).

Kouzes J.M., Posner B.Z. (2012) The Leadership Challenge: How to Make Extraordinary Things Happen in Organizations. Hoboken/New Jersey, USA: John Wiley & Sons.

Kühn T. (2007) Die richtige Organisationsform für ein Unternehmen finden. (http://¬ www.philognosie.net/index.php/article/articleview/454/, Zugriff am 19.04.2016).

Kuhn A. (1990) Unternehmensführung. München: Vahlen.

Küstenmacher W., Seiwert L. (2013) Simplify your Life: Einfacher und glücklicher leben. München: Knaur.

Lay R. (1992) Vom Sinn des Lebens. Bonn: Wirtschaftsverlag.

Lefrancois G.R. (1994) Psychologie des Lernens. Heidelberg: Springer.

Leitwerk (2011) Magazin für werteorientierte Führung der Stiftung der Cellitinnen zur hl. Maria No.1 bis 10. Köln.

Lewin K. (1982) Werke Bd. 4. Stuttgart: Klett Cotta.

Likert R. (1961) New patterns of management. New York, USA: McGraw Hill.

Likert R. (1967) The human organization: Is management and value. New York, USA: McGraw Hill.

Littau P., Meissner D. (2014) Studie: Führung wirksam lernen. Warburg: Strametz & Associates.

Lütge C., Homann K. (2013) Einführung in die Wirtschaftsethik. Münster: LIT.

Luthans F., Youssef C.M., Aviolio, B.J. (2007) Psychological Capital. Oxford, England: University Press.

Luthans F., Youssef C.M. (2004) Human, social, and now positive psychological capital management: Investing in people for competitive advantage. In Organizational dynamics, 33, 143-167.

Lyubomirsky S.(2008) Glücklich sein: Warum Sie es in der Hand haben, zufrieden zu leben. Frankfurt am Main: Campus.

Macharzina K., Wolf J. (2005) Unternehmensführung: Das internationale Managementwissen – Konzepte – Methoden – Praxis. Wiesbaden: Gabler.

Mai J., Rettig D. (2011) Ich denke, also spinn ich: Warum wir uns oft anders verhalten, als wir wollen. München: DTV.

Malik F. (2002) Führen, Leisten, Leben. Wirksames Management für eine neue Zeit. München: DVA.

Malik F. (2008) Strategie des Managements komplexer Systeme: Ein Beitrag zur Management-Kybernetik evolutionärer Systeme. Bern: Haupt.

Malik F. (2009) Systemisches Management, Evolution, Selbstorganisation: Grundprobleme, Funktionsmechanismen und Lösungsansätze für komplexe Systeme. Bern: Haupt.

Malik F. (2010) Was alle Manager brauchen. Frankfurt am Main: Campus.

Maturana H., Varela F. (1990) Der Baum der Erkenntnis. Die biologischen Wurzeln des menschlichen Erkennens. München: Goldmann.

McClelland, D. (1978) Macht als Motiv. Stuttgart: Klett-Cotta.

McGregor, D. (2005) The Human Side of Enterprise: Annotated Edition. New York: McGraw Hill.

Mellerowicz K. (1954) Allgemeine Betriebswirtschaftslehre Bände I, II und III. Berlin: De Gruyter.

Mellerowicz K. (1976) Sozialorientierte Unternehmensführung, Freiburg i. Br.: Haufe.

Möller S. (2013) Erfolgreiche Teamleitung in der Pflege. Heidelberg: Springer.

Molcho S. (2002) Alles über Körpersprache: sich selbst und andere besser verstehen. München: Goldmann.

Mummendey H.D. (2006) Psychologie des Selbst. Theorien, Methoden und Ergebnisse der Selbstkonzeptforschung. Göttingen: Hogrefe.

Murray H. (1938) Explorations in Personality. Oxford: Oxford University Press.

Naisbitt J. (1988) Megatrends. 10 Perspektiven, die unser Leben verändern werden. München: Heyne.

Naisbitt J. (1992) Megatrends 2000. Düsseldorf: Econ.

Neuberger O. (2002) Führen und führen lassen: Ansätze, Ergebnisse und Kritik der Führungsforschung. Stuttgart: UTB.

Neuberger O. (1995) Führungstheorien – Machttheorie. In: Kieser A., Reber G., Wunderer R. (Hrsg.) Handwörterbuch der Führung. Stuttgart: Schäfer-Poeschel. S. 953-968.

Nevid J. (2009) Psychology – Concepts and Applications. Boston, USA: Cengage Learning.

Nohira N., Joyce W., Roberson B. (2003) What Really Works. In: Harvard Business Review, 7/2003, Watertown/Massachusetts, USA. 42-52.

Norton D.P., Kaplan R.S. (1997) Balanced Scorecard: Strategien erfolgreich umsetzen. Stuttgart: Schäffer-Poeschel.

Northhouse P. (2012) Leadership: Theory and Practice. Thousand Oaks: SAGE Publications.

Notker W., Schwester E. Rosanna (2007) Die Kunst Menschen zu führen. Hamburg: Rowohlt.

OSB International systemic consulting (2013) Pressemitteilung vom 27.05.2013, Leadership: Die Zeit der Helden ist vorbei. (http://www.osb-i.com/sites/default/files/press/¬presse_leadership_helden_0613.pdf, Zugriff am 30.05.2016).

Oelsnitz v.d. D. (2012) Einführung in die systemische Personalführung. Heidelberg: Carl-Auer-Systeme.

Offensivgeist (2014) Soziale Lerntheorien und kognitive Ansätze. (http://www.offensiv¬geist.de/ueberblick-persoenlichkeitstheorien/#soziale-lerntheorien-kognitive-ansaetze, Zugriff am 19.04.2016).

Olfert K. (2008) Lexikon Personalwirtschaft. Herne: Neue Wirtschafts-Briefe.

Odiorne G.S. (1967) Management by Objectives – Führung durch Vorgabe von Zielen. München: Verlag Moderne Industrie.

Ouchi W. (1983) Theory Z. New York, USA: Avon Books.

Ouchi W. (1981) Theory Z: How American Business Can Meet the Japanese Challenge: How American Business Benefits from Japanese Management. New York, USA: Perseus Books.

Padberg E. (2010) Management by Excellence – Unternehmensressourcen gezielt mobilisieren und nutzen. Wiesbaden: Gabler.

Papadakis A. (2014) Differentiallohnsystem. (http://www.economia48.com/deu/d/diffe¬rentiallohnsystem/differentiallohnsystem.htm, Zugriff am 19.04.2016).

Pelz W. (2004) Kompetent führen: Wirksam kommunizieren, Mitarbeiter motivieren. Wiesbaden: Gabler.

Pelz W. (2015) Persönlicher Entwicklungsplan. (http://www.wpelz.de/vorles/berufskompe¬tenzen.pdf, Zugriff am 19.04.2016).

Pelz W. (2015a) Methoden und Praktiken effektiver Führungskräfteentwicklung. Notwendiges Verhalten der Führungskräfte, Nr. 15, Institut für Management-Innovation. (http://www.management-innovation.com/download/Fuehrungskraefteentwicklung.pdf, Zugriff am 30.05.2016).

Pelz W. (2014) Transformationale Führung. Frankfurt am Main: Campus.

Peter L.J., Hull R. (2001) Das Peter-Prinzip. Hamburg: Rowohlt.

Pinnow D.F. (2011) Unternehmensorganisation der Zukunft: Erfolgreich durch systemische Führung. Frankfurt am Main: Campus.

Pümpin C., Prange J. (1991) Management der Unternehmensentwicklung, St. Galler Management-Konzept, Bd. 2. Frankfurt am Main: Campus.

Pümpin C., Amann W. (2005) SEP. Strategische Erfolgspositionen: Kernkompetenzen aufbauen und umsetzen. Bern: Haupt.

Psychodema (2014) Persönlichkeit. (http://www.psychomeda.de/lexikon/persoenlichkeit.¬html, Zugriff am 30.05.2016).

Rahn H.J. (2008) Personalführung Kompakt – Ein systemorientierter Personalansatz. München: Oldenbourg Wissenschaftsverlag.

Rahn H.J. (2015) Vorlesungsfolien. (http://www.fh-ludwigshafen.de/rahn/downloads/Per¬sonalfuehrungAlles.pdf, Zugriff am 15.2.2015).

Reddin W.J. (1970) Managerial Effectiveness. New York, USA: McGraw Hill.

Reddin W.J. (1981) Das 3-D-Programm zur Leistungssteigerung des Managements: Managerial effectiveness. Landsberg am Lech: Verlag Moderne Industrie.

Reichwald R. (2007) leaderhip & communication, Lehrstuhl für Betriebswirtschaftslehre –Information Organisation und Management Auszug für die Veranstaltung »General Business Studies« im TUM-MBA 07/08. (https://www.yumpu.com/de/document/view/¬20713836/g-lehrstuhl-fur-allgemeine-und-industrielle-betriebswirtschaftslehre-, Zugriff am 25.05.2016).

REFA Verband für Arbeitsstudien und Betriebsorganisation e. V. (1984) Methodenlehre des Arbeitsstudiums – Teil 1: Grundlagen. München: Carl Hanser.

Reichwald R., Möslein K. (2005) Führung und Führungssysteme. HHL Arbeitspapier Nr. 70. Leipzig: Graduate School of Management.

Reimer C., Eckert J., Hautzinger M., Wilke E., Sydow K.v., Schmeling-Kludas C., Lauth G., Brack U. (2007) Psychotherapie, 3. Auflage. Heidelberg: Springer.

Sprenger R. (1994) Mythos Motivation. Frankfurt am Main: Campus.

Sprenger R. (2000) Aufstand des Individuums. Frankfurt am Main: Campus.

Sprenger R. (2010) Gut aufgestellt – Fußballstrategien für Manager. Frankfurt am Main: Campus.

Robbins S., De Cenzo D.A., Coulter M.A. (2011a) Fundamentals of Management. USA: Pearson Education.

Robbins S., Coulter M. (2011) Management. Upper Saddle River, USA: Pearson Education.

Rohrhirsch F. (2011) Führen durch Persönlichkeit. Abschied von der Führungstechnik. Wiesbaden: Gabler.

Rohrhirsch F. (2003) Ferdinand Rohrhirsch im Interview mit Birgit Obermeier, Karrieresprung. Führen kann man nicht lernen. In: FAZ vom 28.3.2003. (http://www.faz.net/¬aktuell/wirtschaft/karrieresprung-fuehrung-kann-man-nicht-lernen-191745.html, Zugriff am 250.5.2016).

Rosenberg M.B. (2012) Gewaltfreie Kommunikation: Eine Sprache des Lebens. Paderborn: Junfermann.

Rosenstiel L.v., Regnet E., Domsch M. (1999) Führung von Mitarbeitern. 4. Auflage. Stuttgart: Schäffer-Poeschel.

Rosenstiel L.v. (1978) Arbeitsgruppe. In: Mayer, A. (Hrsg.) Organisationspsychologie. Stuttgart: Schäffer-Poeschel Verlag. S. 237–271.

Rost J.C. (1993) Leadership for the twenty-first-century. Westford: Greenwood Publisher Group.

Roth E. (1989) Enzyklopädie der Psychologie. Organisationspsychologie. Göttingen: Hogrefe.

Ruch W. (2015) Zürcher Stärken Programm. (http://www.psychologie.uzh.ch/fachrich¬tungen/perspsy/trainings/zsp.html, Zugriff am 30.05.2016).

Rühli E. (1992) Gestaltungsmöglichkeiten der Unternehmensführung. Bern, Schweiz: Haupt.

Rühli E. (1995) Führungstechniken. In: Kieser A., Reber G., Wunderer R. (Hrsg.) Hand-buch der Führung. Stuttgart: Schäffer-Poeschel Verlag. S. 839–846.

Rufer M. (2008) Ein Vergleich zwischen dem Multifactor Leadership Questionnaire und daseinsanalytischer Textauslegung. Zürich: Züricher Hochschule für angewandte Wis-senschaften.

Schabel F. (2012) Führung bleibt wichtig. (http://blog.hays.de/fuehrung-bleibt-wichtig/, Zugriff am 30.05.2016).

Scharfenkamp N. (1983) Management-by-Konzepte: Eine kritische Bestandsaufnahme. In: Ruhr-Universität Bochum, Abteilung für Wirtschaftswissenschaft, Lehrstuhl Prof. Dr. W. Mag ; 7 in Die Betriebswirtschaft/DBW-Depot. Stuttgart: Schäffer-Poeschel.

Schjødt U., Stødkilde-Jørgensen H., Geertz A.W., Lund T.E., Roepstorff A. (2012) The Power of Charisma. In Journal Social Cognitive and Affective Neuroscience: 119-127.

Scholz C. (2009) Vahlens Großes Personallexikon. München: Vahlen.

Schnorrenberg L.J. (2014) Servant Leadership: Prinzipien dienender Führung in Unter-nehmen. Bielefeld: Erich Schmidt.

Schreyögg G., Werder A.V. (Hrsg.) (2004) Handwörterbuch Unternehmensführung und Organisation. Stuttgart: Schäffer-Poeschel.

Schwuchow K. und Gutmann J. (Hrsg.) (2009) Jahrbuch Personalentwicklung 2010. Hürth: Hermann Luchterhand.

Schüpbach, H. (2013) Arbeits- und Organisationspsychologie (Reihe UTB basics). Mün-chen: Ernst Reinhardt.

Schulz von Thun F. (2010) Miteinander reden 1: Störungen und Klärungen. Allgemeine Psychologie der Kommunikation. Hamburg: rororo.

Schütz A. (2012/2013) Lösungsorientierte Führung – Denk- und Handlungsmuster über-prüfen. In: Janßen U., Blum K. (Hrsg.) DKI Barometer Krankenhaus 2012/2013. Düs-seldorf: Deutsche Krankenhaus Verlagsgesellschaft. S. 133-143.

Schütz A. (in Vorbereitung) Aufbau eines ganzheitlichen Steuerungssystems. In: Albrecht M., Töpfer A. (Hrsg.) Erfolgreiches Changemanagement im Krankenhaus: Erfolgskon-zepte Praxis- & Krankenhaus-Management. Heidelberg: Springer.

Singer W. (2013) In unserem Kopf geht es anders zu, als es uns scheint – Das Gehirn – ein sich selbst organisierendes System, Vortrag Symposium turmdersinne 2013. Audi-torium Verlag CD TDS 13-V1V.

Schulte-Zurhausen M. (2010) Organisation. München: Vahlen.

Seligmann M. (2005) Der Glücks-Faktor: Warum Optimisten länger leben. Bergisch Glad-bach: Bastei-Lübbe.

Spektrum (2015) Lexikon der Psychologie. (http://www.spektrum.de/lexikon/psychologie/¬eigenschaftstheorie/3860, Zugriff am 30.05.2016).

Sprenger R. (1995) Mythos Motivation – Wege aus einer Sackgasse. Frankfurt am Main: Campus.

Sprenger R. (2007) Vertrauen führt: Worauf es im Unternehmen wirklich ankommt. Frankfurt am Main: Campus.

Springer Gabler Verlag (2014) Stichwort: Funktionsmeistersystemhttp://wirtschaftslexi¬kon.gabler.de/Definition/funktionsmeistersystem.html, Zugriff am 30.05.2016).

Springer Gabler Verlag (2014a) Stichwort: Interaktionstheorie. (http://wirtschaftslexikon.¬gabler.de/Archiv/85651/interaktionstheorie-der-fuehrung-v7.html, Zugriff am 30.05.2016).

Springer Gabler Verlag (2015) Stichwort: Eigenschaftstheorie der Führung. (http://wirt¬schaftslexikon.gabler.de/Archiv/86551/eigenschaftstheorie-der-fuehrung-v7.html, Zugriff am 30.05.2016).
Springer Gabler Verlag (2015a) Stichwort: Intrinsische Motivation. (http://wirtschaftslexi¬kon.gabler.de/Archiv/57320/intrinsische-motivation-v6.html, Zugriff am 30.05.2016).
Springer Gabler Verlag (2015b) Stichwort: Entscheidungstheorie. (http://wirtschaftslexi¬kon.gabler.de/Archiv/56961/entscheidungstheorie-v8.html, Zugriff am 30.05.2016).
Springer Gabler Verlag (2015c) Stichwort: Führungstheorie. (http://wirtschaftslexikon.¬gabler.de/Definition/fuehrungstheorien.html, Zugriff am 30.05.2016).
Staehle W., Conrad P., Sydow J. (1999) Management – Eine verhaltenswissenschaftliche Perspektive. München: Vahlen.
Stangl W. (2014) Führung. Lexikon für Psychologie und Pädagogik. (http://lexikon.¬stangl.eu/2856/fuehrung/, Zugriff am 30.05.2016).
Stangl W. (2015) Führung. Lexikon für Psychologie und Pädagogik. (http://lexikon.¬stangl.eu/6506/ego-depletion-theorie, Zugriff am 30.05.2016).
Stangl W. (2015a) Führung. Lexikon für Psychologie und Pädagogik. (http://lexikon.¬stangl.eu/120/persoenlichkeit-nach-eysenck/, Zugriff am 30.05.2016).
Steiner R. (1989) Wahrheit und Wissenschaft: Vorspiel zu einer Philosophie der Freiheit. Dornach: Rudolf Steiner.
Steinmann H. (1981) Der Managementprozess und seine Problemschwerpunkte, in Planung und Kontrolle. München: Vahlen.
Steinmann H., Schreyögg G. (2005) Management. Grundlagen der Unternehmensführung. Wiesbaden: Gabler.
Stiller G. (2015) St.Galler Führungsmodell. (http://www.wirtschaftslexikon24.com/d/st-¬galler-führungsmodell/st-galler-führungsmodell.htm, Zugriff am 06.04.2015).
Stiller G. (2013) Führungsphilosophie. (http://www.wirtschaftslexikon24.com/d/fueh¬rungsphilosophie/fuehrungsphilosophie.htm, Zugriff am 30.05.2016).
Siller G. (2015a) Zielkomplementarität. (http://www.wirtschaftslexikon24.com/d/zielin¬differenz/zielindifferenz.htm, Zugriff am 30.05.2016).
Stiller G. (2014) Ambiguitätstoleranz. (http://www.wirtschaftslexikon24.com/d/ambigui¬taetstoleranz/ambiguitaetstoleranz.htm, Zugriff am 30.05.2016).
Stogdill R.M., Bass B.M. (1982) Stogdill's Handbook of Leadership: A Survey of Theory and Research. London, England: Macmillan Publisher.
Stogdill R.M., Goode O.S., Day D.R. (1962) New leader behavior description subscales. Journal of Psychology vol. 54, Taylor & Francis Online: 259-269.
Stogdill R.M. (1974) Handbook of Leadership: A survey of the literature. New York, USA: Free Press.
Stogdill R.M. (1948) Personal Factors Associated with Leadership. Journal of Psychology vol. 25, Taylor & Francis Online: 35-71.
Stollorz V. (2009) Gute Ärzte, schlechte Ärzte. GEO 05/09.
Steyrer J. (1995) Charisma in Organisationen: Sozial-kognitive und psychodynamisch-interaktive Aspekte von Führung. Frankfurt am Main: Campus.
Systemis (2015) Entstehungsgeschichte der systemischen Therapie und Beratung. (http://¬www.systemis.ch/fileadmin/img/content/PDFs/Entstehungsgeschichte_systemischen_¬Therapie_und_Beratung_d.pdf, Zugriff am 30.05.2016).
Szabo S.(2014), Was ist Sozioanalyse? (http://wissenschaft.pr-gateway.de/was-ist-sozio¬analyse/, Zugriff am 30.05.2016).
Taylor F.W. (2006) The principles of scientific management. London, England: Harper & Brother.
TEIA AG-Internet Akademie und Lehrbuch Verlag, Human Relations-Modell. (http://¬www.teialehrbuch.de/Kostenlose-Kurse/Personalmangement/32339-Human-Relations-¬Modell-der-soziale-Mensch.html, Zugriff am 31.05.2016).
Thaler R.H., Sunstein C., (2009) Nudge: Wie man kluge Entscheidungen anstößt. Düsseldorf: Econ.
Tisdale T. (2004) Führungstheorien. In: Gaugler E., Oechsler W. (Hrsg.) Handwörterbuch des Personalwesens. Stuttgart: Schäffer-Poeschel Verlag. S. 824–836.

Töpfer A. (2005) Betriebswirtschaftslehre – Anwendungs- und prozessorientierte Grundlagen. Heidelberg: Springer.

Tretter F. (2005) Systemtheorie im klinischen Kontext: Grundlagen – Anwendungen. Lengerich: Pabst Science Publishers.

Uhlig D.K. (2015) Advantages and Disadvantages of the Vertical Dyad Linkage Model. (http://smallbusiness.chron.com/advantages-disadvantages-vertical-dyad-linkage-model¬-38845.html, Zugriff am 30.05.2016).

Ulrich P., Fluri E. (1978) Management, Eine konzentrierte Einführung. Stuttgart: UTB.

Ulrich H., Krieg W. (1974) St. Galler Management-Modell. Bern: Haupt.

Ulrich H. (1987) Führungsphilosophie. In: Kieser A., Reber G., Wunderer R. (Hrsg.) Handwörterbuch der Führung. Stuttgart: Schäffer-Poeschel Verlag. S. 640-650.

Ulrich H. (2001) Gesammelte Schriften, 5 Bde., Bd.1: Die Unternehmung als produktives soziales System. Bern: Haupt Verlag. Bd. 2: Das St. Galler Management-Modell, Bd. 3: Anleitung zum ganzheitlichen Denken und Handeln, Bd. 4: Management: Aufsätze 1971 – 1981, Bd. 5: Management: Aufsätze 1981 – 1998. Bern: Haupt.

Verband der Krankenhausdirektoren Deutschlands eV (2015) Gesetzgeber wendet sich von der »Überökonomisierung« der Kliniken ab. (http://www.vdk-online.de/aktuelles¬/veroeffentlichungen/2015/gesetzgeber-wendet-sich-von-der-»ueberoekonomisierung«¬-der-kliniken-ab), Zugriff am 18.07.2016).

Vroom V., Yetton H. (1976) Leadership and Decision-Making. University of Pittsburgh Press.

Waterman R. Jr., Peters, T., Phillips, J.R. (1980) Structure Is Not Organization. Business Horizons vol. 23: 14-26.

Watson J.B. (1913) Psychology as the Behaviorist views it. Psychological Review vol 20: 158-177.

Watzlawick P. (1988) Anleitung zum Unglücklichsein. München: Piper.

Weber M. (2014) Wirtschaft und Gesellschaft. Tübingen: Mohr Siebeck.

Wehrle K. (2012) Aufstiegsverweigerer Karriere? Ohne mich! (http://www.spiegel.de/kar¬riere/berufsleben/karriereverweigerer-wer-will-noch-chef-werden-a-851667.html, Zugriff am 30.05.2016).

Weibler J., Deeg J. (2001) Personalführung. München: Vahlen.

Weibler J (1995) Symbolische Führung. In: Kieser A., Reber G., Wunderer R. (Hrsg.) Handwörterbuch der Führung. Stuttgart: Schäfer-Poeschel Verlag: S. 185-221.

Weibler J. (1996) Führungslehre – Ursachensuche für die Heterogenität einer Disziplin. In: Weber W. (Hrsg.) Grundlagen der Personalwirtschaft – Theorien und Konzepte. Wiesbaden: Weber. S. 185-221.

Weimer G. (2009) Deutsche sehnen sich nach Führung. (http://www.t-online.de/nachrich¬ten/specials/id_17204242/deutsche-sehnen-sich-nach-fuehrung.html, Zugriff am 30.05.2016).

Weinert A. (1998) Organisationspsychologie: Ein Lehrbuch, Psychologie. Hamburg: Verlagsunion.

William J. (1957) The Principles of Psychology. Mineola: Dover Publications.

Wirtschaftspsychologie Aktuell (2011) Strategie: Psychologisches Kapital. (http://www.¬wirtschaftspsychologie-aktuell.de/strategie/strategie-20110118-psychologisches-kapital.¬html, Zugriff am 30.05.2016).

Wittchen H., Hoyer J. (Hrsg.) (2011) Klinische Psychologie & Psychotherapie. Heidelberg: Springer.

Wissenschaftlicher Beirat Psychotherapie (2008) Gutachten zur wissenschaftlichen Anerkennung der Systemischen Therapie. (http://www.wbpsychotherapie.de/page.asp?his=¬0.113.134.135, Zugriff am 25.05.2016).

Wöhe G. (2013) Einführung in die Allgemeine BWL. München: Vahlen.

Wollert A. (2001) Führen, Verantworten, Werte schaffen Gebundene Ausgabe. Frankfurt am Main: Frankfurter Allgemeine Buch.

Woyde-Köhler D. (2014) Was Führung in großen Unternehmen von Führung in kleinen Unternehmen unterscheidet. (http://www.forum-gute-fuehrung.de/redaktions-artikel/¬

was-führung-großen-unternehmen-von-führung-kleinen-unternehmen, Zugriff am 30. 05.2016).

WPGS (2015) Wirtschaftspsychologische Gesellschaft, Einleitung: Führen von Menschen. (http://www.wpgs.de/content/view/553/367, Zugriff am 30.05.2016).

Wunderer R. (2003) Führung und Zusammenarbeit: Eine unternehmerische Führungslehre. Hürth: Hermann Luchterhand.

Wunderer R. (1993) Führungstheorien. In: Wittmann W., Kern W., Köhler R., Küpper H.U., Wysocki K.v. (Hrsg.) Handwörterbuch der Betriebswirtschaftslehre. Stuttgart: Schäffer-Poeschel: Sp. 1323-1340.

Wunderer R., Grunewald W. (1980) Grundlagen der Führung. In: Führungslehre, Bd 1. Berlin: De Gruyter.

Wunderlich D. (2015) Buchbesprechung: Paul Watzlawick, Anleitung zum Unglücklichsein. (http://www.dieterwunderlich.de/Watzlawick_unglucklich.htm#kritik, letzter Zugriff 30.05.2016).

Yukl G. (2006) Leadership in Organizations. Ney Jersey, USA: Prentice Hall.

Zaleznik A. (1977) Managers and Leaders: Are They Different? Watertown/Massachusetts: Harvard Business Review.

Zalesnik A. (1990) Führen ist besser als managen. Freiburg: Haufe-Lexware.

Zell H. (2015) Management und Führung. (http://www.ibim.de/management/fset-mana¬gement.htm, letzter Zugriff 30.05.2016).

Teil II MbS – Das Konzept für eine Systemisch-Lösungsorientierte Führung für neue Handlungsoptionen zur werteorientierten Mitarbeiter- und Unternehmensführung

Abstract

Obwohl der Begriff der »lösungsorientierten Führung« auf dem Gebiet der Mitarbeiterführung vereinzelt verwendet wird, sind die Inhalte vage. Es gibt nur wenig Literatur zu diesem Thema.

In diesem Kapitel wird die Idee der Systemisch-Lösungsorientierten Führung erläutert sowie ihre Anwendungsmöglichkeiten für Krankenhäuser beschrieben.

Wie in Teil I beschrieben, gibt es Führungsgrundsätze, aus denen Führungstechniken entwickelt wurden, mit dem Ziel, erfolgreiche Führung zu realisieren. Insbesondere werden darunter die Management by Prinzipien verstanden. Aus diesem Grund und um den sperrigen Begriff »Systemisch-Lösungsorientierte Führung« zu vermeiden, wird der Ausdruck »MbS –Management by (systemic) Solution« synonym für das Totalmodell der Systemisch-Lösungsorientierte Führung verwendet.

Die Studie des Schweizer Beraters Dominik Godat bestätigt die erfolgreiche Anwendbarkeit der lösungsorientierten Führung in der Arbeitspraxis von Führungskräften. Diese Studie zielte darauf ab, herauszufinden, was mittels der lösungsorientierten Führung funktioniert und wie sie in der Praxis beschrieben werden kann. Daraus entwickelte er ein erstes deskriptives Modell der lösungsorientierten Führung. Im Ergebnis brachte die Studie die Erkenntnis, dass sich dieses Modell sehr gut im Führungsalltag, insbesondere in einem dynamischen und anspruchsvollen Umfeld, anwenden lässt. Die lösungsorientierte Führung kann gemäß Dominik Godat als ein neuer Führungsstil und ein Versprechen für die Zukunft gesehen werden (Godat 2013).

Anhand der folgenden Ausführungen wird ersichtlich, dass sich die Gesundheitsbranche in Sachen Unternehmens- und Mitarbeiterführung nicht grundsätzlich von anderen Branchen unterscheidet und dass zukünftig neue Handlungsoptionen benötigt werden, um die aktuellen Führungsstrukturen anzupassen.

1 MbS – Management by (systemic) Solution: Ein Führungsmodell für die Zukunft

Die Literatur, Ausbildungen und Persönlichkeitstrainings zu den Themen Führung und Leadership sind vielfältig und nahezu unüberschaubar. Ist nicht schon alles zu dem Thema Führung und Leadership gesagt? Was bietet die Systemisch-Lösungsorientierte Führung Neues? Ist sie als Synonym des MbS – Management by (systemic) Solution nur ein mehr oder weniger gelungener Marketingbegriff und lediglich alter Wein in neuen Schläuchen?

MbS beleuchtet das Thema Führung in unserer vernetzten Informationsgesellschaft aus systemischer Perspektive. Es beschäftigt sich mit den Limitationen klassischer Führungsvorstellungen vor dem Hintergrund einer durch vielfältige Wechselwirkungen geprägten, sich permanent und immer schneller ändernden Welt.

»Die Welt hat sich in den letzten Jahren von Grund auf geändert. Gerade 1989 – das Jahr, in dem in Berlin die Mauer fiel, betrachten viele als die Geburtsstunde einer neuen Wirklichkeit, die den Anfang einer neuen Ära bedeutet. Heute steht es dem Einzelnen und den Unternehmen nicht mehr frei, sich für Effektivität zu entscheiden. Es bleibt ihnen gar keine andere Wahl. Wenn wir in dieser neuen Wirklichkeit überleben und eine Führungsrolle ausfüllen wollen, wenn uns Innovationen gelingen sollen, reicht bloße Effektivität nicht aus. Die neue Ära verlangt Erfüllung und erfordert leidenschaftliche Optimierung. Diese Faktoren gehören zu einer ganz anderen Dimension. Wer sich die höheren Bereiche des Geistes erschließen will, braucht neue Denkweisen und Einstellungen, neue Fähigkeiten, Techniken und Werkzeuge, kurz gesagt: einen neuen Weg. Die Aufgabe der Führungskraft ist es, diesen Weg zu finden und andere dazu inspirieren, ihren zu finden« (Covey 2005, S. 351ff).

Stephen Covey war einer der weltweit anerkanntesten Experten für Führungsfragen, Unternehmensberater, Dozent und Bestsellerautor für Managementliteratur. Er wurde vom Times Magazine zu den 25 einflussreichsten US-Amerikanern gezählt.

Merke

Das Konzept des MbS – Management by (systemic) Solution beschreibt solch einen neuen Weg. MbS ist ein Systemisch-Lösungsorientierter Führungsstil, der uns bei der Bewältigung der Herausforderungen einer sich ändernden und komplexer werdenden Welt Lösungsansätze liefert.

In einer durch neue Medien geprägten Gesellschaft gelten andere Führungsprinzipien als noch im postheroischen Managementzeitalter. Führungseinflüsse gehen schon längst nicht mehr ausschließlich von den hierzu legitimierten Personen aus. Im Internet verfügt derjenige über Autorität und Ansehen, der eine interessante Botschaft sendet. Gleichgültig, ob er Praktikant oder Universitätsprofessor ist. Obendrein ist vielen Führung mittlerweile suspekt. Zu viele Führer haben ihre Völker, Organisationen, Unternehmen oder Teams enttäuscht. Das stark ausgeprägte Obrigkeitsdenken passt häufig nicht mehr zum heutigen Zeitgeist.

Viele Führungsmodelle heben selektiv einzelne Parameter hervor und erwecken den Eindruck, den Generalschlüssel für Führungserfolg zu kennen. Doch es geht beim MbS nicht um populärwissenschaftliche Erfolgsformeln für Sieger und um die ideale Führungskraft oder darum, das Rad neu zu erfinden. Es gibt keine einfachen Pauschallösungen für komplexe Sachverhalte.

»Man muss die Dinge so einfach wie möglich machen. Aber nicht einfacher« (Albert Einstein).

Basis von MbS

MbS basiert zum einen auf den Erkenntnissen der in Teil I des Buches beschriebenen etablierten Führungstheorien (▶ Teil I, Kapitel 3).

Teil II des Buches zeigt zum anderen den Mehrwert für die Führung auf, der sich durch die Berücksichtigung

- der Erkenntnisse der Allgemeinen Systemtheorie,
- der Erkenntnisse des systemischen Denkens,
- der Erfahrungen des systemisch-lösungsorientierten Coachings sowie
- der Transformation von Erkenntnissen aus den Naturgesetzen und Bereichen der Psychologie

ergibt. Im Ergebnis ist MbS ein mehrdimensionales und multifunktionales Führungsprinzip, welches die Handlungsoptionen von Führungskräften erweitert: und zwar systemisch und lösungsorientiert. Damit realisiert MbS die Idee einer doppelt-werteorientierten Unternehmensführung (▶ Teil II, Kapitel 6.1).

MbS ist ein systemischer und lösungsorientierter Führungsstil. Damit ist er ganzheitlich und pragmatisch. Er erfindet keine neuen Methoden, Modelle oder Funktionen. Stattdessen setzt MbS funktionierende Managementprinzipien und die im Folgenden beschriebenen Grundlagen auf pragmatische Weise im Führungsalltag um.

MbS ist ein lernendes Führungsmodell für effektivere und effizientere Lösungen

MbS vertritt die Ansicht, dass die Lösungen unserer Probleme auf universellen und zeitlosen Gesetzmäßigkeiten beruhen. Wenn jemand mit hoher Effizienz und Effektivität Unternehmen steuern und Menschen führen möchten, sollte er

155

diese Naturgesetze berücksichtigen und anwenden. Die Basis dafür ist das systemische(re) Denken (▶ Teil II, Kapitel 3). Aufgrund der Komplexitäten, die wir Menschen zum Teil selbst geschaffen haben, ist dies eine anspruchsvolle Aufgabe.

Diese Führungsmethode sollte sich ständig weiterentwickeln, indem wissenschaftliche Erkenntnisse aus der Systemtheorie, der Psychologie, den Natur- und den Neurowissenschaften auf ihre Bedeutung für die Steuerung von Unternehmen transponiert und als Quellen für neue Lösungsansätze unternehmerischen Handelns genutzt werden. Beispiele hierzu liefert das Buch von Dr. Werner Boysen »Grenzgänge im Management«.

So wie die Balanced Scorecard von Kaplan und Norton (1997) keine neuen Kennzahlen konzipiert, sondern bestehende Kennzahlen in eine sinnvolle, interdependente Beziehung setzt, so berücksichtigt und überträgt MbS bewährte Managementgrundsätze und grundlegende Erfolgsprinzipien der Natur auf die Erfordernisse unternehmerischer Führung und Steuerung.

MbS könnte sich somit zu einem Führungsstil entwickeln, der die Führungskräfte bei der Bewältigung zukünftiger Herausforderungen unterstützt.

2 Grundlage von MbS – Allgemeine Systemtheorie

2.1 Erkenntnisse aus der Allgemeinen Systemtheorie

Das 20. Jahrhunderts begann mit zwei Paukenschlägen. Um 1900 entwickelte Max Planck die Grundlagen der Quantentheorie und damit eine neue Sicht der physikalischen Vorgänge im atomaren Bereich. Und 1905/1911 schockierte Albert Einstein mit einer neuen Physik der makroskopischen Welt die Wissenschaft, die noch mehrheitlich an der Äthertheorie festgehalten hatte. Durch die neue Physik in beiden Bereichen wurde eine wissenschaftliche Entwicklung losgetreten, die uns nicht nur ein neues Verständnis des Kosmos, die Atombombe und die Mondreise, sondern auch neue Wissenschaften, wie insbesondere die Allgemeine Systemtheorie, Epistemologie und Erkenntnistheorie beschert hat (Renartz 2012).

Die Allgemeine Systemtheorie wurde von dem Biologen Ludwig von Bertalanffy in den 1940er Jahren erstmals aufgestellt (Bertalanffy 1948). Ihre Besonderheit liegt darin, dass sie eine neue wissenschaftliche Herangehensweise zur Betrachtung und Analyse komplexer Systeme darstellt. Bis dahin war die isolierte Betrachtung von einzelnen Bestandteilen eines Untersuchungsgegenstandes die vorherrschende wissenschaftliche Arbeitsweise. Die isolierte Betrachtung von miteinander in Wechselwirkung stehenden Elementen kann das Verhalten der Elemente als eine Gesamtheit jedoch nicht vollständig entschlüsseln, da diese sich als Einheit organisieren und intelligent verhalten. Ob es sich dabei um ein aus Zellen bestehenden Organismus, Verkehrsteilnehmer im Straßenverkehr oder Mitarbeiter in einem Unternehmen handelt, ist unbedeutend. Die Allgemeine Systemtheorie versucht, einen Ansatz zur Lösung der genannten Probleme zu liefern. Sie ist ein interdisziplinäres Erkenntnismodell, in dem das ganze System zur Beschreibung und Erklärung unterschiedlich komplexer Phänomene herangezogen wird und nicht bloß einzelne Elemente oder lediglich die Summe der Einzelelemente. Sie lieferte die theoretische Grundlage für Kybernetik, Chaostheorie, komplexe adaptive Systeme und viele andere wissenschaftliche Felder (Strüver 2006).

Die Systemtheorie ist als systemischer Denkansatz keine einheitliche Theorie mehr. Vielmehr gibt es in den unterschiedlichsten Wissenschaften systemtheoretische Ansätze. So zum Beispiel in den Ingenieurwissenschaften (Girod/Rabenstein/Stenger), in der Soziologie (Luhmann), in der Literaturwissenschaft (Jahraus/Schmidt), in der Logistik (Institut für Technische Logistik), in der Medizin

(Tretter), in der Betriebswirtschaftslehre (St. Galler Management Modell nach Hans Ulrich), in der Geschichts- und Kulturwissenschaft (Becker), in der Physik (Hägele), in der Mathematik (Lehrstuhl für Mathematische Systemtheorie an der Uni Stuttgart).

In Verbindung mit der Kybernetik bildet die Systemtheorie die Grundlage des systemischen Denkens (▶ Teil II, Kapitel 3).

Durch das ähnlich erkenntnisleitende Prinzip – nicht auf Eigenschaften, sondern auf Wechselwirkungen zu achten – ermöglicht diese Denkrichtung aber eine Verständigung zwischen den unterschiedlichen Disziplinen, die verbindet. Eine Präzisierung und Verdeutlichung der Begrifflichkeit »systemisch« in diesem Kontext scheint zukünftig notwendig, um Orientierung in der bedeutenden und komplexen Thematik zu geben.

Die Systemtheorie dient im MbS als ein wissenschaftlicher Ansatz zur Erarbeitung neuer Handlungsoptionen, Lösungsansätze und -strategien, da sie die Interdependenzen, Synergien und das Zusammenwirken von Systemen berücksichtigt und einen universellen Anspruch stellt. Denn das Ziel der Allgemeinen Systemtheorie ist es, eine universelle Theorie und universelle Werkzeuge bereitzustellen, welche isomorphe Probleme aus unterschiedlichen Disziplinen lösen können (Bertalanffy 2009).

Probleme sind isomorph (strukturgleich), wenn der Problemraum mit einer eindeutigen, strukturerhaltenden Abbildung ineinander überführt werden kann.

Leider gibt es in den Wirtschaftswissenschaften keine Bestrebungen, eine einheitliche Führungstheorie zu entwickeln. Es gibt hier weder ein generelles erkenntnisleitendes Prinzip noch eine Bereitschaft der wirtschaftswissenschaftlichen Forscher, aus der Fülle von Managementlehren und Führungsgrundsätzen ein universelles Führungsmodell zu erarbeiten. Stattdessen gibt es zahlreiche Definitionen und Beschreibungen von Führungsmodellen, -theorien etc. (▶ Teil I) – ganz im Gegensatz zu den Forschern auf den Gebieten der theoretischen Physik und der Mathematik, die auf der Suche nach der Weltformel (Grand Unified Theory) ein gemeinsames Ziel verfolgen.

Systemtheorie, Konstruktivismus und Kybernetik – Grundlage des Systemischen Denkens

In einer oft unübersichtlichen und widersprüchlich wirkenden Welt tragen Systemtheorie und Konstruktivismus neben der Kybernetik, die theoretischen Grundlagen des Systemischen Denkens, entscheidend dazu bei, Wechselwirkungen zu reflektieren, zirkulär und vernetzt zu denken statt linear und Kausalität dadurch neu zu konzeptualisieren (Simon 2011; Oelsnitz 2012).

Die Sichtweise und die Denkinstrumente der Systemtheorie decken sich selten mit dem gewohnten Verständnis des kausalen Denkens. Einfache Erklärungen haben jedoch eine größere Anziehungskraft als der Verweis auf komplexe, komplizierte und undurchschaubare Zusammenhänge. Oft mit fatalen Folgen.

Im Angesicht der anstehenden Aufgaben ist es erforderlich, dass sich Führungskräfte eine höhere Denkform (im Sinne von Gregory Batesons Theorie des

»Lernens höherer Ordnung«) aneignen, um systemisch denken, führen und handeln zu können.

Die Bedeutung des Konstruktivismus im MbS

Es gibt verschiedene Varianten des Konstruktivismus. Sie nehmen Bezug zur Erkenntnistheorie, Evolutionstheorie, Neurobiologie, Gehirnforschung, Sprach- und Kommunikationswissenschaft, Wissenssoziologie, Kognitionsforschung etc. Gemeinsam ist allen jedoch die Auffassung, dass sich Realität nicht objektiv wahrnehmen, beschreiben und erklären lässt. Folglich kann die Realität weder direkt noch voraussetzungsfrei erkannt werden (Stangl 1989).

Der Konstruktivismus beschäftigt sich mit der Frage, wie Menschen zu ihren Erkenntnissen bzw. zu ihrem Wissen kommen. Er geht davon aus, dass Wissen und Wirklichkeit nicht immer übereinstimmen, da die Aussagen über die Wirklichkeit, dem eigenen Erleben, der eigenen Geschichte, der eigenen Entwicklung und den eigenen (beschränkten) physischen Möglichkeiten der Wahrnehmung entspringen. Wissen ist nicht das Ergebnis eines abbildgetreuen Erfahrens der objektiv vorliegenden Wirklichkeit. Vielmehr ist es das Ergebnis eines Erfindens der Wirklichkeit. Ursächlich hierfür ist, dass das menschliche Gehirn kein fotografisches Abbild von Wirklichkeit erzeugt, sondern mithilfe von Sinneswahrnehmungen, Vor–Erfahrungen, Überzeugungen und Erwartungen ein eigenes Bild der Welt erzeugt. Wahr ist, was wahr-genommen wird.

Das bedeutet, dass auch die unternehmerische Wirklichkeit bereits in ihrer Betrachtung individuell konstruiert wird. Die Aufgabe des Konstruktivismus ist es aufzuzeigen, wie Wirklichkeitskonstruktionen gemacht werden können sowie dazu aufzufordern, angebliche absolute, universelle Wahrheiten zu hinterfragen.

Diese Erkenntnis hat für die Führung von Unternehmen und Mitarbeitern große Bedeutung. Je nach ihrer Einstellung haben Führungskräfte unterschiedliche Möglichkeiten, Unternehmen zu steuern und Mitarbeiter zu führen (Feess und Thommen 2015).

Im Wesentlichen kann der Konstruktivismus in zwei Varianten eingeteilt werden, dem »Radikalen Konstruktivismus« und dem »Erlanger Konstruktivismus«.

Im Radikalen Konstruktivismus wird die menschliche Fähigkeit, objektive Realität zu erkennen, (radikal) bestritten. Begründet wird dies damit, dass jedes Individuum sich seine Wirklichkeit im eigenen Kopf »konstruiert« (Förster et al. 1992).

Der Erlanger Konstruktivismus, auch »Methodischer Konstruktivismus« bezeichnet, geht davon aus, dass es mithilfe einer besonderen erkenntnis- und kommunikationswissenschaftlichen Methodik möglich sei, diese individuelle Wirklichkeitskonstruktion durch eine gemeinsame Konstruktionsweise zu ersetzen. Dies soll durch den Gebrauch einer von Missverständnissen freien Sprache und einen konkreten und nachvollziehbaren Gebrauch von Begriffen und Definitionen ermöglicht werden (Kamlah und Lorenzen 1996).

Für eine Systemisch-Lösungsorientierte Führung ist es einerseits wichtig, dieses Phänomen bei Entscheidungsfindungen zu beachten und Maßnahmen daraufhin zu reflektieren. Andererseits kommt der Kommunikation und dem Sprachgebrauch eine besondere Bedeutung zu (► Teil II, Kapitel 3.1 und 4.5).

Die Bedeutung der Kybernetik im MbS

Die Kybernetik ist nach ihrem Begründer Norbert Wiener definiert als die Wissenschaft der Steuerung und Regelung von Maschinen, lebenden Organismen und sozialen Organisationen. Der Begriff stammt aus dem griechischen »kybernetiké (téchne)« und bedeutet so viel wie die »Steuermannskunst«. Sie wird in ihrer Kurzform als die Kunst des Steuerns beschrieben.

Ein typisches Beispiel für das Prinzip eines kybernetischen Systems ist ein Thermostat. Es vergleicht den Istwert eines Thermometers mit einem Sollwert, der als gewünschte Temperatur eingestellt wurde. Ein Unterschied zwischen diesen beiden Werten veranlasst den Regler im Thermostat dazu, die Heizung so zu regulieren, dass sich der Istwert dem Sollwert angleicht.

Insbesondere Edmond Marc und Dominique Picard beschrieben in ihrer Definition des Systembegriffs die Untersuchung von Feedbackschleifen auf Basis der Kybernetik als eines der wichtigsten Elemente.

Eine interdisziplinär aus Physikern, Biologen, Neurophysiologen, Mathematikern und Elektroingenieuren zusammengesetzte Forschungsgruppe versuchte, eine Sprache für die gemeinsame Grundlage des Verständnisses von elektronischen und biologischen Vorgängen zu finden. Sie untersuchten das Lernen, die Erinnerung, die Steuerung verschiedener Homöostaseformen, Feedbacksysteme etc. Daraus wurde eine kybernetische Betrachtungsweise entwickelt, die sich auch auf dem Gebiet der Soziologie, Ökonomie und Unternehmensführung anwenden ließ (Kibed 1998).

Die daraus entwickelte Managementkybernetik ist die konkrete Anwendung kybernetischer Grundlagen auf sämtliche Formen komplexer menschlicher Systeme wie Organisationen, Institutionen oder Staaten. Das Ziel ist es, trotz extrem hoher Komplexität und geringer Prognostizierbarkeit aufgrund sich dynamisch verändernder Verhältnisse und einer unvollkommenen Informationslage, die bestmögliche Steuerbarkeit der Organisation zu erreichen und sicherzustellen.

Im Gegensatz zu linear-kausalen Managementmodellen nimmt die Managementkybernetik auf die Dynamik und Unvorhersehbarkeit komplexer Systeme explizit Rücksicht. Vorgefertigte Pläne mit linearer Grundlage können dies, im Gegensatz zu kybernetischen Rückkopplungsschleifen mit zirkulärer Grundlage, nicht. Komplexität wird nicht auf wenige Variablen reduziert, sondern durch fortschreitende, interaktive Rückkopplungsprozesse informativ und operativ erschlossen. Ziel ist die Maximierung der Lebensfähigkeit sozialer Systeme und damit die Optimierung innerer Prozesse und die Anpassungsfähigkeit des Systems an exogene Faktoren.

In der betriebswirtschaftlichen Controllingausbildung finden sich bereits seit Anfang der 1980er Jahre praktische Ansätze von kybernetischen Feedbacksystemen. Schon damals wurde angehenden Managern gelehrt, vernetzt zu denken (in Wirkungsnetzen und nicht in Wirkungsketten). Anstelle des linear-kausalen bzw. monokausalen Denkens sollte eine »systemische(re)n Denkweise« angewandt werden (Mayer 1985; Vester 1984).

Mittlerweile gibt es ein Konvolut betriebswirtschaftlicher Literatur, die sich mit dem vernetzen/systemischen Denken und ihrer Bedeutung für die Unternehmenssteuerung beschäftigt. Dennoch tappen Menschen regelmäßig in Denkfallen, indem sie gegen bekannte wissenschaftlich erwiesene, logische und sinnstiftende Verhaltensweisen verstoßen und stattdessen in alte, determinierte Verhaltensmuster zurückfallen (Jungermann 2010) (▶ Teil II, Kapitel 5).

»Tradition ist nicht die Anbetung der Asche, sondern die Weitergabe des Feuers« (Thomas Morus).

Die Basis für eine gemeinsame Sprache

Anerkennung ist ein zentraler Punkt für eine gelungene berufliche Kommunikation. Führungskräfte sind mit sich und ihrem Leistungsdruck oft so beschäftigt, dass sie kaum noch Kraft für ihre Mitarbeiter übrighaben. Sie interessieren sich mehr für ihre Karriere, die ihnen das System abverlangt, als für ihre Mitmenschen. Wird Anerkennung versagt, leidet die Zusammenarbeit darunter massiv. Zu viel Harmonie kann dagegen kontraproduktiv werden – und zwar in den Fällen, wo aus falsch verstandener Harmoniesucht kein Klartext mehr gesprochen wird. So fallen wichtige Punkte unter den Tisch. Ein anderes verbreitetes Übel ist, wenn es in Meetings im Übermaß menschelt und den Besprechungen jede Struktur fehlt und sie im zermürbenden Überdruss versiegen (Schulz von Thun 2011).

»Zu friedlich und zu höflich ist friedhöflich« (Friedemann Schulz von Thun).

Eine gute Führungskraft sorgt für die Vereinbarkeit von Ordnung, Struktur und Dynamik und löst somit eines der zahlreichen Dilemmata, die in der Führungsrolle enthalten sind.

Wir schätzen uns als Kollegen und da, wo wir anfangen uns nicht zu schätzen, sprechen wir das auf eine verträgliche Weise an. Das verlangt Mut – doch es lohnt sich. MbS ermuntert zu einer Kommunikation, die wesensgemäß und situationsgerecht ist. Authentizität ohne Sensibilität und Takt ist genauso fehl am Platz wie Sensibilität ohne Authentizität. Das ergibt eine unverbindliche Diplomatenfassade. Wer kommuniziert sollte sich über seine Botschaft im Klaren sein. Das »innere Team« hilft bei der Selbstklärung. Wer sich selber versteht, kommuniziert besser (Schulz von Thun 2014) (▶ Teil II, Kapitel 4.8).

2.2   Was ist ein System?

Der Begriff stammt aus dem Griechischen (»systema«) und bedeutet »Gebilde« bzw. »Zusammenstellung«. In diesem Sinne kann ein System als ein von der Umwelt abgegrenztes Gebilde, das aus Elementen, ihren Relationen und Wechselwirkungen miteinander besteht, definiert werden. Dadurch weist ein System zusätzliche Eigenschaften auf, die keiner seiner Teile besitzt.

Auf dem von Bertalanffy entwickelten Systembegriff beruhen viele der späteren kommunikationspsychologischen Anwendungen. Dieser ist charakterisiert in seiner wohl anerkanntesten Definition:

Definition

Ein System ist eine Gesamtheit interagierender Elemente. Darin zieht jede Veränderung eines Elements, Veränderungen bei allen anderen Elementen nach sich (Walker 1996).

Ein System lässt sich auch sehr anschaulich mit einem Mobile verbildlichen. Wird die Position eines Elementes des Mobiles geändert, verändern sich folglich ein oder mehrere Elemente.

Aus dieser Definition folgt, dass es keinen Sinn macht, ein Element für sich durch einen Katalog von Eigenschaften zu beschreiben. Denn kein Eigenschaftskatalog eines Elementes könnte dann definiert werden, ohne auf alle Elemente des Systems Bezug zu nehmen. In diesem Sinne existiert ein Element nicht nur für sich selbst, sondern nur in dem Beziehungsgeflecht zu den anderen Systemelementen (Kibed 1998).

Merkmale von Systemen

Edmond Marc und Dominique Picard haben neun Merkmale von Systemen definiert:

1. Ein System wird durch eine abgegrenzte Struktur von der Umwelt getrennt.
2. Seine Elemente weisen spezifische Eigenschaften auf und sind mit einem Kommunikationsnetz miteinander verbunden.
3. Dieses Netz ermöglicht die Zirkulation von Informationen, Material und Energie zwischen den Elementen.
4. Das System zeigt einen funktionalen Aspekt. Die Funktion wird durch den unter Punkt 3 genannten Effekt sichergestellt.
5. Diese Funktionen sorgen für seinen Bestand, seine Selbstorganisation, seine Reproduktion und seine Anpassung an die Umwelt.

6. Feedbackschleifen steuern mittels der gesammelten Daten die funktionalen Prozesse.
7. Kommunizieren Systeme mit ihrer Umwelt, dann gibt es einen Input der Umwelt auf das System und einen Output des Systems auf die Umwelt.
8. Die Feedbackschleifen liefern als Input auch Informationen über die Folgen von Aktivitäten oder Veränderungen.
9. Daraus resultiert ein Output weiterer Aktivitäten und Veränderungen, die sich systembezogen gesehen nach innen oder außen richten (Marc und Picard 2000).

Diese Merkmale beschreiben alle Formen von Systemen. Sei es ein Unternehmen, eine Volkswirtschaft, ein Auto oder eine Körperzelle.

Ludwig von Bertalanffy unterscheidet zwischen geschlossenen und offenen Systemen. In der Wissenschaft wird mittlerweile noch das isolierte System als dritte Variante beschrieben.

Geschlossene und offene Systeme

Ein geschlossenes System unterliegt keinen äußeren, systemfremden Einflüssen.

Ein geschlossenes System lässt sich am Beispiel eines chemischen Experiments in einer abgeschotteten Kammer erklären. Bei der chemischen Reaktion streben die Substanzen ein chemisches Gleichgewicht an. Das bedeutet, dass anhand der Anfangsbedingungen eine genaue Aussage über den Endzustand möglich ist.

Ein offenes System ist beispielsweise der Mensch, eine Gemeinschaft von Menschen (Team) oder ein Unternehmen. Sie unterscheiden sich im Gegensatz zu einem geschlossenen System durch das Phänomen der Autopoiese und dadurch, dass die Grenze eines offenen Systems zu seiner Umwelt durchlässig ist (▶ Teil II, Kapitel 2.4). Die Grenze besitzt Kanäle, die einen Austausch von Informationen oder Teilchen ermöglichen. Das System und seine Umwelt stehen also in Wechselwirkung. Ludwig von Bertalanffy hebt zwei entscheidende Eigenschaften eines offenen Systems hervor: Fließgleichgewicht und Äquifinalität.

Mit Fließgleichgewicht wird das homöostatische Verhalten eines Systems beschrieben. Das heißt, dass die Menge der Informationen oder Teilchen in einem offenen System trotz des ständigen Ein- und Ausströmens von Informationen oder Teilchen konstant bleibt.

Äquifinalität sagt aus, dass in einem offenen System ein Endzustand von unterschiedlichen Anfangsbedingungen über verschiedene Wege erreicht werden kann. Anders als in einem geschlossenen System, in dem, basierend auf den Anfangsbestimmungen, der Endzustand bestimmt werden kann. Eine deterministische Vorhersage ist demnach nicht möglich. Diese Eigenschaft eines offenen Systems ist aufgrund der Nichtdeterminiertheit (noch) nicht mit den Gesetzen der Physik vereinbar. Wenn jedoch unterschiedliche Anfangsbedingungen zu einem Endzustand führen, kann von einer Zielgerichtetheit des Systems ausgegangen werden (Bertalanffy 2009).

Eine nicht deterministische Vorhersage ist beispielsweise, dass sich die Larve eines Seeigels aus einer Eizelle, aus zwei Hälften von zwei geteilten Eizellen oder aus zwei verschmolzenen Eizellen entwickeln kann. Übertragen auf ein Unternehmen, zum Beispiel im Bereich des Change Managements, bedeutet das:

> Wenn Geschäftsprozesse reorganisiert werden sollen, ist es weniger zielführend, durch Instanzen wie die Projektleitung oder Geschäftsführung das wie und womit unbegründet vorzugeben. Stattdessen sollte das was und wann – somit das Ziel – verständlich und sinnvermittelnd (weshalb, warum) vereinbart werden. Es sollten die Gründe verständlich vermittelt werden. Denn Menschen benötigen Gründe. Studien haben ergeben, dass Menschen bereit sind, ungünstige Umstände viel eher in Kauf zu nehmen, wenn man ihnen die Gründe vermittelt. So sind beispielsweise auf Autobahnen Hinweisschildern zu lesen: »Wir bauen für Sie!« »Vielen Dank für ihr Verständnis.« Für wen sollte denn sonst gebaut werden, wenn nicht für die Autofahrer. Aber allein der Hinweis erhöht das Verständnis für die Baumaßnahme und die damit verbundene Verkehrsbehinderung und stellt die Verkehrsteilnehmer zufrieden.

Zudem sollte der Umsetzungsprozess flexibel und lernfähig gestaltet sein, damit sinnvolle Zielabweichungen und -änderungen möglich sind.

Zur Verdeutlichung des Unterschieds zwischen einem geschlossenen und einem offenen System ein Beispiel aus der Makroökonomie.

> Eine geschlossene Volkswirtschaft ist eine wirtschaftliche Entität, die keinerlei Beziehungen mit anderen Volkswirtschaften pflegt und in sich abgeschlossen ist. In einer offenen Volkswirtschaft hingegen findet ein reger Austausch von Gütern, Kapital und Arbeitskräften zwischen zwei oder mehreren Volkswirtschaften statt. Aufgrund von Im- und Exporten sind Handelsüberschüsse und -defizite in offenen Volkswirtschaften möglich. Auch ist der Wechselkurs ein Phänomen von offenen Volkswirtschaften. Eine offene Volkswirtschaft besitzt somit einen höheren Grad an Komplexität als eine geschlossene Wirtschaft. Dadurch wird es unmöglich, zum Beispiel den Zeitpunkt einer Finanzkrise zu prognostizieren (Äquifinalität). In einer geschlossenen Volkswirtschaft können aufgrund des Nichtvorhandenseins von äußeren Einflussgrößen genauere wirtschaftliche Prognosen gemacht werden (Blanchard 2006).

Die Prinzipien offener Systeme

Marc und Picard beobachteten vier Prinzipien bei offenen Systemen (Marc und Picard 2000).

1. Das Prinzip der Totalität: Systeme können nicht einfach als Aggregate unabhängiger Elemente aufgefasst werden. Sie können nur verstanden werden über das Gesamtmuster der Interaktionen innerhalb des Systems.

Was ist die Ursache dafür, dass sich ein Projektmitarbeiter mehr und mehr aus dem Projekt zurückzieht? Es könnte eine Reaktion auf die inhaltliche Entwicklung der Projektarbeit sein, die ihn unzufrieden macht, oder er fühlt sich von der Projektleitung gegängelt oder private Probleme belasten ihn. Die Gründe können sehr vielfältig sein.

2. Das Prinzip des Feedbacks: Die Abläufe im System erfolgen nicht linear kausal. Vielmehr sind sie im Verhaltensmuster netzwerkartig verknüpft.

Die Führungskraft, die an einem Mitarbeiter herumnörgelt, dass er sich nicht einbringe und sich zurückzieht. Der Mitarbeiter, der sich von der Führungskraft zurückzieht. Was war das auslösende Element?

3. Das Prinzip der Homöostase: Ein System versucht immer, sein Gleichgewicht beizubehalten.

Nach bzw. während einer Reorganisation fällt eine Abteilung wieder in bekannte Prozessabläufe und Arbeitsweisen zurück und lehnt neue Technologien bzw. Arbeitsprozesse ab.

4. Das Prinzip der Äquifinalität betont die Bedeutung der Struktur über die Genese.

Sehr verschiedene Wellen können die gleiche Struktur im Meeressand zeichnen.

Anhand der ersten Lotka-Volterra-Regel kann eine einfache praktische Anwendung der Systemtheorie erläutert werden. Sie besagt, dass trotz periodischer Schwankungen bei gleichbleibenden Bedingungen die Populationen von Räubern und Beute konstant bei einem Durchschnittswert liegen.

Die Wachstumsentwicklung einer Beute- und einer Räuberpopulation können jeweils getrennt voneinander betrachten werden. Einerseits als ein geschlossenes System, andererseits als ein offenes System mit Wechselwirkung. Bei der Betrachtung auf Basis eines geschlossenen Systems werden Veränderungen in der Umwelt, wie zum Beispiel Nahrungsverringerung infolge von Dürre, nicht berücksichtigt. Auch kann nicht gesagt werden, wie sich beide Populationen entwickeln werden, würden sie nicht mehr getrennt betrachtet.

Bei der Betrachtung als offene Systeme stehen die beiden Populationen in einer Wechselwirkung miteinander. Dies erst ermöglicht eine realitätsnähere Beurteilung ihrer zukünftigen Entwicklung. Die Räuberpopulation wächst phasenversetzt nach Anstieg der Beutepopulation infolge von Nahrungszuwachs an. Durch die erhöhte Anzahl an Räubern nimmt die Beutepopulation rapide ab.

> **Merke**
>
> Zentraler Gegenstand der Systemtheorie ist das System, welches eine Entität aus in Wechselwirkung stehenden Elemente ist.

Die Betrachtung von offenen Systemen ist schwierig und bei großen Systemen ist sie extrem komplex. Daher sollte die Anwendung gemäß dem systemischen Ansatz stets im Kontext von dem zu betrachtenden Problem bestimmt werden. Oft genügt auch eine Modellierung als geschlossenes System zur Lösungsfindung (▶ Teil I, Kapitel 3.7).

2.3 Ein System ist mehr als die Summe seiner Eigenschaften

Eine Erklärung für die Beobachtung, dass ein System zusätzliche Eigenschaften im Vergleich zur Summe der Eigenschaften aller Systemelemente aufweisen kann, verdeutlicht ein Beispiel aus der Tierwelt.

Betrachten wir zunächst eine einzelne Honigbiene. Die Anzahl der Nachkommen und die Menge der Honiggewinnung pro Tag sind begrenzt. Der klassische Ansatz nimmt an, dass es zur Analyse eines Ganzen genügt, dessen Teile zu betrachten und diese linear zu summieren. Danach sind die Anzahl der Nachkommen und die Menge der Honiggewinnung pro Tag von einer Honigbienenschar proportional zu den Werten von einer Honigbiene. Bekanntlich sind Honigbienen mit einer Königin, einer Vielzahl von Arbeiterinnen und einer Schar von Drohnen in Form von Staaten organisiert. Diese Form der Organisation ermöglicht es ihnen, ein komplexes Nest zu bauen, eine stabile Rate an Nachkommen zu sichern und ein Abwehrsystem gegenüber Feinden zu errichten. Dies ist bei der isolierten Betrachtung einer Honigbiene nicht beobachtbar. Ein System kann also selbstorganisierend sein und emergente Eigenschaften aufweisen, welche seine Teile isoliert nicht besitzen. Die Existenz eines Bienenstaates weist bereits auf die Zielgerichtetheit dieses Systems hin. Denn diese Organisation ermöglicht eine effizientere Gewinnung von Nahrung und eine höhere Lebenschance für jede einzelne Honigbiene (Yue Chi 2013).

Anders als den Honigbienen gelingt dies den Menschen – trotz oder wegen ihrer intellektuellen Leistungsfähigkeit – häufig nicht so gut. Wie das Phänomen des »altruistischen Bestrafens« zeigt. Damit ist der Umstand gemeint, dass Menschen es sich etwas kosten lassen, andere für (vermeintliche) soziale Verfehlungen zurechtzuweisen. Das halten wir für edel und wir fühlen uns gut. Wir empfinden das als gerecht. Auch wenn wir uns damit selbst und unserem Unternehmen einen Schaden zufügen. Die Aktivität in dem Belohnungssystem unseres Gehirns vermittelt uns ein Wohlgefühl. Es ist nur durch wenig zu übertreffen und führt leider dazu, dass wir in unserer Entscheidungsfähigkeit reduziert werden. Wir neigen dazu, unkritisch zu sein, weil wir ein Hochgefühl haben und handeln dadurch unwirtschaftlich (Gresser 2007).

Korrekturmaßnahmen funktionieren nicht mehr

Wir sind die Nachfahren von Jägern und Sammlern, geprägt durch unsere Evolution. 4 Millionen Jahre als Jäger und Sammler stehen 400 Jahre als moderner Mensch gegenüber. Die Anonymität der von uns geschaffenen Gesellschaft ermöglicht den Nutzen Einzelner auf Kosten der Allgemeinheit. Sanktionsmechanismen greifen, anders als in der überschaubaren Lebensgemeinschaft der Jäger und Sammler, nicht. Betrüger wurden in dieser Zeit schnell enttarnt und bestraft. Das hatte eine abschreckende Wirkung auf die anderen. Wir haben jedoch eine Komplexität geschaffen, die uns überfordert. Wir können lediglich lernen, systemrelevante Regulatoren zu definieren und einzusetzen. Dies sollte neben dem Handeln jedes Einzelnen eine vordringliche Aufgabe der Politik und der Eliten sein, jedoch:

> »Die Wenigen, die das System verstehen, werden so sehr an seinen Profiten interessiert oder so abhängig sein von der Gunst des Systems, dass aus deren Reihen nie eine Opposition hervorgehen wird. Die große Masse der Leute aber, die mental unfähig sind zu begreifen, wird seine Last ohne Murren tragen, vielleicht sogar ohne zu mutmaßen, dass das System ihren Interessen feindlich gesinnt ist« (Gebrüder Rothschild).

Der Vorstand initiiert ein Projekt zur Reorganisation von Geschäftsprozessen. Ein Mitarbeiter, nennen wir ihn Herr Gewissenhaft, hält die darin beschlossenen Maßnahmen für falsch und suboptimal. Zudem fühlt er sich verletzt und wenig wertgeschätzt. Schon seit vielen Jahren arbeitet er sehr erfolgreich in diesem Bereich. Er hält sich für den erfahrensten Mitarbeiter und hat selber eigene Ideen, die er in dieses Change Management Projekt hätte einbringen wollen. Er wurde aber nicht gefragt und angehört. Er fühlt sich ungerecht behandelt und hält die ergriffenen Maßnahmen für falsch. Er wird zukünftig nichts dafür tun, dass sich der erwünschte Erfolg einstellt. Sollen die da oben doch sehen, was sie davon haben, wenn sie erfahrene Mitarbeiter wie ihn, die wissen wie es geht, nicht fragen und ignorieren. Das Ergebnis ist die innere Kündigung.

2.4 Erkenntnistheorie und ihre Bedeutung für die Kommunikation

Die Epistemologie (Erkenntnistheorie) ist die Wissenschaft davon, wie wir wissen, was wir wissen. Sie umfasst dabei die Fragen nach den Voraussetzungen für Erkenntnis, dem Zustandekommen von Wissen und anderen Formen von Überzeugungen. Ein wesentlicher Aspekt ist das Phänomen der Bewusstheit und ihre Entstehung im Gehirn sowie ihr Einsatz für den Erkenntnisprozess zur Konstruktion unserer Weltanschauung (Bateson 1981, 1984). Als besonders richtungsweisend für die Wissenschaft hat sich die Erkenntnistheorie von Humberto Maturana und Francisco Varela und der von Maturana geprägten Begriff der »Autopoiesis« erwiesen (Maturana 1982, 1997, 1990; Maturana und Varela 1987).

Skizze der Erkenntnistheorie von Humberto Maturana

Das Konzept der Autopoiesis wurde von den chilenischen Biologen Humberto Maturana und Francisco Varela entwickelt. Sie beschäftigten sich mit der Frage, wie das Gehirn Erkenntnis und Wissen erschafft und die Fähigkeit erlangt zu kommunizieren. Dadurch unterscheiden sich lebende Systeme von physikalischen oder chemischen Systemen. Die Autopoiesis bezeichnet die Fähigkeit lebendiger Systeme, sich auf strukturell-genetischer Grundlage aus sich selbst hervorzubringen, zu erhalten, zu organisieren und sich selbst fortzupflanzen.

Es kann daher von der Selbstorganisation offener Systeme gesprochen werden. Autopoietische Systeme verfolgen keinen anderen Zweck als den ihrer Selbstverwirklichung und ihres Selbsterhalts – codiert in ihren Genen.

Es handelt sich dabei um einen evolutionsgeschichtlichen Ansatz in Verbindung mit kognitionswissenschaftlichen und erkenntnistheoretischen Perspektiven als Lebensprinzip, das sich aufgrund von ständigen biologischen, kommunikativen und kognitiven Rückkopplungsprozessen weiterentwickelt und differenziert. In der Folge der Veröffentlichungen zum Lebensprinzip wurde es für verschiedene Wissenschaftsgebiete abgewandelt und fruchtbar gemacht (Renartz 2012).

Auch Unternehmen sind lebende Systeme. Sie leben dabei in einem Medium, ihrer Umwelt, auf die sie reagieren können und aus der sie Stoffe (Informationen, Produkte, Dienstleistungen) sowohl aufnehmen als auch abgeben können. Sie sind halboffene Systeme, da sie operational in sich geschlossen sind. Das bedeutet, dass sie ihre Homöostase, ihr dynamisches, sich selbst konstituierendes Funktionsgleichgewicht, selbst erhalten können. Solange diese Geschlossenheit besteht, existieren sie.

> »Wir erzeugen die Welt, in der wir leben, buchstäblich dadurch, dass wir sie leben« (Humberto Maturana).

Lebende Systeme haben die Fähigkeit, sich mit ihrer Umwelt auf struktureller Ebene und anderen Systemen zu koppeln und somit zu interagieren (strukturelle Kopplung).

Kinder lernen die Sprache, die dort gesprochen wird, wo sie aufwachsen.

Wenn autopoietische Systeme, wie wir Menschen, über einen sensuellen Apparat verfügen, können sie sich kognitiv und sprachlich konsensuell, das heißt übereinstimmend/einvernehmlich koppeln (konsensuelle Kopplung). Dabei werden insbesondere die Informationen und Signale, die zur Störung der Homöostase führen, vom System wahrgenommen (Renartz 2012).

Das Wesen der konsensuellen Kopplung besteht darin, dass die Homöostase (das Gleichgewicht) des Systems durch die Einwirkung eines anderen sensuell begabten Wesens zugelassen wird. Letztlich entscheidet der Empfänger einer Botschaft darüber, wie er damit umgeht. Das heißt, ob er sie annimmt, verwirft oder verdrängt und wie er darauf reagiert, zum Beispiel mit Interesse, Neugier, Ablehnung, Wut oder Ohnmacht.

Bezogen auf die Kommunikation bedeutet dies, dass die Wahrnehmung keine adäquate Widerspiegelung der äußeren Welt ist. Sie ist stattdessen eine systeminterne Konstruktion und somit immer individuell auf den Kontext bezogen. Aus diesem Grund definierte Gregory Bateson Information wie folgt:

> »What we mean by information – the elementary unity of information – is a difference which makes a difference ...« (Batesan 1972, S. 453).
> »Eine Information ist ein Unterschied, der für dieses Individuum gerade einen Unterschied macht und somit bewusst wahrgenommen werden kann« (Varga von Kibed).

Wiederholen sich Störungen spricht man von Redundanz. Unter Redundanz versteht man in der Kommunikationstheorie das mehrfache Vorhandensein derselben Information. Sie stellt in der Rhetorik ein wichtiges Instrument dar, damit durch die Wiederholung der Inhalte die damit verbundene Botschaft besser wahrgenommen werden kann. »Redundanz ist das Wesen jeder Struktur und die Grundlage jeden Codes in der Informationsübertragung« (Renartz, 2012).

Was bedeutet dies für die Führung?

Die Unternehmensleitung möchte ein neues Krankenhausinformationssystem implementieren und zeitgleich Ablaufprozesse optimieren. Sie benennt die existierenden Schwachstellen und stört das alte System, indem sie die Gründe der Verbesserungsbedürftigkeit klarstellt. Der Kommunikationscode sollte empfängerorientiert sein mit dem Ziel, ein einheitliches Verständnis für die Ziele und die Notwendigkeit der Maßnahmen zu erreichen. Die wiederholte Kommunikation um die Notwendigkeit der Verbesserungsbedürftigkeit (Redundanz der Information) unterstützt den Umsetzungsprozess.

Die Bedeutung für die Kommunikation

Besteht zwischen Menschen (Systemen) eine strukturelle Kopplung, haben sie durch ihre sensuellen Fähigkeiten die Möglichkeit, konsensuell miteinander zu kommunizieren. Das heißt, sie können einvernehmlich kommunizieren und Störungen einen Informationssinn geben. Diese Anpassung setzt unter Umständen eine Strukturänderung des einzelnen Menschen (Systems) voraus, um einen Konsens zu erreichen. Diese Anpassung lässt der Mensch (das System), auf der Basis seiner Erfahrung, Entwicklung und der Struktur seiner Persönlichkeit, zu oder auch nicht zu. Ursächlich dafür ist, dass jeder Teilnehmer einer Kommunikation seine eigene gedankliche Struktur in der Kommunikation hat. Diese gedankliche Struktur beinhaltet eine subjektive Sichtweise von Ursachen und Wirkungen. Je nach Kultur, Erfahrungen, Einstellungen, Ideologien, Vorstellungen und Erwartungen kann diese Struktur sehr unterschiedlich geprägt sein. Aus diesen unterschiedlichen gedanklichen Strukturen folgerte Paul Watzlawick, dass Kommunikation immer Ursache und Wirkung sei und durch Interpunktionen geprägt wird. Unter Interpunktion verstand er, dass jeder Teilnehmer einer Kommunikation seine eigene gedankliche Struktur in der Kommunikation hat und sein Kommunikationsverhalten entsprechend organisiert (Watzlawick 2011).

Diese individuelle Struktur, die je nach Kultur, Vorstellungen, Idealen, Erfahrungen und Einstellungen unterschiedlich geprägt ist, beeinträchtigt die Kommunikation erheblich. Wenn zwei Systeme unterschiedlich interpunktieren und damit ihre Welt unterschiedlich konstruieren, schaffen sie jeweils individuelle Sichtweisen und Sinn- und Zweckzuschreibungen. So entsteht häufig ein Problemkreislauf in zwischenmenschlichen Beziehungen (Watzlawick 2011).

> Die Führungskraft beschwert sich, der Mitarbeiter würde sich ständig zurückziehen und sich zu passiv verhalten. Der Mitarbeiter verhält sich jedoch passiv, weil die Führungskraft ständig an ihm herumnörgelt. Die Führungskraft nörgelt also und der Mitarbeiter zieht sich zurück. Weil er sich zurückzieht, nörgelt sie.

Eine unabdingbare Voraussetzung für eine erfolgreiche Kommunikation ist die wechselseitige Bereitschaft, den Gesprächspartner verstehen zu wollen, bevor man selber verstanden werden will (Covey 2005). Mit Verstehen meint Covey sich hineinzudenken und nicht nur, den Standpunkt des Gesprächspartners intellektuell nachzuvollziehen. Verstehen heißt insbesondere, die Sichtweisen des Gegenübers zu akzeptieren und zu respektieren. Es erfordert die wechselseitige Bereitschaft, den Gesprächspartner verstehen zu wollen, ohne unbedingt übereinzustimmen oder das gutzuheißen was der Gegenüber sagt. Stattdessen sollte versucht werden, die Aspekte aus der Warte des Anderen heraus zu betrachten. Viele Lösungsmöglichkeiten scheitern, weil sich Gesprächspartner weigern den anderen zu verstehen und von vornherein auf ihre Meinung beharren. Da es sich dabei um eine wechselseitige Bedingung handelt, ist es nicht nur eine Führungsaufgabe den Mitarbeiter verstehen zu wollen. Auch der Mitarbeiter sollte im Sinne einer gelingenden Kommunikation die Bereitschaft haben, die Führungskraft verstehen zu wollen. Die Aufgabe der Führungskraft besteht falls notwendig darin, zu versuchen, dem Mitarbeiter bzw. den Mitarbeitern diese Zusammenhänge verständlich zu machen.

Um sich verständigen zu können, müssen ausreichend Redundanzen vorliegen. Nur so entsteht die Chance, dass beide Systeme das Gleiche mit der gleichen Interpunktion verbinden. In der Kommunikationswissenschaft werden unter Interpunktion subjektiv empfundene Startpunkte innerhalb eines ununterbrochenen Austausches von Mitteilungen während einer zwischenmenschlichen Kommunikation verstanden. Die Verwendung dieses Begriffes geht auf eine gemeinsame Arbeit von Gregory Bateson und Don D. Jackson zurück (Bateson und Jackson 1964). Mit anderen Worten: Sie sollten einen gemeinsamen Code entwickeln. Erst wenn die Systeme über einen gemeinsamen Code verfügen, können sie sich mit gesprochener und nonverbaler Sprache wirklich verständigen.

Der Neuroforscher Kevin Dunbar wies auf Hirnscans nach, dass Informationen, die nicht in unser Weltbild passen, in unserem präfrontalen Kortex als Fehler markiert und aussortiert werden. Informationen, die außerhalb unseres Weltbildes liegen, dürfen den präfrontalen Kortex passieren und werden zu Erinnerungen verarbeitet. Dieser Bestätigungsfehler führt dazu, dass wir uns unserer Sache immer sicherer werden. Wenn die Menschen glauben, etwas verstanden zu haben, lassen sie sich durch gegenteilige Fakten nicht mehr aus dem existierenden Konzept bringen (Schäfer 2012) (▶ Teil II, Kapitel 5.6).

Ein Ausweg aus dieser Fehlerfalle ist die achtsame Selbstreflexion, die Aufmerksamkeit und der echte Dialog mit Kollegen, Mitarbeitern und Vorgesetzten, die diese Grundregeln ebenso beherzigen sollten (▶ Teil II, Kapitel 4.5).

Dies ist für das System Krankenhaus mit seinen vielen Subsystemen und den zahlreichen Schnittstellen mit der Umwelt von großer Bedeutung. Zur Verständigung bedarf es einer konsensuellen Kopplung, durch die ein Code entstanden ist, der die Grundlage der Kommunikation bildet. So funktionieren die bewusste Sprache und die nonverbale Sprache.

Eine Kommunikationsverweigerung stellt ein kommunikatives Manöver dar, das Widerstand gegen die gerade ablaufende kommunikative Interaktion darstellt. Dabei ist unbedingt auf die nonverbale Körpersprache zu achten. Erst wenn das gesprochenem Wort und die Körpersprache kongruent sind, liegt Zustimmung vor.

Der Angehörige eines Patienten beschwert sich darüber, dass die Medikamente nicht ordnungsgemäß verabreicht würden. Die Pflegekraft erklärt darauf, dass alles ordnungsgemäß erfolgt. Der Angehörige antwortet zwar nicht mehr auf die Information, er signalisiert mit seiner Körpersprache jedoch, dass er keinesfalls den Ausführungen der Pflegekraft glaubt. Stattdessen hört er aus dem Nebenzimmer der Station gerüchteweise von einem ähnlichen Fall. Er sieht sich in seinen Vorwürfen bestätigt und wendet sich an die Presse mit massiven Vorwürfen gegen die Klinik.

Aus diesen Gründen ist es wichtig, auch auf die nonverbalen Reaktionen der Patienten oder ihrer Angehörigen zu achten. Signalisieren diese Widerspruch ist es ratsam, dies direkt anzusprechen, um Klärung herbeiführen zu können.

Die Grundlage von Verstehen

Der bewusste Umgang mit diesen Zusammenhängen, die Beachtung von nonverbaler und verbaler Kommunikation und das Schaffen von Redundanzen bilden die Grundlage von Verstehen. Nutzen Sie die Kommunikation über die Kommunikation und deren Ziele (Kommunikation 2. Ordnung). Klären Sie die

Art und die Hintergründe der Kommunikation untereinander. Das schafft eine höhere Ebene – eine Metakommunikation. Sie ist von großer Bedeutung für gegenseitiges Verstehen und Verstanden werden. Denn Metaebenen dienen der Konstruktion von Sinn.

Die Bedeutung der Sinnlehre statt der Sinnleere hob bereits Viktor Frankl mit seiner Logotherapie hervor. Er ging davon aus, dass der Mensch existenziell auf einen Sinn ausgerichtet ist. Ein nicht erfülltes Sinnerleben führe vereinfacht dargestellt als Kompensation zum Streben nach Lust (Freud), zum Streben nach Macht (Adler) oder zu psychischen Krankheiten.

Nach Frankl ist der »Wille zum Sinn« die Hauptmotivation aller Menschen. Sinnfindung, Sinnerfüllung in der Arbeit und Lebenssinn sind untrennbar miteinander verbunden. Wo aber Sinn- und Wertelosigkeit herrschen, erkranken Menschen, Unternehmen und Organisationen (Frankl 1985, 2006).

Studien zeigen, dass unternehmerischer Erfolg davon abhängt, inwieweit es gelingt, einen Beitrag zur Humanisierung der Arbeitswelt zu leisten, indem sinnstiftende Werte vermittelt werden. Gerade für die Menschen der hochindustrialisierten Gesellschaften ist die berufliche Identität entscheidend für die Erfahrung von Sinn. Eine sinnvolle Arbeit zu haben, wird von diesen Menschen als eminent wichtig erlebt. Arbeit zu verlieren wird aus diesem Grund nicht selten als persönliche Katastrophe wahrgenommen (Deep White Studie 2014).

Eine praktische Übung zur Sinnermittlung in einem Unternehmen: Mitarbeiter können sich fünf Dinge selbst klarmachen:

1. Was trage ich zum Unternehmenserfolg bei?
2. Werde ich gesehen und als Mensch anerkannt?
3. Werde ich in meiner Entwicklung gefördert bzw. wird meine Entwicklung wahrgenommen?
4. Habe ich für meine Arbeit einen klaren, verlässlichen Rahmen?

Fragen Sie sich, was Sie mit lösungsorientierter Führung erreichen wollen oder erinnern Sie sich daran, was Sie erreicht haben (Erfolgsgeschichte) und wie Sie es erreicht haben (Ressourcen)!

Der kommunikative Aufwand für die Sinnvermittlung lohnt sich. Der Erfolg und die Arbeitsleistung steigen spürbar, wenn Mitarbeiter den Sinn ihrer Arbeit erkennen, auch wenn es sich lediglich um repetierende Aufgaben handelt, wie zum Beispiel in einem Call Center.

> »Wer sein eigenes Leben und das seiner Mitmenschen als sinnlos empfindet, der ist nicht nur unglücklich, sondern kaum lebensfähig« (Albert Einstein).

Wenn Sinn gemeinsam geschaffen, kommuniziert wird, entstehen gelebte Unternehmenskulturen, -leitbilder, -ziele, -strategien usw. Wenn der auf dieser Weise geschaffene Sinn und die Sinnsysteme zudem noch bewusst werden, sprechen wir von Erkenntnis. Dies führt zu einer weiteren wissenschaftlichen Theorie und ihrer Anwendbarkeit in der Unternehmenspraxis: der Selbstorganisationstheorie.

2.5 Grundlagen der Selbstorganisationstheorie

Die Selbstorganisationstheorie beschreibt die Entstehung von Ordnung durch den selbstbestimmten ordnenden Eingriff systeminhärenter Elemente. Damit unterscheidet sie sich von der Fremdorganisation, die durch ordnenden Eingriff von externen, mit Ordnungsgewalt ausgestatteten Elementen entsteht. Der Begriff stammt aus der Synergetik. Die Synergetik ist die Lehre vom Zusammenwirken von Elementen gleich welcher Art, die innerhalb eines komplexen, dynamischen Systems miteinander in Wechselwirkung treten. Sie erforscht allgemeingültige Prinzipien und Gesetzmäßigkeiten des Zusammenwirkens. Unter Selbstorganisation wird somit die spontane Entstehung von Ordnung verstanden. Sie tritt als räumliche, zeitliche und funktionale Struktur in Erscheinung. Selbstorganisationsphänomene spielen bei der Entstehung biologischer und sozialer Organisationsformen eine Rolle. Diese Systeme setzen Instruktionen und Informationen bzw. Sprache voraus. Somit führt die Selbstorganisationstheorie bis in die Informations- und Sprachtheorie. Überdies bestehen enge Zusammenhänge zu anderen Strukturwissenschaften wie der Kybernetik, Synergetik, der relativ jungen Wissenschaft der Peranetik (abgeleitet vom griechischen Wort »peras« für Grenze, ist die noch relativ junge Wissenschaft von den Rand- und Grenzbedingungen beziehungsweise Zwangsbedingungen) und der bereits erwähnten Systemtheorie (Yue Chi 2013; Blanchard und Illing 2006; Capra 1996).

Solche Bedingungen sind charakteristisch für die Organisation komplexer Systeme. Sie spielen im lebenden Organismus und in sozialen Systemen eine entscheidende Rolle (Küppers 2012).

Die Geschichte der Selbstorganisationsforschung begann bereits im 17. Jahrhundert. Wissenschaftler fragten sich, wie Wirtschaftssysteme entstehen und wie sie beeinflusst und geordnet werden könnten. Doch alle Bemühungen, die Wirtschaft wirksam steuern zu wollen, scheiterten. Die Forscher vermuteten, dass ein grundlegendes Problem vorliegen musste. Mitte des 20. Jahrhunderts erkannten die Wissenschaftler, dass Wirtschaftssysteme sich durch die Mischung von absichtsvollen und spontanen Reaktionen selbst ordnen. 1974 erhielt Fritz von Hayek den Nobelpreis für Wirtschaftswissenschaften, nachdem er die inzwischen entstandene Selbstorganisationstheorie auf die Märkte angewandt hatte. Es schien, als kontrolliere die Homöostase das System (Kybernetik 1. Ordnung). Bateson und Watzlawick forderten daher für soziale Systeme, dass homöostatische Bindungen durchbrochen werden müssen, wenn das System sich weiterentwickeln soll. Die Technik, die dafür genutzt werden kann, wird auch die Kybernetik der 2. Ordnung genannt. Die Kybernetik der 1. und 2. Ordnung lässt sich am einfachsten anhand eines Beispiels erklären.

Eine Kybernetik der 1. Ordnung liegt vor, wenn jemand in einem Meeting sitzt und den Besprechungsverlauf beobachtet. Von der Kybernetik 2. Ordnung wird gesprochen, wenn sich diese Person vorstellt, sich selber in dem gleichen Meeting zu sehen und sich selbst dabei zu beobachten, wie sie den

173

Besprechungsverlauf beobachtet. Dies kann hilfreich sein, um sich selbstreferentiell mit den Folgen der Beobachtung auseinander setzen zu können, sich das System, seine Elemente und Interaktionen mit all seinen Nebenwirkungen aus der Metaperspektive zu betrachten, um damit eine andere Perspektive einnehmen und andere Erkenntnisse gewinnen zu können.

Mit dem Wissen der Kybernetik der 2. Ordnung trat die Selbstorganisationstheorie in eine weitere Phase ein, die derzeit noch anhält: Die Phase der »Innovativen Selbstorganisation«. Bewusste Einflüsse provozieren als systemstörende Reize stets eine selbstorganisatorische und grundsätzlich nicht vorhersehbare Reaktion des Systems. Das System kann in die gewünschte Richtung reagieren. Genauso gut aber auch in eine ganz andere. Wir müssen uns eingestehen, dass wir die absolute, direkte Kontrolle komplexer Systeme nicht herbeiführen können. Ein System macht, was es will und weist dennoch eine Ordnung auf. Dabei ist Chaos keinesfalls Unordnung an sich, sondern beinhaltet latente Ordnung. Ordnung entsteht selbstorganisatorisch aus Chaos (Renartz 2012).

> »Komplexe Systeme erzeugen nicht voraussagbare innere Systemzusammenhänge und verhalten sich nicht voraussagbar schöpferisch (autopoetisch)« (Heyse et al. 2010).

Selbstorganisierende menschliche Systeme sind:

- Komplex – das bedeutet, niemals ganz in ihrem Fühlen, Denken und Handeln zu verstehen.
- Redundant – das bedeutet, durch Wiederholung strukturbildend, sodass es für eine Veränderung einer Musterunterbrechung bedarf.
- Dynamisch – das heißt, durch den ständigen Austausch mit der Umwelt bleibt nichts wie es ist. Wichtig ist nur die Einstellung der Menschen zu den Veränderungen. Überwiegt das Gefühl oder die Hoffnung der Verbesserung oder die stete Furcht der Verschlechterung? Selbst die Einstellung beeinflusst das Resultat des Handelns.
- Nichtdeterministisch – das heißt, Menschen sind nicht immer ursachenbestimmt, auch nicht in ihren Problemen. Sie erzeugen ihre Probleme und Symptome selbstorganisatorisch. Und zwar in Reaktion auf die Verstörungen, die sie sich selbst setzen oder die ihnen die Umwelt setzt. (Unter Verstörung wird eine Musterunterbrechung verstanden. Damit ist die Idee gemeint, die gewohnten Muster des Umgangs mit sich selbst und anderen zu unterbrechen, zu verstören, um alte Gewohnheiten und Abläufe zu ändern und Optionen für neue Denk- und Handlungsweise zu ermöglichen.) Deshalb haben sie auch die Kontrolle über ihre Probleme und Symptome und können sie auflösen. Tief in seinem Inneren, überlagert von Schemata, Glaubenssätzen und gewohnten Denkprozessen, weiß das Individuum, wie eine Lösung geschehen kann. Wenn das nicht so wäre, könnte Heilung niemals stattfinden.
- Interaktiv – Der systemische Therapeut Helm Stierlin hat darauf hingewiesen, dass Selbstindividuation sich immer bezogen vollzieht, das heißt bezogen auf andere Menschen. Zum Beispiel zwischen Führungskraft und Mitarbeiter, zwischen Mutter und Kind etc. (Stierlin 1975).

174

- Selbstreferenziell – das bedeutet, auf sich rückbezüglich. Was immer auch geschieht, Menschen neigen dazu, alles auf sich zu beziehen und ihm eine persönliche Bedeutung zu geben. So werden sie jedoch von ihrer Umwelt abhängig.
- Autonom – Menschen sind zwar offene Systeme, sie sind jedoch im Rahmen ihrer Selbstorganisation funktionell geschlossene Systeme mit eigener Individualität. Deshalb sind Menschen nicht fremd zu bestimmen! Anordnungen, Zwang und Druck führen nur oberflächlich oder kurzfristig zum Erfolg. Sie bewirken eher die innere Kündigung des Mitarbeiters oder die Flucht beispielsweise in das altruistische Bestrafen.

2.6   Wie organisiert sich die Selbstorganisation?

Systeme organisieren sich über eine Ordnerhierarchie mit einem obersten Systemordner. Die sogenannten Ordner entstehen in der Systemdynamik durch zwei Grundtendenzen: Konkurrenz und Kooperation. Beide Tendenzen sind immer gleich wirksam. Der oberste Ordner eines Systems steht für die Selbstindividuationstendenz und ist überwiegend durch Kooperation bei gleichzeitiger Konkurrenz entstanden und organisiert das System über die Subordner. Er geht aus dem System hervor und kommt niemals von außen.

Bezogen auf die Homöostase eines Systems lassen sich zwei Grundtendenzen beobachten:

- Eine konservative Tendenz, die die Homöostase zu verteidigen versucht und Morphostase (Kooperation mit dem Bestehenden) genannt wird.
- Eine flexible und auf Veränderungen/Anpassungen hin wirksame Tendenz, der sogenannten Morphogenese (Konkurrenz mit beharrenden Tendenzen).

Morphogenese und Morphostase wirken stets gleichzeitig. In einem stabilen System überwiegen die morphostatischen Tendenzen. Ordner drücken dem System ihre Ordnung auf. Dabei handelt es sich um eine systemische Dynamik, die über verschiedene Organisationsebenen geht, und nicht um ein autoritäres Problem. Indem das System die Ordnung selber hervorbringt, gehen sie aus dessen Eigenschaften hervor und stellen nichts anderes dar als eine systemimmanente Konsensbildung. Das bedeutet: Kein fremder Ordner kann von außen das System bestimmen. Das autonome System ordnet und organisiert sich selbst von innen heraus – auch wenn von außen Einfluss genommen wird (Haken 2004).

In der somatischen Medizin hat der Arzt grundsätzlich eine morphostatische Funktion. Er möchte Heilung betreiben, indem er versucht, den alten, gesunden Systemfunktionszustand wiederherzustellen. In der psychosomatischen Medizin kann dem Arzt ebenfalls eine morphostatische Funktion zukommen und zwar auf der Ebene der Kontrolle von Symptomen (Lösung von medizinischen Problemen 1. Ordnung). Zum Beispiel kann er Medikamente gegen Spannungskopfschmerzen verschreiben. Gegen die Neigung, sich zu stressen und zu verspannen, ein Problem der 2. Ordnung, helfen keine Pillen. Diese Neigung wird durch ein Verhalten auf einer logisch höheren Ebene, der psychischen Organisationsebene, generiert. Hier ist es die Aufgabe des Arztes, den Patienten zu einem veränderten Verhalten anzuhalten. Damit schlüpft der Arzt in die morphogenetische Rolle eines *Agenten für Denk- und Verhaltensänderungen*. Ein Psychotherapeut versucht mit den Methoden seiner Schule, eine Verhaltensänderung auf der emotionalen oder kognitiven Ebene der Selbstorganisation zu erreichen. Er ist damit ein »Agent der Veränderung systemschädlichen Verhaltens und einer gesünderen Anpassung«. Sobald sich der Arzt oder der Psychotherapeut mit dem Verhalten und den Einstellungen des Patienten befasst, betätigt er sich psychotherapeutisch. Während dies für Psychotherapeuten selbstverständlich ist, fällt es vielen Ärzten schwer, die Spannung zwischen den beiden Bereich auszuhalten und ständig zwischen beiden Rollen zu wechseln.

Viele Ärzte, die nicht oder nur rudimentär in Psychotherapie ausgebildet sind, konzentrieren sich daher auf den Bereich, den sie gut beherrschen, der reinen somatischen Medizin und der Behandlung von Symptomen. Dies bedeutet jedoch auch die Begrenzung auf eine suboptimale, nicht ganzheitliche Behandlung der Patienten. Der Patient bleibt möglicherweise krank. So bleibt zum Beispiel die Frage nach dem Krankheitsgewinn aus der psychosomatischen Medizin unbeantwortet. Wer ist der Träger des Krankheitsgewinns? Worin bestehe der Krankheitsgewinn genau? Warum wird er verleugnet oder verdrängt? Als morphogenetisch tätiger »Agent gesunder Veränderung« trifft der Arzt unvermeidbar auf die systemische Grundtendenz, der Morphostase, die versucht, das pathologische Denk- und Verhaltenssystem beizubehalten und zu verteidigen. Sigmund Freud nannte diese einer Gesundung entgegenwirkende Tendenz, einen psychischen Widerstand (Renartz 2012).

Was bedeutet dies für Führungskräfte in einem Unternehmen, wenn wir das oben genannte Schema aus der Medizin auf die Arbeitswelt von Führungskräften anwenden?

In einer Abteilung hat die Führungskraft grundsätzlich die Aufgabe, den reibungslosen Funktionszustand seines Verantwortungsbereiches sicherzustellen. Ist dieser gestört, ist seine Funktion zunächst morphostatisch. Seine Aufgabe ist es, als klassische Führungskraft, den alten, gesunden Systemzustand wiederherzustellen. Bei Problemen der 1. Ordnung, der Kontrolle von Symptomen, kann er Maßnahmen verordnen. Ist beispielsweise der Krankenstand in seiner Abteilung so hoch, dass Patienten nicht ausreichend versorgt werden, ordnet er Überstunden an. Gegen die Ursache des hohen Krankenstandes (Problem 2. Ordnung) hilft das in der Regel nicht. Ggf. verschärft sich das Problem durch die angeordneten Überstunden und die damit verbundenen Belastungen des vorhandenen Personals. Als systemisch geschulte Führungskraft ist es seine Aufgabe, auf ein verändertes Verhalten beim Mitarbeiter hinzuwirken.

Dieses Beispiel setzt voraus, dass es sich weder um eine temporär bedingte Krankheitshäufung noch um eine durch Personalabbau unzumutbare Arbeitsbelastung der verbliebenen Belegschaft handelt. Häufig ergeben sich Spannungen im Betriebsklima oder Arbeitsüberlastungen durch fehlende, unzureichende, missverständliche Kommunikation, Arbeitsprozessabläufe, Schnittstellenprobleme, Kooperationen, Resilienz der Mitarbeiter oder durch eine negative Aufmerksamkeitsfokussierung im Arbeitsalltag. Als Resilienz bezeichnet man die Fähigkeit zu Belastbarkeit und innerer Stärke (Stangl 2014).

Im oben genannten Beispiel schlüpft die Führungskraft in die morphogenetische Rolle eines »Agenten für Denk- und Verhaltensänderungen«. Sie kann mit Methoden des Systemisch-Lösungsorientierten Führens (MbS) versuchen, eine Verhaltensänderung auf der emotionalen oder kognitiven Ebene der Selbstorganisation zu erreichen. Ziel ist es, systemschädliches Verhalten in systemförderliches Verhalten zu verändern. Während dies für Psychotherapeuten selbstverständlich ist, fällt es vielen Führungskräften schwer, diese Rolle zu übernehmen. Zumal sie es nie gelernt haben. Daher konzentrieren sich viele Führungskräfte auf den Bereich, den sie gut beherrschen – der Behandlung von Symptomen und der Reaktion auf auftretende Probleme. Dies führt jedoch nur zu einer suboptimalen – nicht ganzheitlichen – Unternehmensführung. Es bleibt auch hier die Frage nach dem sogenannten Krankheitsgewinn. In diesem Beispiel trifft die Führungskraft unvermeidbar auf die systemische Grundtendenz – der Morphostase – die versucht, das pathologische Denk- und Verhaltenssystem beizubehalten und zu verteidigen. Für den Mitarbeiter ist es einfacher, sich krank zu melden und die Ursachen auf die hohe Arbeitsbelastung zu schieben, für die er (angeblich) nichts kann. Der Betrieb ist genauso wenig Studienobjekt in der Betriebswirtschaftslehre, wie das Krankenhaus im Medizinstudium.

Wie in Kapitel 2.5 dargestellt, sind Menschen als autonom und prinzipiell unverfügbar zu betrachten. Sie bleiben füreinander in sozialen Interaktionen grundsätzlich undurchschaubar. Sie sind somit weder vollständig erfassbar noch beliebig veränderbar bzw. instruierbar. Wirkungsvoller sind daher Konzepte zirkulärer, rekursiver Vernetzung, welche die multifaktoriellen Zusammenhänge berücksichtigen und lineares Kausalitätsdenken ablösen.

Merke

Die objektive Realität wird als eine konsensuelle Konstruktion betrachtet. Objektivität als Kriterium für das richtige Wissen entfällt. An ihrer Stelle treten Viabilität, Nützlichkeit und kommunikative Brauchbarkeit.

Viabilität bedeutet im Konzept des radikalen Konstruktivismus: gangbar, passend, brauchbar, funktional. Der Begriff ist auf Ernst von Glasersfeld und Heinz von Förster zurückzuführen. Glasersfeld war Philosoph und Kommunikationswissenschaftler und gilt mit dem Biophysiker Heinz von Foerster als Begründer des Radikalen Konstruktivismus. Kerngedanke des Radikalen Konstruktivismus ist, dass die Übereinstimmung der Überzeugungen mit der Wirklichkeit nicht möglich ist. Daher wird auf einen Wahrheitsbegriff verzichtet. Als Kriterium für die Überzeugungen setzt er stattdessen den Begriff Viabilität ein. Demnach sind Handlungen, Begriffe und begriffliche Operationen dann viabel, wenn sie zu den Zwecken oder Beschreibungen passen, für die wir sie benutzen (Förster und Glasersfeld 1992).

Ein Unternehmen benötigt zur strategischen Weiterentwicklung die Optimierung interner Schnittstellen, um eine reibungslose Abstimmung interner Geschäftsprozesse zu gewährleisten. Um dies zu erreichen, versucht die Führungskraft, das pathologische Gleichgewicht des Unternehmens zu verändern bzw. zu beeinflussen. Damit hat sie für das pathologische Unternehmenssystem eine morphogenetische Funktion. Die dadurch ausgelösten morphogenetischen Tendenzen können in einem Change-Management-Prozess morphostatische Gegentendenzen auslösen. Dies führt zu Ambivalenzen und Widerständen.

Merke

Ambivalenzen und Widerstände sind in der Unternehmensführung unvermeidbar und so sicher wie schlechtes Wetter! Es ist stets nur die Frage, wie stark sie sind. Ihre Stärke ist ein Maß dafür, wie sehr die Elemente des Unternehmenssystems am Status Quo festhalten.

Gunther Schmidt betonte in der Psychotherapie, dass der Therapeut den Widerstand des Klienten als ein kostbares Kommunikationsangebot an den Therapeuten auffassen sollte. Denn er enthalte die Mitteilung, wie eine angemessene Umgestaltung des Rahmens der Therapie zu erfolgen hätte (Schmidt 2004).

Steve de Shazer, der Begründer der Solution Focused Brief Therapy (SFBT), sagte in einem vergleichbaren Zusammenhang: »Widerstand ist Therapeutenirrtum«. Transponiert auf die Führung könnte es bedeuten, dass die Führungskraft die Veränderungsbereitschaft des Mitarbeiters noch nicht geweckt hat und die Art des Widerstands ihm Hinweise gibt, wie er diese erreichen kann (Shazer und Dolan 2013).

Der Mitarbeiter als der Experte seiner selbst

Systemische Führung geht von der Autonomie des Mitarbeiters aus und betrachtet diesen als Experten seiner Selbst. Unter Verzicht auf normative Zielvorgaben und Pathologisierung knüpft MbS an die Ressourcen der Beteiligten an und versucht, mittels öffnendem Dialog deren Beschreibungs-, Erklärungs-,

Bewertungs- und Verhaltensmöglichkeiten zu erweitern und mit den Unternehmenszielen zu vereinbaren.

Pathologisierung wird hier verstanden hier im Sinne von: Beim Mitarbeiter stimmt im Verhalten irgendetwas nicht. Der kapiert es wohl nie. Er ist dazu einfach nicht fähig. Der ist einfach nun mal so. Die Führungskraft ist entscheidungsschwach oder unberechenbar.

Ein Mitarbeiter gilt als entscheidungsschwach und wird dafür kritisiert. Die systemisch denkende Führungskraft hinterfragt die angebliche Entscheidungsschwäche des Mitarbeiters. Dabei stellt sich heraus, dass er keine grundsätzliche Entscheidungsschwäche hat. Bei Entscheidungen über zu treffende Investitionen stehen ihm wesentliche entscheidungsrelevante Faktoren nicht zur Verfügung. Das eigentliche Problem ist nicht die angebliche Entscheidungsschwäche, sondern vielmehr fehlende grundlegende Managementinformationen. Statt mit dem Mitarbeiter an den Symptomen – der scheinbaren Entscheidungsschwäche – zu arbeiten, stellt die systemisch denkende Führungskraft gemeinsam mit den beteiligten Mitarbeitern sicher, dass die notwendigen Managementinformationen zukünftig zur Verfügung stehen.

Den Mitarbeitern gegenüber nimmt man eine, die Kooperation fördernde, Haltung ein, die durch Respekt, Unvoreingenommenheit, Interesse und Wertschätzung bisheriger Lebensstrategien gekennzeichnet ist. Diese Haltung kann durch den Einsatz bzw. mithilfe von Tools und Handlungsstrategien aus dem systemischen Coaching optimal umgesetzt werden (▶ Teil II, Kapitel 4.9).

Kein Mitarbeiter und auch kein Patient ist von außen von der Führungskraft bzw. dem Arzt bestimmt. Er agiert und reagiert – geprägt durch seine eigenen Wertungen, Glaubenssysteme und Erfahrungen – auf die Umstände und Personen. Nicht unbedingt die Auslöserreize, wie beispielsweise unternehmerische Anweisungen, sind die eigentlichen Ursachen für Widerstand und Ambivalenzen. Sondern vielmehr das aus dem Glaubens- und Wertesystem hervorgehende Denken und Verhalten des Mitarbeiters bzw. Patienten.

2.7 Fazit

Was bedeuten die Erkenntnisse der Systemtheorie für die Führungskraft und was sind die Konsequenzen für das MbS – Management by (systemic) Solution?

- Integration des systemischen Denkens in das Führungsrepertoire. Dazu bedarf es der Fähigkeit des zirkulär-vernetzten statt des linear-kausalen Denkens.
- Achtsamkeit für systemische Interaktionen und Wechselwirkungen.

- Beachtung, dass sich komplexe Organisationen nicht mit den klassischen Steuerungsvorstellungen von Ursache-Wirkungs-Beziehungen steuern lassen.
- Berücksichtigung der Existenz verdeckter Kommunikationsmuster, die nur im Zusammenhang mit den Strukturegeln des jeweiligen Systems zu erkennen und nachvollziehen sind.
- Erkennen, dass der einzelne Mitarbeiter, seine Leistung und Interaktion sowie seine Motivation als ein Element eines größeren Systems, zum Beispiel einer Abteilung mit seinen Wechselwirkungen, aufzufassen ist. Dabei ist zu beachten, dass die Führungskraft selbst ein Teil des Systems ist. Sie ist somit ebenfalls den Einflüssen des Systems ausgesetzt und in diesem Kontext auch davon abhängig.
- Vermeidung von Urteilen aufgrund isolierter Betrachtungsweisen, stattdessen ist der Kontext zu berücksichtigen.
- Falls notwendig sind Störungen zu veranlassen und entsprechend erforderliche Maßnahmen zu ergreifen, um ein neues Gleichgewicht herzustellen.
- Beachtung eines einheitlichen Codes der Informationsübertragung.
- Berücksichtigung, dass Emotion Information schlägt, dass der Wille dem Glauben unterliegt und dass Bewusstsein/Willkürliches dem Unbewussten/Unwillkürlichen – wenn sie konkurrieren – unterliegen. Und zwar immer!
- Beachtung der nonverbalen Kommunikation: »Wir lügen mit dem Mund aber sagen mit dem Maul, das wir dabei machen, doch die Wahrheit« (Nietzsche).
- Die Mitarbeiter in die Verantwortung zu nehmen, die Führungskraft auch verstehen zu wollen. Denn letztlich entscheidet der Mitarbeiter darüber, ob und welche Informationen er annimmt.
- Wechseln in die Metakommunikation und Sinnstiftung mit dem Ziel, ein einvernehmliches Verstehen und Erkennen zu erreichen.
- Berücksichtigung der Merkmale selbstorganisierender Systeme und Achtung der Autonomie der Mitarbeiter.
- Aufmerksam zu bleiben, nicht gleich alles in gedankliche Schubladen zu stecken und sich nicht einzubilden, jemand oder etwas vollständig verstanden zu haben.
- Bei wichtigen Mitteilungen auf Redundanz der Information zu achten. Redundanz erzeugt neue Musterbildung.
- Auf typische Denkfallen und Irrwege zu achten (▶ Teil II, Kapitel 5.6).
- Daran zu denken, dass manche Dinge sich nicht ändern, aber Ihre Einstellung dazu!
- Ein Unternehmen ganzheitlich zu steuern, indem neben den harten Steuerungsfaktoren (Verstand) auch die Soft Skills (Emotionen) genutzt werden.

3 Grundlage von MbS – Systemisches Denken

3.1 Grundlagen des systemischen Denkens

Die Allgemeine Systemtheorie versucht, auf der Grundlage des methodischen Holismus gemeinsame Gesetzmäßigkeiten in physikalischen, biologischen und sozialen Systemen zu finden und zu formalisieren. Der Holismus ist eine forschungsleitende Theorie, die in der Regel damit begründet wird, dass das Ganze (griech.: holos) mehr als die Summe seiner Teile sei. Er postuliert den Primat des Ganzen über seine Teile (Springer Gabler 2015a).

Prinzipien, die in einer Klasse von Systemen gefunden werden, sollen auch auf andere Systeme aus unterschiedlichen Wissenschaftsgebieten anwendbar sein. Die Systemtheorie ist somit eine Metatheorie. Sie ermöglicht die Integration von unterschiedlichem Wissen und ist in den verschiedensten Bereichen anwendbar. Aufgrund einer immer stärkeren Spezialisierung in den Wissenschaftsdisziplinen zeigt sich, dass ein Denken in größeren Zusammenhängen notwendig wird, um das Detailwissen und deren Zusammenhänge zu integrieren. Systemisches Denken wird als Ergänzung zum traditionellen analytischen Denken notwendig, um den gestiegenen Anforderungen gerecht zu werden. Es breitet sich zunehmend in den verschiedensten Disziplinen aus. Aufgrund der Komplexität ist dabei zu beachten, dass nicht alle Zusammenhänge bis in alle Details erkannt werden müssen, um mit Systemen angemessen agieren zu können. Aber wenn die bisherige Handlungskompetenz wenig hilfreich war und keine Lösungen gebracht hat, sollte der Blick erweitert werden. Zu diesem Zeitpunkt ist es sinnvoll, nach weiteren Variablen und Wechselwirkungen Ausschau zu halten, die bisher vernachlässigt wurden, um neue Lösungsansätze zu finden.

Systemisches Denken ist somit eine Betrachtungsweise, die der Gefahr entgegenwirkt, sich in Einzelheiten zu verlieren.

Das systemische Denken löst sich vom dualistischen Denken in den Kategorien von richtig und falsch, Gut und Böse, unschuldig und schuldig. Stattdessen erkennt das systemische Denken mehr und mehr die wechselseitige Verbundenheit des Lebens und die größeren Zusammenhänge in Systemen statt nur deren einzelne Teile an. Häufig resultieren Probleme in den privaten oder beruflichen Kontexten aus den ihnen zugrunde liegenden Strukturen und nicht aus individuellen Fehlern oder bösen Absichten bzw. negativen Eigenschaften. Die Grenzziehung, wie sie auf in Teil II Kapitel 2.2 beschrieben wird, klingt so, als wäre sie selber eine objektive Gegebenheit. Hier liegt streng genommen bereits eine Verletzung des systemischen Denkens vor. Es kann im Vorfeld nicht von generellen, spezifischen Eigenschaften gesprochen und quasi willkürlich bzw. subjektiv eine Grenze gezogen werden.

Dies verdeutlicht, wie komplex die Erweiterung des Denkens auf eine höhere Stufe ist. Es schlägt immer wieder das alte Denken durch; selbst in so grundlegenden Definitionen. Das ist keinesfalls als Kritik an der Systemcharakterisierung von Marc und Picard zu verstehen. Es ist vielmehr ein Beleg dafür, dass wir vermutlich nie systemisch denken werden, jedoch zumindest systemischer. Es ist das Phänomen eines notwendigen Übergangs, bei dem neue Beschreibungsformen in der alten, verständlichen Form beschrieben werden müssen. Das bedeutet, dass die Charakterisierung der neuen systemischen Denkweise selber immer noch die Merkmale älterer, unsystemischer Denkweisen tragen (Kibed 1998).

Wichtig ist der achtsame Umgang mit der Sprache und ihrer Bedeutung, die wir ihr nur allzu schnell entsprechend unserer Sozialisierung zuweisen und als absolute Wahrheit auffassen. Die Vorstellung von der abgegrenzten Struktur als objektive Wirklichkeit ist aus systemischer Sicht unangemessen. Sie ist jedoch unvermeidbar, weil wir an irgendeiner Stelle immer aufhören müssen, in konstruktivistischen Zusammenhängen und Abhängigkeiten zu denken, um zu reflektieren. Zum systemischen Denken gehört, dass wir es wagen, einen solchen Schritt zu gehen. Gleichzeitig sollten wir uns bewusst sein, dass dieser Schritt keine absolute Objektivität beanspruchen kann, sondern, dass dieser Schritt selber wieder in Frage gestellt werden sollte.

Der systemische Ansatz zeichnet sich dadurch aus, dass er sich nicht auf den Problemträger (ein einzelnes Element) konzentriert. Er nimmt vielmehr ein ganzes System in den Blick. Der Einzelne wird nur insoweit als Individuum betrachtet wie er als Element auf das System wirkt und wie er dessen Wirkungsfeld ausgesetzt ist. Aus diesem Grund sieht die systemische Führung in jedem Individuum auch einen Symptomträger. Sie berücksichtigt damit, dass die Problematik, die sich am Individuum zeigt, nicht dessen ureigene und isoliert zu betrachtende Symptomatik sein muss. Aus systemischer Sicht manifestiert sich am Problemträger eine Störung, die ihre Ursache im Gesamtsystem oder in einem gestörten Ablauf haben kann. Ebenso ist natürlich der Erfolg eines Individuums zugleich der Fortschritt eines lebendigen, sich weiter entwickelnden Systems (Kibed 1998).

Unternehmen, Teams sowie Individuen sind komplexe, soziale Systeme und können auf der Grundlage systemischen Denkens besser verstanden werden.

Systemisches Denken umfasst, wie bereits dargelegt wurde, heterogene Denkansätze aus verschiedenen Disziplinen, deren Gemeinsamkeit der nichtreduktionistische Umgang mit Komplexität ist.

Tab. II.3.1: Zusammenfassung – Die Grundprinzipien systemischen Denkens (Milowiz, ASYS – Arbeitskreis für Systemische Sozialarbeit, Beratung und Supervision)

Die Grundprinzipien systemischen Denkens	
Vernetzung	Jedes Geschehen hängt mit allem zusammen, was rundherum geschieht. Ein Element oder wenige Elemente alleine zu untersuchen, gibt verfälschte Ergebnisse.
Konstruktivistisches Paradigma	Jede unterschiedliche Beschreibung erzeugt eine unterschiedliche Wirklichkeit. Wie immer wir es ansehen, kommt etwas anderes heraus.
Selbsterhaltung	Zustände, die über längere Zeit existieren, haben einen Mechanismus, sich selbst aufrecht zu erhalten. Eine Dauerhaftigkeit per se gibt es nicht.
Zirkularität	Das Ende einer Kausalkette ist selbst wieder Ursache für den nächsten Anfang. Was wir von einem Ursprung herleiten, kann nur dann existieren, wenn es sich auch jetzt noch »selbst verursacht«.
Einbeziehung des Beobachters	Die Trennung des Beobachters vom Beobachteten ist eine Fiktion: Wir müssen immer unsere eigenen Wirkungen mitbedenken.

Die Schule von Palo Alto

In der Schule von Palo Alto, genannt nach dem kleinen Vorort von St. Francisco, in dem sie arbeiteten, beschäftigten sich Wissenschaftler mit den Auswirkungen des systemischen Denkens. Zentrale Figuren waren insbesondere Gregory Bateson und Paul Watzlawick. Die Beschäftigung mit ihren Theorien ist für diejenigen, die sich zum ersten Mal damit befassen, komplex und vielleicht zunächst schwer verständlich.

Nicht nur eine theoretische Auseinandersetzung

Die Schwierigkeit in der Auseinandersetzung mit diesen Theorien liegt darin, dass dies mehr als die Frage einer intellektuellen, theoretischen Auseinandersetzung ist. Es benötigt Übungen im Umdenken. Hilfreich ist es, die Theorie auf sich selber anzuwenden und zu erfahren.

Gemeinsam war den Mitarbeitern aus der Schule von Palo Alto, dass sie sich schwerpunktmäßig mit einer Kommunikationstheorie befasst haben. Diese Theorie hatte die Interaktionen aller Arten von menschlichen und biologischen Systemen im Fokus. Sie haben alle Interaktionen generell mit einem kommunikativen (Mitteilungs-)Aspekt verbunden gesehen (Kibed 1998).

183

Die Methodologie der Veränderung

Der zweite Schwerpunkt war die Methodologie einer Veränderung. Damit ist die Vorstellung gemeint, dass wir Veränderungen in menschlichen und sozialen Systemen auf andere Art und Weise effizienter erreichen können, wenn wir dieses System auf eine andere Art und Weise betrachten. Unter systemischen Denken, in dem hier verwandten Sinn, versteht man eine Denkform in Bezug auf soziale, psychische, physische, physikalische, ökonomische und gesellschaftliche Veränderungen. Im Vordergrund stehen nicht die (vermeintlich) absoluten Eigenschaften der Elemente eines Systems. Analysiert werden stattdessen die Struktur des Kommunikationsprozesses und der Interaktion sowie die Interaktion an sich. Der Gesamtheit von Elementen können nicht einfach irgendwelche Eigenschaften zugeschrieben werden. Normalerweise werden Personen mehr oder weniger feste Eigenschaften zugeschrieben, woraus dann ein Urteil gebildet wird. Entsprechend denkt, handelt und spricht der Mensch.

> Eine Führungskraft hält einen Mitarbeiter für ängstlich, unzuverlässig, fordernd, unkooperativ oder unfreundlich. Beachtet sie hingegen, unter welchen Bedingungen dieser Mitarbeiter zu den Eigenschaften tendiert, die sie ihm zuschreibt, dann denkt sie eher systemisch.

Wenn jemand meint, jemand anderen gut zu kennen, hat er eine Idee davon, was typisch für den anderen ist. Doch manchmal überrascht ihn dieser Mensch. Irgendetwas in seinem Kontext, manchmal nur eine Kleinigkeit, ändert sich und er reagiert anders als bisher. Das kann dazu führen, dass plötzlich eine Eigenschaft, die diese Person seit Jahren zeigte, verschwindet. Weit verbreitet ist hingegen die Meinung, dass Personen durch Eigenschaften charakterisiert seien und Veränderungen nur in einem langwierigen, mühevollen Prozess geändert werden können – wenn überhaupt. Bei positiven Eigenschaften verhalten wir uns häufig so als besäßen wir einen wertvollen Schmuck. Doch eine Eigenschaft ist kein physischer Besitz (Kibed 1998). Die Kontextabhängigkeit wird durch folgende Beispiele deutlich:

> Kann ein Mitarbeiter, der kritisiert, in allen Fällen dafür kritisiert werden? Einerseits kann es mutig sein, wenn er gegen einen starken Gruppendruck argumentiert. Andererseits kann die Kritik eine reine Suchtform darstellen. Zum Beispiel, wenn jemand permanent gegen jeden und alles opponiert und gewohnheitsmäßig destruktiv handelt. Ist es sinnvoll, beide Verhalten einfach als kritisieren zu bezeichnen?

Bei Krankheitsbezeichnungen wurde festgestellt, dass eine Reihe von psychiatrischen Diagnosen positiv mit dem Ort wo sie gestellt wurden korrelieren. Sie besitzen aber kaum eine Korrelation zu irgendeinem Symptom des Patienten. Das bedeutet, dass eine gute Voraussagemöglichkeit dafür besteht, wo der Patient wohnt, wenn man von diesen Diagnosen erfährt (Kibed 1998).

Wenn wir mehr über Interpunktionen nachdenken, erfahren wir sehr viel über die konstruierten Aspekte der Wirklichkeit. Wir reflektieren dadurch auch über unsere eigene Wirklichkeit. Wenn wir die Aspekte der eigenen, konstruierten Wirklichkeit erfassen, kann es einem so verkommen, dass unser Fundament der Werte und Überzeugungen wackelt. Es verliert seine vermutete Festigkeit. Das mag verunsichern. Aber wir gewinnen dadurch einen erweiterten Blick auf andere Möglichkeiten. Das bedeutet, dass wir sehen, dass die Welt mehr ist als wir geglaubt haben.

Beachtung der Kontexte

Um das Verhalten von Menschen und ihre jeweils gezeigten Eigenschaften verstehen zu können, ist es wichtig, den Kontext zu kennen, in dem sich das Verhalten oder eine Eigenschaft zeigt. Dieser Kontext ist jedoch wiederum von einem übergeordneten Kontext abhängig. Theoretisch kann man endlos lange in die Kontexte der Kontexte gehen. Das ist ziemlich verwirrend, hätte einen geringen Grenznutzen und wäre für die Praxis untauglich. Deshalb ist es sinnvoll, an einer Stelle willkürlich einen Schlussstrich zu ziehen. Eine systemische Fähigkeit kann erworben werden, in dem es uns bewusst ist, dass wir an einer Stelle einen willkürlichen Schnitt machen. Dieser kann im Prinzip wieder angezweifelt und aufgehoben werden. »Es gibt etwas, das wir wissen können, was sozusagen hinter dem Bedingten oder der Bedingung liegt. Etwas, was von der Wirkung auf die Ursache zeigt. Was wir in dieser Form erfahren, können wir in einer systemischen Weise nicht unbedingt sagen. Denn was immer wir auch sagen, sagen wir auf einer bestimmten Sprachstufe. Das sagen wir auf einer Stufe eines Kontextes, den wir zunächst nicht einmal genau festhalten und bestimmen können« (Kibed 1998). Das heißt, was wir jenseits von Kontexten wissen können, kann höchstens eine Art von Wissen sein, das sich aus der Erfahrung des immer neuen Wechsels der Kontexte ergibt. Diese Erfahrung können wir auch mit anderen teilen. Wir können sie aber weder erzwingen noch schriftlich fixieren. Wir können einem anderen nicht sagen: *Hier steht es. Lies es einfach nach, dann weißt Du es auch.* Es kann sich uns lediglich zeigen. In dem Sinn, wie Wittgenstein zwischen Sagen und Zeigen unterscheidet. Seine Definition kann hier ganz hilfreich eingesetzt werden, um diesen Unterschied begreiflich zu machen (Kibed 1998).

Grundsätzlich kann man wenig kontextunabhängige Dinge tun. Beispielsweise können wir die Anzahl gleicher Versuche betrachten, die unter den gleichen Bedingungen stattfinden. Ähnliche Versuche wären unsystemisch, weil die Ähnlichkeit wieder vom Kontext abhängig ist.

Die Bedeutung kontextabhängiger Betrachtung von Personeneigenschaften

Menschen sind es gewohnt, sich selber und die anderen über Eigenschaften oder Verhalten zu definieren (Kibed 1998).

Dies geht sehr schnell und unwillkürlich. Der Kommunikationsforscher Fred Maro stellt fest, dass Menschen sehr schnell Urteile über andere Menschen fällen. Er betont, dass wir Menschen, die uns nicht gut bekannt sind, in 0,5 bis 3 Sekunden »in eine Schublade stecken« (Maro 2001). Das bedeutet, dass wir ihnen Eigenschaftsmerkmale zuweisen, obwohl wir sie nur in einem kurzen Moment und lediglich in einem bestimmten Kontext gesehen haben. Mit dieser Einschätzung können wir komplett danebenliegen.

Den unwillkürlichen Prozess, einen Menschen »in eine Schublade zu stecken« und dort zu belassen, können wir beeinflussen, indem wir die Betrachtung der Personeneigenschaften in oben genannter Weise systemisch modifizieren. Das kann dazu führen, dass nach einer gewissen Zeit nicht mehr so genau beschrieben werden kann wie die Personen sind. Die gewohnt vereinfachende Beschreibung, die Person ist halt so und so und hat die und die Eigenschaft, ist nicht mehr zutreffend. Sie wird fraglich (Kibed 1998).

Um systemisch zu denken wird die Fähigkeit benötigt, nicht nur weniger zu verurteilen, sondern grundsätzlich weniger zu beurteilen. Das ist nicht etwas, was mit guten Vorsätzen beschlossen werden kann. Es ist vielmehr ein (lebens-) langer Ver-Lernprozess alter Gewohnheiten und ein Er-Lernprozess neuer Fähigkeiten. Dies erfordert den Mut zur Ehrlichkeit zu sich selbst und die Offenheit für Informationen, die nicht in das eigene Weltbild passen bzw. abgelehnt werden. Dadurch verliert sich die Vorstellung davon, dass Subjekte praktisch Gegenstände mit einem Konglomerat an Eigenschaften sind. Es führt stattdessen zu einer veränderten Denkform. Somit ist es nicht angemessen, Menschen lediglich über eine Liste von festgeschriebenen Eigenschaften und Verhalten zu definieren, die wir ihnen zuschreiben (Kibed 1998).

Es gibt Menschen mit sehr ausgeprägten Eigenschaften und Verhaltensweisen, die sich teilweise so stark gefestigt haben, dass sie kontextübergreifend wirken. Sie identifizieren sich so stark mit der Rolle, die sie übernommen haben, dass sie refraktär (unempfindlich, nicht beeinflussbar) sind. Der versteckte Nutzen ihres angepassten Verhaltens ist zu groß. Sie sind nicht in der Lage, sich geänderten Bedingungen anzupassen und sich neue Denk- und Verhaltensweisen anzueignen. Es blockiert jedoch ihre persönliche Weiterentwicklung, sodass Führungskräfte sich bemühen sollten, eine Verhaltensänderung hin zu einer besseren Lösung zu erreichen. Ihnen sind jedoch selber, kontextbedingt, Grenzen gesetzt.

Ein Mitarbeiter fühlt sich schon seit Jahren als ständiges Opfer und permanent von seinen Kollegen übervorteilt. Es würde alles zu seinen Lasten gehen und auf ihn und seine Meinung würde ohnehin keine Rücksicht genommen. Er legt damit seine Verantwortung ab. Erreicht die Führungskraft keine Verhaltensänderung, bleiben ihr folgenden Optionen:

1. Ihm seinen Stärken entsprechend einen anderen Arbeitsplatz zuzuweisen,
2. ihn ausführende Arbeiten nach klar festgelegten Strukturen und definierten Aufgaben ausführen zu lassen und zu überwachen,
3. ihm empfehlen einen systemischen Businesscoach aufzusuchen oder
4. sich von ihm zu trennen.

Arbeitet ein solcher Mitarbeiter in einem Umfeld das seiner Persönlichkeit und seinen Stärken nicht entspricht, führt es höchstens zu einer mittelmäßigen Arbeitsleistung, wenn er versucht an seinen Schwächen zu arbeiten. Sinnvoller ist es, seine Stärken zu stärken. Viele Menschen haben jedoch die Tendenz, sich mit anderen zu vergleichen und an ihnen das zu bewundern, was sie selbst nicht können. Viele versuchen dann den anderen Menschen nachzueifern und an ihren Schwächen zu arbeiten. Das ist möglich, aber es ist nicht sinnvoll. Schließlich haben alle Menschen ihre Stärken und Schwächen. Statt große Anstrengungen zu unternehmen, seine Macken auszubügeln und seine Schwächen zu verbessern, sollte man vielmehr daran arbeiten, seine Stärken zu stärken und diese im passenden Umfeld einsetzen.

Zum systemische(re)n Denken auffordern

Die Aufforderung zum systemischen Denken kann nicht heißen, dass permanent über alles und alle Systeme nachgedacht wird. Jeder Mensch könnte jedoch immer ein wenig mehr systemisches Denken zulassen. Es geht darum, immer wieder die systemische Betrachtungsweise anzuwenden, um den anderen und sich selber wirklichkeitsgetreuer zu sehen.

> **Merke**
>
> Der Begriff des Systemischen hat also mit einer Veränderung von Sichtweisen zu tun und nicht mit einer einzelnen letzten Sichtweise (Kibed 1998).

Es ist nachvollziehbar, dass sich das systemische Denken nicht als Grundform durchgesetzt hat. Es ist schlicht zu anstrengend und für den alltäglichen Umgang zu kompliziert. Die Komplexität darf jedoch nicht verhindern, dass ein gutes Stück mehr systemische Denkweise zugelassen wird als bisher. Im Gegenteil: Die zunehmenden Herausforderungen einer sich ständig schneller verändernden Informationsgesellschaft verlangen dringend nach einem Systemwechsel hin zu einer höheren Denk- und Kommunikationsform. Daran erinnern die Probleme, die aufgrund kurzfristiger Denk- und Handlungsweisen verursacht wurden. Es sollte akzeptiert werden, dass traditionelle Lösungsansätze an ihre Grenzen stoßen. Daraus kann man lernen, sich den anstehenden Herausforderungen lösungsorientierter zu stellen.

Eine systemische Denkweise findet sich in den Wirtschaftswissenschaften bei den Controllingkonzepten. Schon Anfang der 1980er Jahre lernten Studenten die Bedeutung des Denkens in Wirkungsnetzen anstatt in linear-kausalen Wirkungsketten. Großen Anteil daran hat beispielsweise Frederic Vester mit der Entwicklung seines Sensitivitätsmodells auf der Basis seines Buches »Die Kunst des vernetzten Denkens« (Vester 2012).

187

Systemisch-phänomenologisch

Rupert Sheldrake verwendet bei der Beschreibung systemisch–phänomenologischer Phänomene das Bild vom morphogenetischen Feld. Ob es sich als wissenschaftliches Erklärungsmodell eignet, die derzeit noch nicht erklärbaren Phänomene, die sich z. B. in der systemischen Strukturaufstellung zeigen, zu erklären, wird in wissenschaftlichen Kreisen stark angezweifelt.

Obwohl der Begriff sehr problematisch ist, haben die mit diesem Begriff beschriebenen, existierende Phänomene auch mit der Systemauffassung zu tun.

So wie die Elemente stärker austauschbar sind, kann festgestellt werden, dass die Interaktionen, Prozesse und Varianten höherer Ordnung der ursprünglichen Struktur das System prägen. Mit anderen Worten: auch wenn Elemente ausgetauscht werden. Das System bleibt das gleiche.

Die systemische Strukturaufstellung – wie zum Beispiel die Organisationsaufstellung – ist ein Verfahren, um die Kommunikationsstrukturen von Nicht-Familiensystemen in Analogie zu Familiensystemen zu betrachten. Sie wurde von Matthias Varga von Kibed und seiner Frau Insa Sparrer entwickelt. Im Laufe der Zeit haben sich dann als Repräsentationen von Systemeigenschaften abstraktere Systeme gezeigt, die sich nicht mehr unmittelbar auf Familiensysteme reduzieren lassen (Holitzka und Remmert 2006).

Bei einem Schachturnier hieß es, dass die russischen Schachspieler von ihren langen und erfolgreichen Erfahrungen profitierten. Im Team gab es aber lediglich einen Spieler aus der alten, erfahrenen Riege. Dennoch zeigte sich, dass die Erfahrungen des Systems Auswirkungen auf die aktuellen Leistungen der Spieler (Systemelemente) hatten. Sicher spielen in dem Zusammenhang harte Faktoren, wie die aufgrund der Erfahrungen optimierten Trainingsbedingungen und ähnliches, eine gewisse Rolle. Aber eben nicht ausschließlich.

Es handelt sich um das Phänomen der unabhängigen Selbstexistenz eines Systems. Dieser schwer verständliche Begriff lässt sich sehr gut anwenden, um die Vorstellung von Kommunikation zu hinterfragen. Angenommen Menschen seien durch Haut und Luft voneinander getrennte Elemente eines übergeordneten Systems, dann wird der Zwischenraum wie ein natürliches Hindernis gesehen, welches überwunden werden muss.

»Wenn wir jedoch davon ausgehen, dass wir in einem Gesamtsystem als voneinander abhängige Elemente bestehen, die gar nicht ohne weiteres unabhängig voneinander betrachtet werden können, und dass wir dadurch auf eine viel intensivere Art und Weise miteinander verbunden sind als wir das in unserem gewöhnlichen Wahrnehmungs- und Denkformen annehmen. Dann ist die Kommunikation vielmehr das Wiederfinden einer Verbundenheit, die schon besteht und deren wir uns bewusst werden sollten« (Kibed 1998).

Nicht beurteilend und bewertend Denken

Systemisches Denken konsequent auf die Spitze getrieben führt theoretisch soweit, dass nicht mehr beurteilend oder bewertend gedacht werden kann. Das gehört jedoch eher in den Bereich religiöser Traditionen und nicht in den Bereich einer neuen Denk- und Geisteshaltung für die Unternehmensführung (Kibed 1998).

Die Entwicklung in der Medizin, Psychotherapie und Psychoanalyse

Da sich die Gruppe von Palo Alto aus Ärzten, Psychiatern und Therapeuten zusammensetzte, ging es inhaltlich um die therapeutische Praxis. In diesen drei Bereichen haben sich die Grundlagen der theoretischen Arbeiten von Bateson sehr stark ausgewirkt. Doch in den letzten Jahren hat der Prozess begonnen, systemtherapeutische Erkenntnisse in das Gebiet der Unternehmenssteuerung zu übertragen.

3.2 Unterschied zwischen systemisch und systematisch

Häufig werden die Begriffe »systemisch« und »systematisch« verwechselt. Der Duden erläutert den Begriff »systemisch« als ein Adjektiv, das den gesamten Organismus als ein bestimmtes System (als Ganzes) beschreibt. Der Begriff »systematisch« ist gemäß dem Duden definiert als ein Adjektiv, nach dem man einem System folgend vorgeht oder das einem bestimmten System entspricht. Das bedeutet, dass man planmäßig, strukturiert und konsequent vorgeht.

Die Unterscheidung zwischen systemisch und systematisch lässt sich am Beispiel des Projektmanagements verständlich erläutern.

Unter systematischem Projektmanagement nach DIN 69901 wird die Gesamtheit von Führungsaufgaben, -organisation, -techniken, -mittel verstanden, die für die Abwicklung von Projekten benötigt werden. Dabei ist ein Projekt definiert als ein Vorhaben, das gekennzeichnet ist durch klar vorgegebene Ziele, zeitlich, finanziell und in den Ressourcen begrenzt, komplex, neu, innovativ und risikoreich. Zudem sollen Ziele Zustände und nicht Prozesse beschreiben. Das heißt der Neubau eines Bettentraktes ist für einen Krankenhausbetreiber kein Ziel. Ein Ziel ist es, am 31.12. einen Bettentrakt mit x Betten und dem Standard y in Betrieb zu nehmen.

Von einer systemischen Betrachtungsweise wird gesprochen, wenn die Dinge als ein System, als ein großes Ganzes und nicht nur die einzelnen Elemente unabhängig voneinander betrachten werden. Häufig liegen die Ursachen für Probleme nicht bei den Systemelementen, sondern im Zustand und in der Struktur des Systems.

Das systemische Projektmanagement betrachtet Projekte über die systematische Denkweise hinaus als komplexe, soziale Systeme auf der Grundlage des systemischen Denkens. Wobei das System durch die Komplexität, Kontextualität, Dynamik, Interessen, Kommunikation, Kommunikationsmuster und den Konstruktivismus (Wirklichkeitskonstruktionen) gekennzeichnet ist. Systemisches Denken bedeutet, vernetzt zu denken, in Rückkopplungskreisen durch ein *feedback thought*. Es ist ein Denken in Zeitabläufen, Modellen sowie Hypothesen, das zu einem systemgerechten Handeln anhält. Systemgerechtes Handeln in Projekten beschäftigt sich mit Fragen wie: Wer ist von dem Projekt bzw. von seinen Folgen betroffen? Welche Interessen haben die Projekt-Stakeholder? Wie stehen die Projekt-Stakeholder zueinander? Wird der Projektauftrag von allen Stakeholdern einheitlich verstanden und akzeptiert? Wird die gleiche Sprache gesprochen? Ergeben sich Veränderungen während des Projektes: Wo, wie und bei wem? Wie sind die Reaktionen darauf? Sind die Projektleiter und die Projektmitarbeiter ausreichend geschult und vorbereitet für ihre Projektaufgaben? Ergeben sich Widerstände und/oder Ambivalenzen?

Die systemische Organisationsberatung geht davon aus, dass sich komplexe Probleme nicht lösen lassen, wenn man die Aufmerksamkeit lediglich auf ein Element des Gesamtsystems richtet. Der inhaltliche Schwerpunkt liegt beim Aufzeigen und der Stärkung der Ressourcen und Kompetenzen der zu beratenden Organisation.

3.3   Unterschied zwischen systemisch und analytisch

Beim systemischen Vorgehen werden die Beziehungen zwischen den Mitgliedern eines sozialen Systems (z.B. einer Organisation, Team, Familie) geklärt, Konflikte bereinigt, Verstrickungen gelöst usw. Der Einzelne wird aber nicht unbedingt in seinem individuellen Qualifikationsprozess unterstützt. Der systemische Ansatz ist ein Ansatz der Wechselwirkungen. Hier wird kein Subsystem analysiert, ohne die Wechselwirkungen zu betrachten, welche es mit anderen Subsystemen oder dem gesamten System hat.

Beim rein analytischen Vorgehen wird das Verhalten des Einzelnen analysiert und seine Stärken und Schwächen entdeckt. In einer supervidierten Gruppe bekommt der Einzelne die Gelegenheit zu lernen, zu erkennen, an seiner Selbstdarstellung zu arbeiten oder über ein Rollenspiel ein neues Verhalten einzuüben. Aber die systemischen Kräfte, die ihn in eine Rolle oder ein Verhalten bringen, werden hier außer Acht gelassen.

Die Systemisch-Lösungsorientierte Führung ist eine Kombination aus systemisch und analytisch. Denn es geht gleichzeitig um die Qualifikation des Einzelnen im System und um die Qualifikation des Systems, das Einzelne in Beziehung setzt. Es hat zum Ziel, die Ressourcen zu stärken und die Handlungsoptionen sowie die Lösungsmöglichkeiten des Einzelnen und des Systems zu erweitern.

3.4   Fazit

MbS fordert zum systemischen Denken auf. Das bedeutet nicht, dass sich eine Führungskraft ununterbrochen über alles und alle Systeme Gedanken machen soll. Es geht darum, immer wieder den Schritt auf eine systemische(re) Betrachtungsweise zu lenken, um den Anderen und sich selber möglichst wirklichkeitsgetreu zu sehen.

Systemisches Denken im MbS

- ist eine Betrachtungsweise, die der Gefahr entgegenwirkt, sich in Einzelheiten zu verlieren,
- ist ein Denken in größeren Zusammenhängen, welches aufgrund einer immer stärkeren Spezialisierung in den Wissenschaftsdisziplinen notwendig wird, um das Detailwissen und deren Zusammenhänge zu integrieren,
- ist ein ganzheitliches und vernetztes Denken, welches einfache Ursache-Wirkungszusammenhänge und statische Ist-Analysen ersetzt,
- berücksichtigt, dass aufgrund der Komplexität darauf zu achten ist, dass nicht alle Zusammenhänge bis ins Detail erkannt werden müssen, um in Systemen angemessen agieren zu können,
- erweitert den Blick für Handlungsoptionen, wenn durch bisherige Handlungskompetenzen keine Lösungen erreicht werden konnten,
- beschreibt die Motivation, möglichst alle verschiedenen, interdependent miteinander verknüpften Elemente und ihre Interaktionen zu erkennen,
- beachtet die Eigendynamik des Systems sowie die Interdependenzen und Fernwirkungen so weit wie möglich und handelt systemgerecht,
- denkt nicht kurzfristig und im engeren Umfeld, sondern berücksichtigt stattdessen langfristige Konsequenzen und Auswirkungen auf andere beteiligte Personen(kreise) und führt deshalb zu nachhaltigen Lösungen,
- umfasst heterogene Denkansätze aus verschiedenen Disziplinen und dessen nicht-reduktionistischen Umgang mit Komplexität,
- berücksichtigt Rückkopplungskreise und denkt in Zeitabläufen, Modellen und Strukturen,
- löst sich vom dualistischen Denken in Kategorien von richtig und falsch,
- ist eine Kommunikationstheorie der Interaktion,
- ist eine Methodologie und Denkform der Veränderung,
- betrachtet Personeneigenschaften kontextabhängig und berücksichtigt das Phänomen der individuellen Erfahrung,
- hebt den achtsamen Umgang mit Sprache hervor,
- konzentriert sich nicht auf den Problemträger (ein einzelnes Element), sondern nimmt ein ganzes System in den Blick,
- hat zum Ziel, die Ressourcen zu stärken und die Handlungsoptionen sowie die Lösungsmöglichkeiten des Einzelnen und des Systems zu erweitern,
- muss gut in den Alltag ritualisiert werden, damit es eine Überlebenschance hat,

- ist eine Kombination aus systemischem und analytischem Denken. Es geht gleichzeitig um die Qualifikation des Einzelnen im System und um die Qualifikation des Systems, das Einzelne in Beziehung setzt.

4 Grundlage von MbS – Systemisches Coaching für Führungskräfte

4.1 Begriffsdefinition von systemischen Coaching

Weiter oben wurden die wissenschaftlichen, systemtheoretischen Grundlagen für eine lösungsorientierte Unternehmensführung skizziert. Deren praktikable Anwendung kann durch die Erfahrungen des systemischen Coachings unterstützt werden.

Angesichts der Komplexität des Themas und seiner vielfältigen Nutzungsmöglichkeiten für die Unternehmensführung auf der einen Seite sowie aufgrund des begrenzten Umfangs dieses Buchbeitrages auf der anderen Seite können nur beispielhafte Darstellungen der praktischen Möglichkeiten und deren Nutzen für eine erfolgreiche Unternehmenssteuerung erfolgen.

Für ein besseres Grundverständnis werden zunächst die Begrifflichkeiten »systemisch« und »Coaching« analysiert. Schließlich ist das Thema Coaching bzw. systemisch derzeit in den unterschiedlichsten Begriffskombinationen in aller Munde.

Inflationär und unreflektiert verwendet, mutiert der Begriff zu einem *weasel word*. Das heißt zu einem beliebigen, vagen und unscharfen Begriff. Zudem ist die Berufsbezeichnung nicht qualitätsgeschützt.

Googelt man den Begriff »Coach« erhält man über 687 Millionen Einträge. Unter dem Begriff Coaching sind immerhin noch 218 Millionen Einträge zu finden! Es gibt heute eine unüberschaubare Fülle von Coachingvarianten. Sie sind in der Regel an dem Bindestrich zu erkennen, der das Wort Coaching:

- mit einer Zielgruppe (z. B. Executive-, Führungskräfte-, Chefarzt-, Fachkräfte-, Politiker-, Schauspieler- oder Leistungssportler-),
- mit einem Anwendungsfeld (z. B. Führungs-, Verkaufs-, Konflikt-, Karriere-, Outplacement-, IT-, Gesundheits- oder Rhetorik-),
- mit einem bestimmten Setting (z. B. Telefon-, Einzel-, Partner-, Gruppen-, Team,- Organisations- oder Unternehmens-),
- mit verschiedenen Merkmalen des Coachings (z. B. organisationsinternes/externes, oder Coaching durch die Führungskraft),
- mit anderen Personalentwicklungsformen (z. B. coaching-basiertes Training, coaching-basierte Fachberatung, coaching-basierte Workshops)

verbindet (Rauen 2014).

Ob sich nun jemand als Coach bezeichnet, damit er sich besser fühlt als mit der Bezeichnung Trainer oder Berater oder aus eigener innerer Überzeugung. Letztendlich wird diese Begriffsdiskussion, die mit dem Boom des Coachings ausgelöst wurde, dem Kunden gleichgültig sein. Der Kunde kommt in der Regel mit einem Anliegen, für das er eine Lösung sucht. Genauso wie der Besitzer eines PCs, der nicht weiß, ob es sich um einen Fehler in der Hardware, im Betriebssystem oder in der Anwendungssoftware handelt. So geht es eventuell auch dem Patienten, der in einer misslichen Situation alle Hilfe in Anspruch nehmen möchte, die er erhalten kann und die sich für ihn als nützlich erweist.

Problematisch ist, dass die Begriffsvielfalt zu einem Orientierungsproblem und einem qualitativen Problem führt. Aufgrund fehlender allgemeinverbindlicher Qualitätskriterien sind unter dem Begriff »Coaching« höchst unterschiedliche Leistungen von ebenso großer unterschiedlicher Qualität auf dem Markt.

Die Gefahr besteht, dass der unbestreitbare Nutzen für die Unternehmen, seine Führungskräfte, Mitarbeiter und insbesondere für den Kunden/Patienten dadurch verlorengeht.

Dies führt dazu, dass Personalverantwortliche mittlerweile auf Abstand zu der immer größer werdenden Zahl an Coachingangeboten gehen und damit eine große Chance der persönlichen und unternehmerischen Weiterentwicklung verpassen (Lau 2012).

Worin liegt also der Nutzen und was sind die Anwendungsbereiche des Coachings für die Führung? Ist es mal wieder nur alter Wein in neuen Schläuchen oder eine pseudotherapeutische Beratungstechnik?

Um es vorwegzunehmen:

Es handelt sich um eine zunächst ungewohnte, vielleicht verwirrende und komplexe Materie. Sie bedarf, um die mögliche Tragweite nachvollziehen zu können, einer ausführlichen Erläuterung.

Die Angabe von Beispielen, Übungs- und Literaturhinweisen soll dazu anregen, sich detaillierter mit dem Thema zu beschäftigen.

Was bedeutet systemisch?

In dem hier verwandten Sinn nutzt das systemische Coaching die Möglichkeiten des systemischen Denkens, die in den verschiedenen Formen der systemischen Therapie erfolgreich angewendet werden und bereits oben erläutert wurden.

Dazu zählen die grundlegenden Denkmodelle und Theorien des Mental Research Institutes – auch unter dem Begriff der Schule von Palo Alto bekannt. Diese sind insbesondere in den Werken von Gregory Bateson und Paul Watzlawick zu finden.

Was bedeutet Coaching?

Dem eigentlichen Wortsinn nach bedeutet Coach: Kutscher. Der Kutscher sagt seinem Fahrgast nicht, wo es hingeht. Stattdessen begleitet er seinen Kunden auf dem Weg zu dessen Ziel. Er stellt seine Arbeitskraft zur Verfügung damit sein Kunde sein Ziel erreicht. Insofern ist die Bezeichnung »Coach« sehr zutreffend. Schließlich entscheiden die Gäste, wohin die Reise geht. Der Coach begleitet seinen Kunden auf dem Weg zu seinem Ziel. Im übertragenen Sinne begleitet er ihn zu seiner eigenen Lösung. Irgendetwas an diesem Wort Coach scheint so faszinierend, dass es inzwischen weit verbreitet ist. Das Besondere am systemischen Coaching ist das damit verbundene systemische Denken und der Konstruktivismus. Damit ist die Fähigkeit gemeint, alle verschiedenen, interdependent miteinander verknüpften Elemente und ihre Interaktionen im Rahmen einer Gesamtheit von Elementen zu sehen. Es handelt sich dabei nicht um eine einfache Ursache-Wirkungszusammensetzung und eine statische Ist-Analyse. Vielmehr beschäftigt sich das systemische Denken, so weit wie es möglich und sinnvoll ist, sowohl mit der Eigendynamik des Systems als auch den Interdependenzen und Fernwirkungen. Aufgrund der außerordentlichen Komplexität kann es nur darum gehen, systemischer zu denken (Lanier 2010).

An dieser Stelle sei auf die Ausführungen zu den Grundlagen systemischen Denkens von Professor Varga von Kibed hingewiesen (▶ Teil II, Kapitel 3).

Die systemische Denk- und Arbeitsweise sowie die innere Geisteshaltung eines systemisch arbeitenden Coachs sind für eine Abgrenzung zur klassischen bzw. nicht systemischen Beratung entscheidend. Sie werden durch die folgenden Grundannahmen und Voraussetzungen des systemischen Coachings deutlich.

Grundannahmen des systemischen Coachings sind:

- Der Kunde ist der Experte für sein Problem.
- Er hat eine Ahnung von der Lösung.
- Der Coach begleitet ihn seriös, fachkundig und lösungsfokussiert.

Inhaltlich darf das Coaching (in Anlehnung an Gunther Schmidt) durchaus Beratungsaspekte haben, wenn diese als Vorschläge dem Kunden dienen, seine Lösungskompetenz zu unterstützen und nicht als Rezept zur Umsetzung präsentiert werden (European Coaching Association 2014).

> »Es ist unmöglich, einen Mann, dem durch seine Art zu verfahren, viel geglückt ist, zu überzeugen, er könne gut daran tun, anders zu verfahren. Daher kommt es, dass das Glück eines Mannes wechselt; denn die Zeiten wechseln, er aber wechselt nicht sein Verfahren« (Niccolò Macchiavelli).

Es gibt eine grundsätzliche Diskussion in der Coachingbranche darüber, ob Coaching-Beratung sein darf oder nicht. Schließlich stecke hinter dem Begriff der Beratung die Idee, jemandem einen Rat-Schlag zu erteilen. Dies wäre erstens schon aus semantischen Gründen verwerflich und zweitens entbinde dies den Klienten davon, die inhaltliche Verantwortung seines Handelns zu übernehmen. Zudem sei er in Regel mit Ratschlägen gesättigt (Radatz 2000 und 2008).

Andere Literaturquellen machen diesen Unterschied nicht. Sie verwenden den Begriff der Beratung im Zusammenhang mit Coaching ohne Differenzierung (Meyer-Lutterloh und Henke 2011).

Gunther Schmidt ist im Gegensatz zu Steve de Shazer der Auffassung, man könne nicht grundsätzlich eine Beratungsfunktion des Coaches außer Acht lassen. Der Klient wende sich an eine erfahrene, fachlich ausgebildete Person mit einem für ihn sehr ernstem Anliegen. Er hat vermutlich schon unzählige Lösungsversuche unter großer Mühe unternommen. Er zahle dafür Geld und habe einen Anspruch auf Lösungsvorschläge durch einen erfahrenen Coach (Schmidt 2004).

Anselm Grün leitet das Wort etymologisch her. Rad schlagen bedeute, einen Kreis/ein Rad zu zeichnen/zu schlagen. Im Mittelalter wurden innerhalb beratender Versammlungen Probleme erörtert und gemeinsam nach Lösungen gesucht (Grün 2006, 2011). Noch heute ist der Begriff »Ratsversammlung« bekannt. Im britischen Parlament (House of Commons und House of Lords) sitzen die Mitglieder jeweils in einem Kreis rund um das Rednerpult.

Der Kontext, in dem ein Begriff verwendet wird, ist wesentlich für seine allgemein verständliche Bedeutung und Verwendung. Entscheidend ist die Tatsache, dass Lösungsansätze nur dann nachhaltig wirksam werden, wenn sie vom Klienten frei gewählt und als sinnvoll erachtet werden.

Die Methode des systemischen Coachings in der Beratung

Was ist somit der Unterschied von klassischer, partnerschaftlicher Beratung und systemischen Coaching?

In der klassischen Beratung weiß der Berater das, was der Kunde nicht weiß. Der Kunde schildert sein Problem. Der Berater präsentiert eine Lösung. Diese Lösung entspricht oft dem Verständnis und Weltbild des Beraters. So gibt es sehr viele gute Beratungskonzepte, die nie in die Tat umgesetzt werden, da sie letztendlich nicht individuell auf den Kunden abgestimmt waren.

In der partnerschaftlichen Beratung erarbeitet der Berater mit dem Kunden (Projektmitarbeiter, Geschäftsführung oder Führungskraft) eine Lösung. Diese ist immer noch sehr stark von der Vorstellung des Beraters und/oder dem Wunsch der Unternehmensleitung und/oder der Projektmitarbeiter geprägt. Auch hier gibt es viele sehr gute Beratungskonzepte. Nur wird man bei der Umsetzung von Widerständen, Problemen und unbeabsichtigten Auswirkungen überrascht, die eine Realisierung verhindern bzw. erschweren.

Der Coach geht davon aus, dass der Kunde die für ihn beste Lösung selber weiß bzw. entwickeln kann. Der Coach hilft dem Kunden bei dieser Entwicklung. Er leistet damit eine Hilfe zur Selbsthilfe. Dabei berücksichtigt er möglichst alle Systemelemente (Stakeholder des Projektes oder Organisation) und deren Verbindungen untereinander. Die Lösung des Problems, die sich durch die Hilfe eines Coaching zeigt, entspricht voll und ganz den Kundenwünschen. Schließlich hat der Kunde seine Lösung selbst erarbeitet. Demzufolge ist sie nach seinem Selbstverständnis umsetzbar. Der Coach geht davon aus, dass der Kunde die beste Lösung bereits in sich trägt (vgl. Biedermann 2008).

Die zuletzt genannte Vorgehensweise beschreibt die Grundhaltung des MbS.

Der Klient/Mitarbeiter ist Experte für die Erreichung seines Ziels, die Führungskraft ist Experte für den Prozess.

Oder mit anderen Worten: Mit MbS führen heißt, Menschen auf angenehme Weise von dort, wo sie sind, dorthin zu bringen, wo sie sein wollen, sie ihren Stärken entsprechend einzusetzen um ihre Funktion, für die sie geeignet sind, optimal zu erfüllen.

»Wessen wir am meisten im Leben bedürfen ist Jemand, der uns dazu bringt, das zu tun, wozu wir fähig sind« (Ralph Waldo Emerson).

4.2 Ursprünge des systemischen Coachings

Systemisches Coaching ist eine wesentliche Grundlage von MbS. Um ein besseres Verständnis für die Wirkungsweise des systemischen Coachings und seine allgemein gültigen Prinzipien zu gewinnen, werden im Folgenden die Ursprünge, aus denen sich das systemische Coaching entwickelt hat, beschrieben.

Das Prinzip der lösungsorientierten Führung geht auf die lösungsfokussierte Therapie des Psychotherapeuten Steve de Shazer und seiner Frau Insoo Kim Berg zurück. Die auch »Solution focused brief therapy« (SFBT) genannte Methode wurde erstmals 1982 vorgestellt. Diese Methode ist keine Therapie im eigentlichen Sinne, denn sie verändert Menschen nicht, sondern unterstützt den Klienten zur Selbsthilfe damit er seine eigenen Ziele erreicht. Sie baut in ihrem Kern auf Milton Ericksons Pseudoorientierung in der Zeit auf und befasst sich mit der Entdeckung und Konstruktion von Lösungen. Die SFBT verläuft ausschließlich in Gesprächsform und enthält keinerlei Problemanalyse. Vielmehr aktiviert sie die Ressourcen der Klienten und unterstützt sie bei der Entwicklung von Lösungsmöglichkeiten (Biedermann 2008).

Inspiriert durch die Schule von Palo-Alto

Inspiriert wurde die Arbeit von Shazer/Berg durch die Forschungsergebnisse am Mental Research Institute (MRI) in Palo-Alto, Kalifornien. Eine Gruppe von Psychiatern und Psychologen entwickelte und praktizierte unter anderem die problemorientierte Kurzzeittherapie. Diese beschäftigte sich mit der Frage, warum Probleme aufgrund versuchter Lösungen aufrechterhalten werden. Ein Mitglied dieser Gruppe war Paul Watzlawick, der Grundgedanken dieser Studien in seinem Bestsellerbuch »Anleitung zum Unglücklichsein« einem breiten Publikum bekannt machte. Darin beschreibt er in einer allgemeinverständlichen Sprache, wie sich die Menschen das Leben selbst schwer machen, Probleme erzeugen und diese, oft wider besseren Wissen, erfolgreich aufrechterhalten.

Weitere Einflüsse des Systemisch-Lösungsorientierten Ansatzes

Weitere bedeutende Einflussfaktoren der lösungsorientierten Arbeit stammen – wie auch teilweise schon beschrieben – insbesondere aus der Kommunikationsforschung, der Systemtheorie, der Kybernetik, dem Konstruktivismus und der Psychotherapie. Nachzulesen ist dies in den Arbeiten von Ludwig von Bertalanffy (Allgemeine Systemtheorie), Hermann Haken (Synergetik), Humberto Maturana (Erkenntnistheorie), Heinz von Förster und Ernst von Glasersfeld (Konstruktivismus), Fritz B. Simon (Einführung in die Systemtheorie/Konstruktivismus), Ludwig Wittgenstein (Tractatus logicus-philosophicus), Gregory Bateson (Ökologie des Geistes – ein interdisziplinärer Vergleich und eine Analyse aus Biologie, Soziologie, Linguistik, Geschichte, Psychologie, Kybernetik und Kunst/Geist und Natur – Erkenntnistheorie auf der Annahme evolutionärer Prozesse), Carl Rogers (Gesprächstherapie), Schulz von Thun (Inneres Team), Alfred Korzybski (Allgemeine Semantik), Gunther Schmidt (Hypnosystemische Therapie), Niklas Luhmann (Soziologische Systemtheorien), Milton Erickson (Hypnotherapie), Götz Renartz (Selbstorganisatorische Hypnotherapie), Paul Watzlawick (Menschliche Kommunikation), Frank Farelly (Provokative Therapie), Varga von Kibed und Insa Sparrer (Systemische Strukturaufstellungen), Bert Hellinger und Günter Weber (Familien- und Organisationsaufstellungen), Richard Bandler und Michael Grinder (NLP/Pentimentos/Feedback) u. a.

Die Bedeutung der Philosophie Wittgensteins

Der österreichisch-britische Philosoph Ludwig Josef Johann Wittgenstein lieferte den Hinweis, dass Lösungen nicht kausal aus dem Problem heraus konstruiert werden können und dass Lösungen auch nicht die Negation des Problems sind, sondern sich im Verschwinden des Problems zeigen (Wittgenstein 1984).

Er befasste sich mit der Wirkung von Sprache und der unterschiedlichen Deutung von Begriffen. Nach Wittgenstein ist es ist eine Hauptquelle unseres Unverständnisses, dass wir der Gebrauch unserer Wörter beachten.

Eines der grundsätzlichen Probleme erläuterte er an folgendem Beispiel:

Die Ähnlichkeit der Sätze *Ich habe einen Stuhl* und *Ich habe ein Gefühl*. Sie verführt zur Auffassung, man habe Gefühle in gleicher Weise wie Gegenstände. Dadurch drängt sich das Bild auf, Wörter wie Gefühl, Eindruck, Empfindung oder Gedanke müssten wie Stuhl für etwas Raumeinnehmendes, Fassbares – wenn nicht Sichtbares, dann Unsichtbares stehen. Etwas, was man durch sein Nachschauen in seinem Innersten erblicken könne. Wittgenstein zielt darauf ab, solche unwillkürlichen Bilder zu überwinden, indem er zum Beispiel ihre Entstehung ins Bewusstsein hebt. Unter diesen Bildern verstand Wittgenstein die Verfestigung einer Auffassung zu etwas Selbstverständlichem, Unhinterfragbarem, eben Absolutem. Der Ansatz der lösungsorientierten Arbeit ist es, diese Bilder und die Bedeutung der verwendeten Begriffe zu hinterfragen. Nicht zur

Bestimmung von falsch oder richtig, sondern zur Lösung des intellektuellen Krampfes verfestigter Strukturen und Probleme.

Die Parallelen der Philosophie Krishnamurtis

Ähnliche Überlegungen findet man in den Vorträgen und Schriften des großen unabhängigen Denkers Jiddu Krishnamurti. Aus Indien stammend arbeitete er als Autor, Theosoph und spiritueller Lehrer. Seine Lehre befasste sich mit der Frage, wie der Mensch Freiheit verwirklichen kann. Nicht die trügerische äußere Freiheit zu tun, was ihm beliebt oder die partielle Freiheit von diesem oder jenen Zwang. Ihm ging es um die vollkommene innere Freiheit. Dazu leitete er an, sich sämtliche im Laufe der Sozialisierung ungeprüft übernommene Meinungen und Überzeugungen bewusst zu machen und solange zu hinterfragen, bis sie sich verflüchtigen und der direkten Wahrnehmung dessen, was in der Gegenwart ist, Platz zu machen. Nur so gewinnen wir einen unverfälschten Blick auf Lebenssituationen, die uns ermöglichen, unsere Ressourcen und Potenziale zu entfalten und Antworten auf die Fragen zu finden, die uns das Leben stellt (Krishnamurti 2006).

»Ideologien sind Erfindungen des Denkens, die von der Kultur konditioniert wurden, in der sie sich entwickelt haben« (Jiddu Krishnamurti).

4.3 Die Grundannahmen der Systemtheorie im Coachingprozess

Die Grundannahme der Systemtheorie ist systemisch – konstruktivistisch – lösungsorientiert und kann wie folgt charakterisiert werden:

- Die Existenz einer Person wird verstanden als Wechselwirkung einer Interaktion in ihrem systemischen Zusammenhang.
- Alles gewinnt seine Bedeutung, seinen Sinn und seine Wirkung erst in einem Situationszusammenhang, in einem Kontext.
- Symptome sind Lösungsversuche mit manchmal hohem Preis und sind immer zu würdigen.
- Unwillkürliche Prozesse sind stärker als willkürliche. Altes ist stärker als Neues.
- Es gibt nicht ein Problem an sich, sondern die Beteiligten konstruieren es.
- Es gibt so viele Wahrheiten wie es Menschen gibt.
- Informationen über das Problem gehören zur Aufgabe, nicht zur Lösung.
- Jedes System verfügt bereits über alle Ressourcen, die es benötigt, um seine Probleme zu lösen. Es nutzt sie nur zurzeit nicht.
- Erleben ist das Ergebnis von Aufmerksamkeitsfokussierung (Biedermann 2008).

Der Konstruktivismus ist primär eine Erkenntnistheorie, die davon ausgeht, dass Wirklichkeit nicht von sich aus vorhanden und damit zugänglich ist, sondern vom Individuum konstruiert und beschrieben wird. Die Sprache wirkt in dem Zusammenhang wie eine sich selbst erfüllende Prophezeiung. Das, worüber wir reden, wird zum Mittelpunkt unserer Aufmerksamkeit.

Merke

Je mehr wir uns mit Problemen und Misserfolgen beschäftigen, umso hartnäckiger werden sie bleiben und unsere Aufmerksamkeit beanspruchen. Im Umkehrschluss: Je mehr wir uns mit Ressourcen, Lösungen, Erfolgen, Ausnahmen von Problemen beschäftigen, umso mehr fokussieren wir unsere Aufmerksamkeit auf Lösungen, umso eher werden sie eintreten. Die Methode fußt also auf dem Standpunkt, dass es hilfreicher ist, sich auf Lösungen anstatt auf Probleme zu fokussieren.

Wir haben die Wahl!

Wir haben immer die Wahl, wie wir mit dem Wunsch nach Verbesserungen umgehen. Wir können primär die Probleme und Defizite analysieren, nach deren Ursachen forschen und darüber nachdenken, welche Fehler gemacht wurden, um sie anschließend zu beheben. Oder wir forschen nach Ressourcen, Kompetenzen, Stärken und denken darüber nach, wie Erfolge erzielt werden können und wie sie zu wiederholen und auszubauen sind.

MbS ist eine leidenschaftliche Verfechterin des zweiten Weges. Probleme und Fehler gehören zum menschlichen Alltag wie der Wechsel von Tag und Nacht. Systemtheoretisch entstehen sie schon aus der Logik, dass sich Organisationen und ihr Umfeld permanent ändern und sich laufend darauf einstellen und anpassen müssen. Damit verbundene Schwierigkeiten sind Auslöser von Lern- und Veränderungsprozessen und bereiten neue Strukturen vor (Schmitz und Billen 2008).

4.4 Führungskraft versus Coach

Anders als im systemischen Coaching ist die Führungskraft jedoch keinesfalls Therapeut oder Coach. Dafür fehlt es an der grundsätzlichen Anforderung.

Unter Führung versteht man eine unmittelbare, absichtliche und zielbezogene Einflussnahme und Führung beinhaltet asymmetrische soziale Beziehungen der Über- und Unterordnung (vgl. Offermanns und Steinhübel 2006).

Die Führungskraft hat unternehmerische Präferenzen inhaltlich und bezogen auf ihre zeitliche Realisierung im Fokus zu halten.

Dagegen definiert sich der Coach als absichtsloser, unabhängiger, zeitlich begrenzter, methodengeleiteter, individueller Begleiter.

Zudem fehlen im Berufsalltag häufig folgende Voraussetzungen:

- ein eigenes Anliegen,
- eine grundsätzliche Veränderungsbereitschaft,
- ein hohes Maß an Selbststeuerungsfähigkeit des Mitarbeiters,
- eine vertrauensvolle Unternehmenskultur,
- Vertrauen in die Potenziale der Führungskräfte/Mitarbeiter und in die Wirksamkeit der Maßnahme seitens des Unternehmens und der Vorgesetzten und
- Zeit (Offermanns und Steinhübel 2006).

Es klingt banal und wird allzu oft übersehen. Lösungsorientiertes Führen wirkt nachhaltig und aktiviert die Ressourcen der Mitarbeiter. Dies erfordert jedoch Zeit. In einer vernetzten, schnelllebigen Gesellschaft ist Zeit der limitierende Produktionsfaktor. Schnelle Lösungen sind gefordert. Doch die wirken oft nicht nachhaltig. Dies wirft wiederum neue Probleme auf, die einer schnellen Entscheidung bedürfen und so weiter.

Dabei bleiben oftmals die Grundtugenden menschlichen Lebens als Leitlinien des Führens auf der Strecke. Die Bedeutung der werteorientierten Führung, wie sie unter anderem auch Anselm Grün in seinen Büchern beschreibt, um langfristige, weitaus bessere Ergebnisse zu erzielen als klassisches Management, kommt dabei zu kurz (Grün 2006; Grün und Assländer 2006).

Die Herausforderung

Eine Führungskraft handelt nicht im luftleeren Raum. Sie muss das vielschichtige Beziehungsgeflecht unterschiedlicher Interessensgruppen berücksichtigen. So haben beispielsweise Vorgesetzte, Eigentümer, Kollegen, Mitarbeiter, Banken, Aufsichtsbehörden, Kunden sowie Lieferanten unterschiedliche Erwartungen und Ziele. Sie benutzen in der Regel einen eigenen Kommunikationscode. IT-Mitarbeiter kommunizieren anders als Pflegepersonal, Marketingfachleute anders als Buchhalter, Juristen anders als Mediziner, Banker anders als Küchenlieferanten, Kunden anders als das medizinische Personal usw. Führungskräfte haben es häufig mit all diesen Berufsgruppen zu tun.

In diesem Beziehungs- und Kommunikationsgeflecht erschweren größere und kleinere Egoismen, Betrügereien, Ideologien, Manipulationen, Denkfehler und Irrwege die Möglichkeit für eine zielgerichtete, lösungsorientierte Führung.

MbS versucht, alle Interaktionen zwischen Führungskräften, Mitarbeitern, Kollegen, Kunden, Lieferanten, Finanziers, Markt, Gesellschaft, Kultur und Umwelt zu berücksichtigen.

Zudem geht es in der Führung nicht allein um das gezielte Intervenieren hinsichtlich der Kommunikations-, Motivations- und Erwartungsstrukturen der

Systembeteiligten mit dem Ziel, dadurch die Selbstorganisation zu fördern (Autopoiese). Die Führungskraft ist letztlich nur einer der vielen Kontextfaktoren, die auf die Systemelemente wirken. Um die negativen Folgen direktiver Übersteuerung und Überregulierung zu vermeiden, sollten Systemregulatoren eingesetzt werden.

Besonderheiten für Führungskräfte in der Gesundheitsbranche

Die zunehmend diffus-komplexen Systembedingungen stellen hohe Anforderungen an Führungskräfte. Die sich rasch ändernden Rahmenbedingungen und Veränderungen in Wirtschaft, Politik, Wissenschaft und Gesellschaft sorgen für ein wachsendes Anforderungsniveau.

Besonders deutlich wird dies in der Gesundheitsbranche, die geprägt ist durch:

- zunehmende Patienteninteressen, -erwartungen, -rechte,
- die Notwendigkeit einer aufwendigen, vollständigen Dokumentation,
- die Beachtung einer Vielzahl relevanter gesetzliche Bestimmungen,
- abrechnungstechnische Komplexitäten,
- die hohe medizinische und pflegerische Verantwortung,
- die gewünschte Zunahme an transsektoraler Zusammenarbeit ohne Regelung der Finanzierung,
- die Ungleichbehandlung im System, z. B. der Privatkliniken vs. Allgemeinversorger mit dem Auftrag der Notfallversorgung,
- öffentlich subventionierte kommunale Krankenhäuser,
- die Bandbreite zwischen dem Zwang zur ökonomischen Unternehmensführung einerseits und der Verpflichtung zur Daseinsvorsorge andererseits,
- die überproportional hohe mediale Aufmerksamkeit gesundheitspolitischer Themen,
- den seit Jahren anhaltenden Investitionsstau,
- den zunehmenden Fachkräftemangel,
- die nicht widerspruchsfreie Ökonomisierung der Branche.

Die Managementaufgabe ist es, durch Planung, Organisation, Führung und Kontrolle die Systembedingungen im Berufsalltag angemessen zu berücksichtigen und nicht zuletzt auch mit der eigenen Lebens- und Karriereplanung in Einklang zu bringen. Da mitzuhalten erfordert einen immer stärkeren Einsatz und als Basis dafür einen ausgeprägten Anpassungs- und Durchhaltewillen. Mit anderen Worten: Resilienz – eine psychomentale Stärke, innere Stabilität und Widerstandskraft. Der Belastung gerecht zu werden verlangt die entsprechende Vorsorge. Neben der körperlichen Leistungsfähigkeit muss die geistige-seelische Leistungsfähigkeit gestärkt werden.

Mentale Stärke und folgende Soft Skills sind Voraussetzungen für lösungsorientierte Führung: Empathie, Aufmerksamkeit und Bewusstsein für das eigene

Verhalten und das der anderen, Reflexions-und Veränderungsbereitschaft sowie eine Sprachkompetenz und Dialogfähigkeit, die häufig erst noch zu erlernen sind (► Teil II, Kapitel 4.5).

Von der Notwendigkeit, Dialogfähigkeit zu erlernen

Von einem Dialog kann gesprochen werden, wenn zwei oder mehrere Personen sprechen, die abwechselnd eine Rede führen. Deren Absicht ist es, die eigenen Standpunkte kund zu tun und die des anderen kennen zu lernen. Da in der Regel im Unternehmen ganz unterschiedliche Charaktere mit ganz verschiedenen Interessen, Sprachcodes, Hintergrundwissen, Erwartungen und Erfahrungen miteinander kommunizieren, fehlt es an einer natürlichen Dialogfähigkeit (Allport und Esser 2013).

Daher sind wir angehalten, die Dialogfähigkeit explizit zu erlernen. Neben den etablierten Kommunikationstrainings kann der Fehlerhaftigkeit im Dialog per Prä-Mortem-Analyse entgegengewirkt und Dialogfähigkeit explizit erlernt werden.

In der Anfangsphase eines Projektes wird dieses fiktiv für gescheitert erklärt. Die Projektmitarbeiter erhalten den Auftrag, einen Artikel zu verfassen, der in drei Jahren erscheint und die Gründe des Scheiterns erläutert. Ohne Repressalien befürchten zu müssen, werden die Gründe zusammengetragen, diskutiert und nach einer Rangordnung aufgelistet. Der Projektleiter überprüft anschließend anhand dieser Gründe das ganze Projekt auf Schwächen.

Kompetenzen einer Systemisch-Lösungsorientierten Führungskraft

»Wer sich selber nicht führen kann ist lebensgefährlich, wenn er andere führt« (Peter Drucker).

Die Fähigkeiten, über die Systemisch-Lösungsorientierte Führungskräfte verfügen sollten, lassen sich beschreiben in Fähigkeiten, die machtvolle Menschen beherrschen sollten:

• Sie sind Meister der Komplexität, das bedeutet, dass sie in der Lage sind, komplexe Sachverhalte zu durchblicken und diese lösungs- und zielorientiert zu managen.
• Sie haben die Fähigkeit Ressourcen und Talente ihrer Mitarbeiter kreativ für ein übergeordnetes Ziel zu nutzen.
• Sie können die Mitarbeiter auf Veränderungen vorbereiten und ihre Bereitschaft dafür wecken.
• Sie leisten aktiv einen Beitrag zur sozialen Gerechtigkeit.

- Sie sind fähig, sich selbst zu führen. Damit haben sie die Voraussetzung auch Teams und Organisationen zu führen um mit ihnen die Zukunft zu gestalten.
- Sie streben auf den Gebieten ihrer Management-, Sozial-, Emotionalkompetenz und Selbstverantwortung nach Weiterentwicklung und sind sich darüber bewusst, dass ihre eigene Persönlichkeit darüber entscheidet, wie sie die Dinge sehen.
- Sie behandeln ihre Mitarbeiter so, wie sie wünschen, dass sie ihre Kunden so behandeln.
- Sie führen im Spannungsfeld zwischen Kompetenz und Tugend. Ist ihre Kompetenz größer als ihre Tugend besteht die Gefahr einer arroganten, narzisstischen Führung. Überwiegt die charakterliche Tugend der Kompetenz, droht ein Burn-Out.
- Sie verstehen ihre Führungsmacht als eine Fähigkeit und Möglichkeit Entscheidungen zu treffen.
- Sie stehen offen und ganz bewusst zu ihrer Macht und verstecken sie nicht. Sie wissen, dass Macht allein nicht korrumpiert, sondern nur der Charakter, der Macht korrumpieren kann. Das steigert ihr Selbstbewusstsein, dadurch wirken sie glaubwürdig, überzeugend und authentisch.
- Sie wissen, dass Macht bei ihnen selbst beginnt. Sie kontrollieren ihre Impulse und sind selbstdiszipliniert. Damit machen sie sich nahezu unangreifbar (vgl. Guardini 1952).
- Sie sind Meister der Kommunikation. Denn sie wissen, Kommunikation ist der Schlüssel zu den Menschen. Wer andere überzeugen und bewegen will, muss wirkungsvoll mit ihnen kommunizieren können.
- Sie sind hervorragende Netzwerker. Denn wer allein ist, ist eher ohnmächtig statt mächtig. Nach dem Motto: Team – Toegether everyone achieve more.
- Sie sind ein Vorbild. Jeder kann sich mit ihnen oder ihrer Sache identifizieren und von ihnen lernen. Sie verkörpern ein faszinierendes Lebensgefühl für das sie bewundert werden.
- Ihre Lebenserfahrung und Menschenkenntnis lässt sie die Bedürfnisse, Ressourcen, Kompetenzen und Motive anderer Menschen intuitiv erkennen und einordnen. Sie erahnen, was andere Menschen wollen und können darauf eingehen.
- Sie verfügen über natürliche Autorität und sind in der Lage, die Herzen der Menschen zu berühren. Das macht sie nahbar und unnahbar zugleich.
- Sie zeichnen sich durch eine positiv denkende, empathische Geisteshaltung aus. Dazu gehört mehr systemisch und weniger beurteilend oder bewertend zu denken (vgl. Donders und Hüger 2011).

»Macht ist die Freiheit zu dienen« (Benediktus von Nursia).

Führungskräfte, die diese Fähigkeiten angemessen dosiert und aufeinander abgestimmt anwenden, können Wertvolles und Nachhaltiges bewirken. Die Macht, die sie mit diesen Fähigkeiten wohl dosiert ausüben, ist gleichzusetzen mit dem gezielten Umgang und richtigen Ausleben von Ethik und Werten.

4.5   Kompetenz durch Sprache

Was bedeutet Sprachkompetenz?
Die sprachliche Kompetenz wird auch Sprachwissen genannt. Im Gegensatz dazu steht das Sprachkönnen (Performanz). Sprachwissen meint sowohl explizites als auch implizites Wissen über sprachliche Zusammenhänge verschiedenster Art. Während explizites Wissen kommunizierbares Wissen ist, ist implizites Wissen nicht kommunizierbar und wird oft mit Erfahrungswissen gleichgesetzt. Sprachliches Wissen lässt sich in drei Bereiche auffächern:

- Sprachnormen (Rechtschreibung, Zeichensetzung, Satzbau, Textsorten ...),
- Sprachmittel (Wortschatz, Textverknüpfungsmittel, Redewendungen ...),
- Sprachästhetik (Wortschatz, Zeichensetzung, räumliche Anordnung ...).

Sprachkompetenz ist somit einerseits ein Teil der allgemeinen kognitiven Fähigkeiten, deren Grundlage die Konzeptualisierung, Mustererkennung und Kategorisierung ist. Andererseits wird, ebenfalls als sprachliche Kompetenz bezeichnet, darunter die Fähigkeit verstanden, einen Aussageinhalt grammatisch, orthografisch und syntaktisch korrekt zu formulieren. Der dritte Teil der sprachlichen Kompetenz ist die Fähigkeit, sich im sozialen Kontext adäquat auszudrücken (Mantz 2013).

Hygiene ist im Krankenhaus wesentlich – auch in der Sprache

Die kommunikative Kompetenz ist ein wichtiger Bestandteil des MbS. Darunter wird die Fähigkeit verstanden, konstruktiv, effektiv und bewusst zu kommunizieren. Dazu gehört die Kenntnis über wichtige Kommunikationskonzepte und -modelle und das Beherrschen erfolgreicher Kommunikationstechniken. Dabei spielt nicht nur die Fähigkeit, sondern auch die Bereitschaft bzw. der Wille zur Kommunikation eine beachtliche Rolle.

Kommunikationsfähigkeit bedeutet die Fähigkeit zu haben, sich verständlich und empfängerorientiert ausdrücken zu können. Unter Kommunikationsbereitschaft wird verstanden, sich aus eigenen Willen mit anderen auszutauschen, Dinge verbal zu erklären und Wissen durch Kommunikation weiterzugeben. Die eigene Sprache bzw. die Kommunikation hat eine hohe Bedeutung. Schließlich vermittelt sie einen unmittelbaren Eindruck von der Person die spricht.

Die Sprache ist ein Ausdruck mit Worten und mit Körpersprache und interdependent mit der inneren Haltung. Die innere Haltung ist durch die Sprache sicht- bzw. hörbar. Genauso ist es möglich, durch eine achtsame Sprache die gewünschte Haltung bzw. Entwicklung der Einstellung zu unterstützen bzw. zu lenken (Schulz von Thun 2011, 2014).

Von innen nach außen und von außen nach innen

Die Kommunikation beginnt nicht beim Sprechen. Sie hat ihren Ursprung vielmehr im und beim Denken. Die Sprache ist in all ihrer Vielfalt der Ausdruck des Gedachten und des Gefühlten. Insbesondere als Führungskraft ist die innere Einstellung zur Aufgabe (Ja oder Nein zur Führung) erkennbar.

> »Ein Mensch in Führungsverantwortung arbeitet kraftvoll, wenn er seine Position voll und ganz annimmt und erfüllt. Die Position ist Teil einer Hierarchie (etymologisch: ›Heilige Rangordnung‹)« (Mantz 2013).

Die Sprache ist für die Kraft der Führung elementar wichtig. Die folgenden Hinweise zur Sprachkompetenz stellen eine Grundlage für die Kommunikation eines jeden Menschen dar.

Damit einer Führungskraft zugehört und damit sie verstanden wird, was allerdings auch das Wollen des Gegenübers voraussetzt, sollte sie auf Folgendes achten:

- Aktive Sätze bilden: »Ich beschäftige mich mit xy, anstatt xy beschäftigt mich.« Denn aktive Formulierungen sind kraftvoller.
- Vollständige Sätze bilden: Subjekt, Prädikat, Objekt. Ansonsten fehlt die Person, die Handlung oder das Ziel.
- Klar strukturierte und eindeutige Sätze statt Schachtelsätze bilden: Besser dort, wo ein Komma Schachtelsätze verbindet, einen Punkt setzen und mit einem neuen vollständigen Satz fortfahren.
- Angenehmes Sprechtempo mit passender Sprachmelodie nutzen: »Der Klang der Stimme ist sozusagen der Atem aus dem Inneren. Hier schwingt die entsprechende Ausdruckskraft mit« (Mantz 2013).
- Soweit inhaltlich nicht erforderlich, sollte in der Kommunikation Folgendes vermieden werden:
  - Füllwörter wie man, halt, eigentlich, also,
  - Modalverben wie müssen und sollen,
  - Druck- und Stresswörter wie Problem, schwierig, Pflicht, Kompromiss,
  - Komparative, wenn keine wirklichen ausgesprochenen bzw. ausgeschriebenen Vergleiche mit dem Kontext vorhanden sind, wie »Nehmen Sie es leichter«, »Machen Sie es sich einfacher«, »Schreiben Sie weniger«, »Seien Sie doch entspannter«,
  - Sogenannte krankmachende Sprache wie »Da müssen Sie reinbeißen.« »Sehen Sie das nicht so verbissen.« Stattdessen sollten Wohlfühlworte genutzt werden, wie »Ich vertraue Ihnen voll und ganz.«
  - Wörter aus der Kriegssprache, wie »Ich explodiere gleich.« »Es schießt mir gerade in den Kopf.« »Ich reiß mir ein Bein aus.«

Die Kultur eines Unternehmens ist auch in der Wortwahl der Mitarbeiter zu erkennen. Sind die Mitarbeiter in einem Wett-Kampf mit Tot-Schlag-Argumenten oder er-muntern, be-geistern und motiv-ieren sie?

Kriegs- und krankmachende Sprache vermeiden heißt nicht, Konflikte zu vermeiden. Im Gegenteil. Statt Konflikte jedoch als Kampf zu betrachten, sollte die innere Haltung überprüft werden: »Du bist etwas wert und ich bin es auch«. Es sollte echtes Interesse an einer Lösung gezeigt werden. Die Sprache sollte emotional neutral bleiben. Die Kunst in der Kommunikation ist es, Emotionen auszuhalten – insbesondere die eigenen.

Eine geringe Kontrolle der eigenen Gefühle wird auch als Emotionale Inkontinenz bzw. Affektinkontinenz bezeichnet. Damit wird ein Phänomen beschrieben, wenn jemand seine eigenen Emotionen nicht beherrschen kann und sein Umfeld mit kleinen oder großen verbalen, emotionalen Ausbrüchen be-lästigt (Völz 2012).

Besonders bei Konflikt- und Feedbackgesprächen ist es wichtig, das Verhalten der Person zu beschreiben bzw. zu kritisieren und nicht die Person an sich. Dazu ist es hilfreich, den Wortschatz zu erweitern, um der Individualität der Mitarbeiter und deren Befinden Respekt zu zeigen.

> »Solange ein uneiniges, zerstrittenes ›Hin und Her‹ in mir drin ist, kann ich nach außen hin auch nicht klar, souverän und freundlich sein. Stattdessen eiere ich herum. Dahinter steckt eine große Aufgabe. Denn wer versteht sich schon selber? Nicht nur um ein guter Kommunikator zu werden, sondern um seine Seele gut durchs Leben zu bekommen und um eine gute Führungskraft zu werden. Die Wahrheit beginnt zu zweit, auch in meiner Seele. Willst du eine gute Führungskraft, guter Vater, guter Lehrer sein, dann schau auch in die selbst hinein« (Friedemann Schulz von Thun 2011).

4.6 Denk- und Handlungsmuster überprüfen

Für Führungskräfte ist der Systemisch-Lösungsorientierte Führungsansatz im Umgang mit der Belastung, wie sie in Teil II, Kapitel 4.3 beschrieben wurde, hilfreich. Er berücksichtigt die Gedanken- und Vorstellungssteuerung respektive die Bewusstseinssteuerung. Die amerikanische Psychologieprofessorin Carol Dweck spricht in diesem Zusammenhang von der dringenden Notwendigkeit, das blockierende statische Selbstbild gegen ein dynamisches auszutauschen. Damit regt sie an, die im Lebenslauf erworbenen Denk- und Handlungsmuster inklusive der dahinterstehenden Überzeugungen und Glaubenssätze zu ändern und anzufangen, in Lösungen zu denken (Dweck 2009).

> »Das eigentliche Verhängnis ist der Glaube an das Verhängnis – er hält die Kraft der Umkehr nieder!« (Ludwig Wittgenstein)

Menschen ändern ungern ihre Meinung. Instinktfalle nennen das die Neurologen. Sie haben herausgefunden, dass Menschen nur allzu gern ihren einmal gewonnenen Erkenntnissen und Verhaltensweisen vertrauen. Sie bleiben sogar dann noch bei ihrer ursprünglichen Meinung, wenn viele Fakten dagegen sprechen. Noch schwerer fällt ihnen der Meinungswandel, wenn das neue Wissen negative Folgen für sie haben könnte. Lieber suchen sie mit viel Mühe alle möglichen Beweise, um ihre alte Einstellung zu verteidigen. Fehler einzugestehen und sein Verhalten zu ändern ist nichts für Feiglinge.

Dweck verweist auf Untersuchungen, die belegen, dass Veränderungen scheinbar ganz einfacher Glaubenssätze große Wirkung haben. Für viele Menschen ist dies eine absolut vernachlässigte Art der Hirnnutzung. Eine gefährliche Art der Vernachlässigung. Denn dieses statische, eingeengte, alternativlose Denken beschränkt den Umgang mit den Herausforderungen einer dynamischen, sich ständig verändernden Welt (Dweck 2009).

Stolpern beginnt im Kopf

Vorprogrammiert ablaufende Gedanken- und Handlungssteuerungen sind wirkungsvolle berufliche Stolpersteine. Es sind weniger die Ereignisse an sich, die uns in Schwierigkeiten bringen, sondern vielmehr unsere Ansichten und die daraus hervorgehenden wenig hilfreichen Lösungsversuche. »Weniger das, was auf uns einstürmt, was bewältigt, durchgestanden, gelöst werden muss laugt aus, als vielmehr die Art und Weise, wie wir im Kopf damit umgehen. Dies führt über kurz oder lang zu wachsenden Stress- und Hilflosigkeitsgefühlen und schließlich zum Leistungsversagen oder der Angst davor – ob im Beruf oder sonst wo im Leben« (Eberspächer 2004).

Dagegen hilft mentales Training

Um diese Stolpergefahr zu bannen empfiehlt der Sportpsychologe Eberspächer zwei wesentliche Elemente des mentalen Trainings aus dem Hochleistungssport: die Selbstgesprächs- und die Vorstellungsregulation. Selbstgespräche und Handeln sind nicht voneinander getrennt. Menschen reden immer über sich selbst. Doch die Art der Selbstgespräche macht einen gravierenden Unterschied. Weniger Erfolgreiche legen sich mit Selbstzweifeln lahm. Sie konzentrieren sich auf ihre Ängste und Befürchtungen und klammern sich an Gewohntes. Erfolgreiche hingegen machen sich mit positiven Affirmationen und zuversichtlichen Gedanken Mut, fokussieren sich auf ihre Aufgabe und bringen sich so funktionierenden Lösungen näher. Entsprechendes gilt für die Vorstellung. Sie beeinflusst maßgeblich, was die Menschen erleben. Die Energie geht mit der Aufmerksamkeit einher und so wirken Vorstellungen wie selbsterfüllende Prophezeiungen.

»Ein Mensch ist ausschließlich das Produkt seiner Gedanken. Er wird, was er denkt. Nicht das Bewusstsein bestimmt unser Leben, sondern unser Unbewusstes«(Mahatma Gandhi).

Wir versuchen im Führungsalltag immer 100 % zu geben. Lernt man aus dem Leistungssport, erkennt man, dass dies unmöglich ist. Im American Football beträgt die Spieldauer einer Partie über drei Stunden. Nur während 5,8 % des Spiels gibt es auch wirklich Action. Gerade einmal 11 Minuten! Ein Tennismatch auf der ATP-Tour dauert durchschnittlich 98 Minuten, die effektive Spielzeit beträgt 18 Minuten. Der Rest sind Pausen und Rituale, die eingelegt wurden, um im entscheidenden Moment Höchstleistung bringen zu können. Wenn wir im Management versuchen, permanent Topleistungen abzurufen bleiben wir mittelmäßig (SRF 2013).

Führungskräfte, die permanent Höchstleistung bringen möchten, bedürfen auch Regenationsphasen.

In seinem Buch »Die Disziplin des Erfolgs« betont James E. Loehr, Pionier der Sportpsychologie, dass der gezielte Einsatz von Energie die Voraussetzung für Höchstleistung sei. Das gelte insbesondere auch für Führungspersönlichkeiten in Unternehmen. Sie inspirieren oder demoralisieren andere durch die Art, wie sie mit ihrer eigenen Energie umgehen, und dadurch, wie gut sie es verstehen, die kollektive Energie der von ihnen Geführten zu mobilisieren, zu fokussieren, zu investieren und zu erneuern (Loehr und Schwartz, 2003).

4.7 Umgang mit neuen Herausforderungen

Für den Sportpsychologen Dr. James E. Loehr bestimmen vier Elemente, wie neue Herausforderungen erfolgreich bewältigt werden können.

1. Emotionale Flexibilität: Die Fähigkeit, sich auf Belastungen und Veränderungen einzustellen. In angespannten Situationen unverkrampft, ruhig, besonnen und ausgeglichen zu bleiben. Dabei in Bezug auf die anstehenden Aufgaben eine aufgeschlossene Einstellung zu entwickeln und durchzuhalten.
2. Emotionales Engagement: Die Fähigkeit, unter Stress und Unsicherheit eine angemessene, konzentrierte, nachhaltige Aspekte einbeziehende und zielbezogene Handlungsfähigkeit zu bewahren. Nicht in Nebensächlichkeiten und kurzfristige Erfolge versprechende Aktivitäten auszuweichen oder zu blockieren und zu resignieren.
3. Emotionale Stärke: Die Fähigkeit, im Kontakt mit anderen unter situativer Belastung den Eindruck innerer Ruhe und Ausgeglichenheit zu vermitteln, anstatt Aufgeregtheit, Hektik und Konfusion zu verbreiten und sich in Scheinaktivität zu verlieren.
4. Emotionale Spannkraft: Die Fähigkeit, vergebene Chancen, Enttäuschungen, Fehlschläge als Lernsituationen anzusehen und als solche zu verarbeiten. Dazu gehört auch der Mut, Fehler ungeschönt zu erkennen und dazu zu stehen, sie beherzt korrigieren zu können und sich unbefangen anstehenden Aufgaben, auftretenden Problemen und angestrebten Zielen zu widmen (Loehr 2001).

»Wenn der Wind des Wandels weht, bauen die einen Windmühlen, die anderen Mauern« (Chinesisches Sprichwort).

4.8 Selbstanalyse – Führungskompetenzen sind erlernbar

Die gute Nachricht lautet: (Wirkungsvolle) Führungskompetenzen sind erlernbar. Die weniger gute: Die damit verbundene notwendige Selbsterfahrung erfordert unter Umständen einen schmerzhaften und aufwendigen Prozess. Doch sie stellt eine Bereicherung für die ganze Persönlichkeit dar. Schließlich betrifft sie nicht nur den beruflichen Kontext. Voraussetzung für die erfolgreiche Anwendung dieses Führungsinstrumentes ist, dass sich die Führungskraft vorab mit der eigenen Persönlichkeit beschäftigt. Sie muss in der Lage sein, eigenes Handeln und eigene Verhaltensmuster zu reflektieren, die eigenen Stärken und Schwächen zu kennen, letztlich sich selber führen, um Mitarbeiter führen zu können, um im Berufsalltag Verstrickungen, Verwechslungen und Projektionen zu vermeiden (Biedermann 2008).

>»Der Wahrheit in das Gesicht schauen ist, sich ohne den Schleier der Vorstellung, Wünsche und Illusionen im Spiegel selber zu sehen« (Varga von Kibed).

Dies ist die Basis für eine nachhaltige und erfolgreiche Mitarbeiterführung. Wichtig ist eine ehrliche Einstellung sich selbst gegenüber. Dazu sollte man sich selbst allerdings gut kennen.

>»Wer wissen will, wohin er gehen soll, muss wissen woher er kommt« (Escheziel zur Funktion des Hirten).

Die Bedeutung für eine verantwortungsbewusste Führung hebt der Benediktinermönch und Cellerar Anselm Grün in seinem Buch »Menschen führen – leben wecken« hervor. Auf Basis der Regeln des Heiligen Benedikts beschreibt er die Voraussetzungen für eine verantwortungsvolle, sinnstiftende Führungskraft (Grün 2010).

Die Tools des systemischen Coachings sind eine sinnvolle Ergänzung zu den überwiegend kybernetikbasierten und systemtheoretischen Managementlehren. Diese legen ihren Schwerpunkt auf das Management als Beruf mit den intellektuellen Schwerpunkten Struktur, Technik, Planung, Organisation und Kontrolle. Der Erfolg steht als entscheidende Prämisse über allem. Das *wie* in Bezug auf Menschenführung und Wertevermittlung bleibt in der Praxis häufig unberücksichtigt. Psychologische, systemtheoretische und naturwissenschaftliche Erkenntnisse, Persönlichkeitsmerkmale für gelungene Führung, Werte und sinnstiftende Ziele als zentrales Motiv für das Handeln und die Motivation der Menschen, etwas bewegen zu wollen, werden oft nicht angemessen gewürdigt. Ein Aspekt, der sich in Bezug auf Nachhaltigkeit und Effizienz negativ auswirkt.

>»Wer nicht kann, was er will, muss wollen, was er kann« (Leonardo da Vinci).

Wie kann der Ansatz der Systemisch-Lösungsorientierten Führung in den Berufsalltag integrieren werden? Welche Fähigkeiten und Attribute sind nötig, um lösungsorientiert zu führen?

Hier bietet das systemische Coaching viele hilfreiche Gesprächstechniken und Tools an. Beispielhaft werden einige davon im Folgenden erläutert. Vorab wird jedoch die aus Sicht des MbS notwendige Grundlage für die Arbeit mit Menschen in verantwortungsvoller Position beschrieben.

4.9 Die Vorgehensweise des systemischen Coachings

Das systemische Coaching und das daraus abgeleitete MbS beruhen auf dem Standpunkt, dass es hilfreicher ist, sich auf Lösungen anstatt auf Probleme zu fokussieren. Die vorgetragenen Probleme, Konflikte oder Störungen werden hier nicht hinterfragt oder vertieft. Stattdessen werden die beim Gesprächspartner vorhandenen Ressourcen und Kompetenzen in den Fokus gestellt und alle Möglichkeiten ihrer aktiven Nutzung ausgeschöpft, um möglichst schnell eine Problemlösung zu erzielen.

Dabei gilt es, die Aufmerksamkeit und das Bewusstsein beim Klienten zu schaffen, um das Festhalten an einem Problem zu überwinden und von wenig hilfreichen Lösungsversuchen abzulassen. Stattdessen sollen neue Lösungsansätze aus den Kompetenzen und Ressourcen des Klienten herausgearbeitet werden.

>»Letztlich kennt der Mensch die Lösung für sein Problem. Er weiß nur nicht, dass er sie kennt« (Milton Erickson).

Auf die Haltung kommt es an

Für eine vertrauensvolle Gesprächsatmosphäre ist es wichtig, einen guten Rapport zum Gesprächspartner aufzubauen und während des Gesprächs aufrechterhalten. Der Begriff »Rapport« leitet sich aus der Terminologie der Hypnotherapie ab und beschreibt das »Klima« oder den »guten Draht.« Dazu gehört eine empathische Haltung. Das bedeutet, aktiv zuzuhören und bereit zu sein, die Perspektive des anderen zu verstehen ohne sie zu übernehmen oder zu bewerten. Dies erhöht die Chance, sich mit seinem Anliegen nachhaltig durchzusetzen.

Dazu gehört das Vertrauen in die Problemlösungsfähigkeiten des Mitarbeiters und daran, dass in der Regel jeder Mitarbeiter versucht, sein Bestes zu geben. Lösungsideen des Mitarbeiters sollten wertgeschätzt werden, anstatt die bisherigen Fehler zu kritisieren. Lob kann ein Instrument der Unterdrückung sein, Wertschätzung ist ein Instrument der Menschenförderung. Respektieren Sie Ihren Gesprächspartner. Bemerken Sie seine Ressourcen, Stärken und Leistungen. Sagen Sie klar, was Sie möchten und seien Sie dabei authentisch, denn nur wenn Ihre Äußerungen und Ihr Verhalten mit dem Erleben, Erfahrungen und den Wahrnehmungen Ihres Mitarbeiters deckungsgleich sind, wird Ihnen vertraut.

Achtsamkeit ist gelebte Führungskompetenz. Doch Achtsamkeit hat bislang für Führungskräfte wenig Bedeutung, wenn es um die Auflistung von Kernkompetenzen für Manager geht, so der Unternehmensberater Dr. Achim Schüller (Schüller 2013).

Aufgrund der Zunahme stress- und belastungsbedingter Krankheiten wird Achtsamkeit jedoch immer mehr zur Schlüsselkompetenz. Konzepte, wie zum Beispiel das der Mindful Based Stress Reduction zeigen, dass Achtsamkeit als zentrales Moment menschlicher Individualerfahrung stressreduzierend wirkt. Achtsamkeit ist definiert als entspannte Wachheit und ungeteilte Aufmerksamkeit auf die Gegenwart, ohne fokussierte, verkrampfte Einschränkung der Perspektive. Die unternehmerische Realität sieht anders aus. Es wird sehr viel Zeit mit Planungsprozessen und Zielvereinbarungen (Zukünftiges) sowie Bewältigungsversuchen und Problemanalysen (Vergangenes) verbracht. In unzähligen Meetings werden zahlreiche Gesprächsteilnehmer eingeladen, um sich abzusichern. Es könnte ja etwas oder jemand übersehen werden und es müsste womöglich Verantwortung dafür übernommen werden. Die Betrachtung aktueller Ist-Zustände kommt oft zu kurz. Da wird wiederholt ein Arbeitskreis ins Leben gerufen und jemand mit der Erstellung eines Konzeptes beauftragt, obwohl es bereits ausgefeilte Vorschläge gibt, an die sich aber keiner mehr erinnert. Aufgaben werden mehrfach vergeben. Kompetenzen werden nur unzureichend kommuniziert und sicherheitshalber wird alles mehrfach abgestimmt. Dabei bewegen sich Führungskräfte mehr in der Vergangenheit und in der Zukunft als in der Gegenwart und schauen nicht auf das, was jetzt ist. Stattdessen machen wir uns Gedanken über Dinge, die sich ereignen könnten (und vermutlich nie passieren werden) und Vorfälle, die schon längst passiert sind. Durch achtsamkeitsbasierte Führung entsteht ein nachweisbarer Impuls zu kultureller Veränderung. Dabei geraten Managementtechniken in den Hintergrund. Die achtsamkeitsbasierte Führung ersetzt jedoch keinesfalls die harten Fakten und Führungstechniken des Arbeitsalltags. Sie verbessert jedoch maßgeblich das Verstehen und die Seite der weichen, oft tabuisierten Faktoren erfolgreicher Führung (Schüller 2013).

Nicht nur die Psyche prägt die Körperhaltung. Umgekehrt funktioniert es genauso. Unser Haltung bestimmt unsere Gefühle und somit unsere Persönlichkeit. Wer sich reckt und streckt entwickelt mehr Beharrlichkeit beim Problemlösen und steigert damit einen gewissen Anteil seiner Intelligenz, wie die US Psychologen John Riskind und Carolyn Gotay herausfanden. Haltung macht selbstbewusst (Zittlau 2011).

Expansive Körperhaltungen können den Testosteronspiegel ansteigen und den Kortisonspiegel im Organismus sinken lassen. Dies fördert Mut, Willenskraft und Beharrlichkeit und steigert die Leistungsfähigkeit des Immunsystems. Das bedeutet im Umkehrschluss: Wer überwiegend mit defensiv-gebeugter Körperhaltung durch sein Leben geht, verliert nicht nur an psychischer, sondern auch an physischer Widerstandskraft und sollte sich nicht wundern, wenn er im Winter öfters mit Erkältungen zu kämpfen hat (Zittlau 2011).

Gesprächstechniken und Tools

Im Mitarbeitergespräch geht es darum, dem Mitarbeiter verständlich das Anliegen zu schildern. Wesentlich ist dabei, die Ziele und Wunschvorstellungen mitzuteilen oder diese beim Mitarbeiter abzufragen. Ohne Ziel ist es so, als würde jemand in ein Taxi steigen und dem Fahrer zurufen:»Fahren Sie los!« Also: Was genau soll in dem Gespräch erreicht werden? Die erarbeiteten Gesprächsinhalte sollten festgehalten, Verantwortliche benannt, Termine festgelegt und die Mitarbeiter ermuntert werden, Lösungsschritte umzusetzen.

Aufgrund der vielfältigen Einflüsse und Hintergründe des Systemisch-Lösungsorientierten Ansatzes gibt es zahlreiche Gesprächstechniken und Tools.

Beispiele für Gesprächstechniken sind:

- lösungsorientierte Erst- und Schlussintervention. Das heißt, zu Beginn bzw. am Ende einer Besprechung werden Fragetechniken wie beispielsweise zirkuläre Fragen, triadische Fragen, paradoxe Fragen, Skalierungsfragen, Kontextfragen, Fragen nach Ausnahmen, hypothetische Fragen, Fragen nach Alternativen im Verhalten, nach Vergleichen, Klassifikationsfrage, etc. eingesetzt und ein lösungs- und ressourcenorientiertes Feedback gegeben.

Beispiele für Tools sind:

- System- und Strukturaufstellungen, Symbolisierung mit Bausteinen bzw. Alltagsgegenständen, Figurenaufstellen, Personifizierung von Symptomen, Einbeziehung virtueller Experten/Unbeteiligter, Dissoziierung in der Zeit und/oder Raum, A in der Welt von B und B in der Welt von A, Tetralemma, Coaching Scorecard von Dr. Roland Förster, »The Work« von Byron Katie, Vasco da Gama, Strategie, Konfliktlösung, Mediation, Wunderfrage (Shazer; Berg), Kristallkugeltechnik (Erickson), Inneres Team, Parts Party, Leerer Stuhl, Methoden der Einflussnahme über Metaphertelling, Coaching-Goldwaage von Sonja Radatz, 360 Grad Coaching, Kinotechnik, Pacing u.s.w. (vgl. Rauen 2008, 2009, 2014; Wehrle 2014; Svenja 2013).

Ihre professionellen Anwendungen sind immer potenzial- und zielorientiert und begleiteten den Mitarbeiter auf Augenhöhe unter Berücksichtigung seiner Ressourcen und Fähigkeiten.

Es kommt nicht nur darauf an, eine Frage zu stellen oder ein Tool anzuwenden. Wichtiger als die Frage an sich ist die Haltung, wie man sie stellt und die Beachtung eines systematischen Gesprächsablaufs. Hier eine kurze schematische Zusammenfassung eines klassischen Coachings:

- Gesprächseinstieg: Lösungsorientierte Ressourcenfragen sollten in einer Erstintervention für eine positive Gesprächsatmosphäre und für einen guten Rapport sorgen (Ja-Feedbacks einholen).

- Gesprächsinhalt und -ziel klären: »Um was geht es konkret?« »Woran würden Sie bemerken, dass sich unser Gespräch gelohnt hat?« Das Anliegen sollte herausgearbeitet und als Ziel im Futur Perfekt formuliert werden. Lösungsfokussierung und -erarbeitung: Im weiteren Gesprächsverlauf sollte der Fokus auf mögliche Lösungen und die dafür benötigten Ressourcen gelegt und erarbeitet werden. Hilfreich sind die Verwendung einer Fortschrittsskala, mögliche Zwischenziele, Angebote von Perspektivenwechsel, Lösungsinterventionen etc.
- Gesprächsabschluss/Schlussintervention: Zum Abschluss sollten konkrete Maßnahmen und Ziele formuliert und wertschätzende Beobachtungen mitgeteilt werden. Nützlich ist zudem das Angebot eines Experimentes passend zum Thema. Hintergrund des Experimentes ist die Annahme, das Problem sei gelöst, die Lösung oder ein Schritt in Richtung der Lösung sei getan. Verbunden mit der Aufgabe ist die Bitte an den Mitarbeiter, genau zu beobachten, was geschieht von dem, was er sich wünscht, dass es weiter geschehen soll. Zuletzt sollte ein nächster Termin vereinbart werden.

Im Folgenden wird anhand von Beispielen beschrieben, wie lösungsorientierte Techniken im Arbeitsalltag einer Führungskraft genutzt werden könnten.

Wer fragt, führt! Wer systemisch fragt, führt lösungsorientiert!

Systemische Fragen

Es gibt grundsätzlich unterschiedliche Fragetechniken. Mögliche Fragetechniken sind beispielsweise folgende:

Zirkuläre Fragetechnik

Eine zirkuläre Frage ist eine Frage, die darin besteht, zum Beispiel eine Reaktion, die eine Person A infolge des Verhaltens von B zeigt, nicht direkt von Person A zu erfragen, sondern von einer dritten Person C. Zirkulär fragen heißt *um die Ecke fragen*. Die zirkuläre Fragetechnik bezieht im Gegensatz zum linear kausalen Denken, das auf eine unmittelbar nachvollziehbare Ursache-Wirkungsbeziehung abzielt, eine Außenperspektive mit ein: »Was glauben Sie, denken unsere Kunden über unsere Abteilung?«

Es kommt in einem OP-Team zu Spannungen zwischen der OP-Pflegekraft und dem Operateur. Der Chirurg ist mit den Leistungen des OP-Pflegers nicht einverstanden und brüllt ihn vor dem anwesenden Anästhesisten an. Der zuständige OP-Manager wird herbeigerufen, die angespannte Situation zu entschärfen. Eine mögliche zirkuläre Frage könnte lauten: »Sagen Sie (Anästhesist), was glauben Sie, was sich die Pflegekraft denkt, wenn sie vom Chirurgen so angeschrien wird?« »Was glauben Sie (Anästhesist), wie wirkt sich die Reaktion des Chirurgen auf die Leistung der OP-Pflegekraft aus?«

Wichtig hierbei ist zu beachten, dass die Fragen zugleich Hypothesen enthalten und den Bereich der Möglichkeitskonstruktion innerhalb eines Systems beeinflussen können. Im günstigsten Fall können sie die Möglichkeiten konstruktiv erweitern.

Das oben genannte Beispiel setzt voraus, dass der Anästhesist eine neutrale Position hat und die Fähigkeit besitzt, seine Wahrnehmung darzustellen. Sollte er noch nie über solche Situationen innerhalb dieses Systems gesprochen haben, hätte er heute die erste Gelegenheit dazu und würde den Spielraum der möglichen Kommunikation innerhalb des Systems ausdehnen.

Skalierungsfragen

In der Skalierungsfrage fragt die Führungskraft den Mitarbeiter im Kontext zu einem konkreten, klar formulierten Anliegen einen Wert zwischen einem Minimalwert und einen Maximalwert ab. Die am häufigsten verwendete Skala beginnt mit dem Wert 0 und endet mit dem Wert 10. Der Wert 10 repräsentiert üblicherweise die maximale Ausprägung, 0 repräsentiert die minimale Ausprägung. Dabei bedient sich die Skalenfrage einfacher Mathematik, wonach zum Beispiel 1 kleiner als 2 und 7 größer als 6,5 ist. Veränderungen drücken sich durch veränderte Zahlenwerte aus und können so leichter wahrgenommen und untersucht werden, ohne dass die Führungskraft wissen muss, wofür der einzelne Wert steht. Wichtig ist lediglich die Wahrnehmung von Veränderungen.

Mithilfe eines Wertes zwischen dem niedrigsten und größten Skalenwert kann der Mitarbeiter seine Situation auf der Grundlage der eigenen subjektiven Wahrnehmung einschätzen. Hier arbeitet der Mitarbeiter direkt mit. Die Führungskraft kann lösungs- und ressourcenorientiert zuhören und hilfreiche Feedbacks geben.

Die Skalenfrage wird beispielsweise eingesetzt, um:

- über *weiche* Begriffe zu sprechen, ohne sie genau definieren zu müssen,
- *weiche* Realitäten oder subjektive Eindrücke vergleichbar zu machen,
- Unterschiede und Veränderungen zu fokussieren,
- differenzierte Selbstbeobachtung anzuregen,
- sich Schritt für Schritt dem gewünschten Ziel zu nähern, indem der Mitarbeiter durch Projektion in der Zeit in die Situation versetzt wird, als habe er die nächste Stufe erreicht, sodass er die Veränderungen für sich und sein Umfeld, möglichst unter Einbeziehung aller Sinne (VAKOG), schildert. VAKOG steht dabei für visuell, auditiv, kognitiv, olfaktorisch und gustatorisch.

Ein Projektleiter sieht sich vor lauter Schwierigkeiten und Problemen persönlich nicht in der Lage, das Projekt rechtzeitig zu Ende zu führen und bittet seinen Vorgesetzten, das geplante Projektende zu verlegen. In einem vorbereitenden Gespräch legt der Mitarbeiter sich auf der Skala von 0 (bedeutet: Er weiß überhaupt nicht mehr, wie er das Projekt erfolgreich zu Ende führen kann) bis 10 (bedeutet: Er weiß ganz genau, was er tun muss, um das Projekt erfolgreich zu Ende zu führen) auf die 5 fest. Der Vorgesetzte reagiert wertschätzend auf die Einschätzung. »Immerhin!« »5 ist schon die halbe Miete zur 10.« »Wie sind Sie auf 5 gekommen?« oder »Waren Sie schon einmal höher als 5?« Wenn dies bejaht wird: »Was war da anders?« und weiter: »Woran werden Sie bemerken, dass Sie bei 6 oder 7 angekommen sind?« »Wer wird dies bemerken?« »Wer noch?« »Wie reagieren Sie darauf, wenn andere merken, dass Sie auf der Skala weiterkommen?« »Wer bemerkt es noch?«. Die Fragen so oft wiederholen, bis keine weitere Antwort mehr kommt. Oder zirkulär gefragt: »Woran würden die Projektmitarbeiter merken, dass Sie auf der 7 oder 8 sind?« usw. Wenn der Prozess erfolgreich war, wird sich der Mitarbeiter immer höher einstufen als zu Beginn des Gesprächs und sich selbst und seinem Vorgesetzten damit ein Feedback geben. Der Vorgesetzte hat seinen Mitarbeiter seine Ressourcen eröffnet und ihm damit das (Selbst-)Vertrauen gegeben, das Projekt erfolgreich beenden zu können. Eine Erfahrung, die über die Zusammenarbeit in diesem Projekt hinaus sehr wertvoll sein kann.

Frage nach dem Kontext
Diese haben das Ziel Wirkungsfaktoren zu identifizieren, Einflussfaktoren zu erkennen oder um das Umfeld zu verstehen. Es sind Fragen danach, wer alles Einfluss auf die Situation nimmt, was im Vorfeld alles passiert ist, an was man in Bezug auf die Situation alles denken könnte, wer alles – auch indirekt – davon betroffen ist usw.

Frage nach dem Unterschied
Unterscheidungsfragen dienen dazu, Interessen und Positionen zu identifizieren, um Einflussfaktoren abzugrenzen oder um Mechanismen zu verstehen. Es wird danach gefragt, worin denn genau der Unterschied besteht, wie viel Prozent der Lösung schon vorhanden sind, wer das Problem überhaupt als Problem sieht und wer nicht und worin die Unterschiede bestehen, welche Ausnahmen es gibt, um Verallgemeinerungen unter die Lupe zu nehmen und um zu differenzieren, wann es mal anders war oder wer am ehesten Erfolg haben könnte, wer dazu eine andere Meinung hätte oder ob das schon immer so war usw.

Hypothetische Fragen
Diese dienen dazu, die eigene Positionen zu verlassen und neue Blickwinkel zu entwickeln. Beispielsweise: »Angenommen, das Problem ist behoben, was wäre anders?« »Angenommen, das Problem könnte Ihnen sagen, was fehlt? Was würde es Ihnen sagen, wenn Sie die Unternehmensleitung innehätten?« »Was würden Sie als allererstes tun/lassen, aus Kundensicht?« »Was würden Sie den Betroffenen raten?« »Angenommen es geschähe ein Wunder und alles wäre gelöst, weswegen Sie bei mir sind. Was wäre dann anders?« »Wer würde es bemerken?« »Woran würde er es bemerken?« »Wie würden Sie darauf reagieren?« usw.

Zukunftsfragen

Das Ziel dieser Fragen ist es, eigene Ideen zu entwickeln, um eigene Positionen zu verlassen und neue Blickwinkel zu entwickeln. »Angenommen, das Problem ist behoben. Woran merken Sie das ganz konkret?« »In fünf Jahren … Welche Wichtigkeit wird das jetzige Projekt dann haben?« »Angenommen, Sie würden in zwei Jahren auf das Problem angesprochen werden. Was würden Sie dann wohl erlebt haben?« »Wenn jetzt bereits … wäre, was wären dann Ihre wichtigsten Aufgaben?« »Wenn Sie in die Zukunft schauen, wann wird das Problem gelöst sein?« »Wenn Sie in drei Jahren einen Bericht schreiben, in dem Sie erläutern, warum das Projekt gescheitert/erfolgreich war. Wie würde er aussehen?« usw.

Paradoxe Fragen

Diese werden genutzt, um einen 360° Blick zu ermöglichen, gegensätzliche Aspekte einzubeziehen und um einseitige Sichtweisen zu vermeiden. »Was ist das Gute an der Situation?« »Was wird dadurch möglich, dass sich nichts verändert?« »Wer leidet unter der Lösung am meisten?« »Angenommen, das Problem würde sich verschlimmern?« »Nehmen wir mal an, alles bliebe wie es ist?« usw.

Reframing

Der Begriff »Reframing« stammt aus dem Englischen und bedeutet »Umdeutung«. Es ist eine Technik, die aus der systemischen Familientherapie stammt und von Virginia Satir eingeführt wurde. Durch Umdeutung wird einer Situation oder einem Geschehen eine andere Bedeutung oder ein anderer Sinn zugewiesen. Dies geschieht, indem man versucht, die Situation in einem anderen Rahmen (Kotext) zu sehen. Wird die geistige Festlegung verlassen, können neue Vorstellungen und Deutungsmöglichkeiten entstehen. Reframing bedeutet somit, die Sichtweise oder auch den Blickwinkel einer Person so zu verändern, dass die Situation auch aus einer anderen Perspektive betrachtet werden kann. Ziel dabei ist es, aus einer negativen oder sogar für den Gesprächspartner ausweglosen Sicht die Kehrseite oder sogar den Nutzen der Situation sichtbar zu machen.

Dem Reframing liegen folgende systemische Prämissen zugrunde:

- Jedes Verhalten macht Sinn, wenn man den Kontext kennt.
- Es gibt keine vom Kontext losgelösten Eigenschaften einer Person.
- Jedes Verhalten hat eine sinnvolle Bedeutung für die Kohärenz des Gesamtsystems.
- Es gibt nur Fähigkeiten. Probleme ergeben sich manchmal daraus, dass Kontext und Fähigkeiten nicht optimal zueinander passen.

- Jeder scheinbare Nachteil in einem Teil des Systems zeigt sich an anderer Stelle als möglicher Vorteil (Schlippe und Schweitzer 1996; Biedermann 2008).

Die Umdeutung der Rolle als *Opfer*. Der Chefarzt der Radiologie kann sich nicht gegen seine Kollegen aus den schneidenden Fächern durchsetzen. »Ich werde immer von meinen Kollegen übervorteilt.« Das Gesprächsziel mit dem Vorgesetzten ist es, ihn in eine aktive Rolle zu versetzen, aus der heraus andere Entscheidungen als bisher getroffen werden können. »Wie sehen die Situationen aus, in denen Sie sich dazu entscheiden, sich gegen Ihre Kollegen durchzusetzen und Ihre Interessen zu vertreten?« Oder als Umdeutung eines als negativ wahrgenommenen Verhaltens in ein positives. »Meine Kollegen mischen sich ständig in die Arbeit meiner Abteilung ein.« »Ihre Kollegen sind engagiert und sehr interessiert an der Arbeit Ihrer Abteilung.«

In der Kommunikation ist das Reframing ein Mittel, um ein Problem einzugrenzen, zu verringern oder metaphorisch zu betrachten. Mit dem Reframing soll die Ressource des Mitarbeiters geweckt werden. Denn wir handeln immer nur mit den Ressourcen, die wir haben, und jede Ressource ist brauchbar. Dahinter steckt auch die Idee, dass hinter jedem Verhalten auch immer eine positive Absicht liegt. Durch die Veränderung des Bezugsrahmens gibt die Führungskraft seinem Mitarbeiter die Möglichkeit, an anderer Stelle weiter zu denken. Das bedeutet selbstverständlich nicht, dass Probleme von selbst verschwinden. Doch die Handlungsoptionen und Lösungsmöglichkeiten werden erweitert, wenn mehrere Möglichkeiten zur Verfügung stehen, die Probleme zu betrachten oder eine erweiterte Möglichkeit zur Ausschau nach guten Lösungen zu haben. Das Reframing wirkt als Frage noch wirkungsvoller.

Chefarzt: »Ich bin allein auf mich gestellt.« Vorgesetzter: »Kann es sein, dass Sie sehr eigenständig und selbstverantwortlich arbeiten?« Damit wird das Problem des Mitarbeiters in einen anderen Kontext gesetzt.

Pseudoprojektion in der Zeit

Die Pseudoprojektion in der Zeit lässt sich am besten anhand einer Methode erläutern, die Milton Erickson die »Kristallkugeltechnik« und Shazer/Berg die »Wunderfrage« nannten (Erickson und Rossi 2007; Shazer und Dolan 2013).

Dabei wird weniger an der Analyse von Problemen zur Lösungssuche nach bekanntem Muster gearbeitet. Vielmehr wird sich über den problematischen Ist-Zustand hinaus in eine Situation hineinversetzt, in der das gewünschtes Ereignis bereits eingetreten ist. Ziel dieser Technik ist es, sich den gewünschten Zustand nach der Lösung des Problems mit möglichst all seinen Sinnen beschreibend vorstellen zu können. Dadurch wird ein Perspektivenwechsel erzeugt, der neue Lösungsmöglichkeiten aufzeigt. Für eine veränderungs- und lösungsorientierte Führungsmethode ist ein solcher Gedanken- und Perspektivenwechsel sehr wichtig.

Frei nach Peter Drucker und Stephen Covey sind effektive Menschen nicht pro-
blem-, sondern lösungsorientiert (Covey 2005).

Angenommen die Führungskraft wird mit einer Anfrage eines Mitarbeiters
konfrontiert, die eigentlich in den Verantwortungsbereich des Mitarbeiters
fällt. Eine häufig gezeigte Reaktion des Vorgesetzten ist es, selber Lösungsvorschläge zu erarbeiten, den Mitarbeiter zu beraten oder sich der Thematik
selber anzunehmen. Nach dem *Motto* »Bevor ich es ihm erkläre, kann ich es
gleich selber machen.« Dadurch wird die Problemlösungsfähigkeit des Mitarbeiters nicht gestärkt. In ähnlichen Situationen wird sich dieser Vorgang
wiederholen und zur Verfestigung der Unselbstständigkeit des Mitarbeiters
und zu einer zunehmenden Belastung der Führungskraft führen. Alternativ
könnte die Führungskraft den Mitarbeiter jedoch auf ein Gedankenexperi-
ment einladen. »Angenommen das Problem wäre gelöst und Sie hätten xy erreicht. Was wäre dann anders?« Der Mitarbeiter sollte sich gedanklich in einem Zustand nach Problemlösung befinden und aus dieser Perspektive
schildern, wie es ihm dort geht und wie er dort hingelangt ist. Was alles in
der Zwischenzeit geschehen ist. Was die Unterschiede sind, vor und nach Lösung des Problems. Die Führungskraft lässt ihn den *Lösungskontext* schildern. Was er nach dem Erfolg machen würde. Wie die Umwelt reagieren
würde, die Mitarbeiter, Kunden, Kollegen, sie selber etc. Wie es ihm damit
wiederum gehen würde. Alles das, was der Mitarbeiter dann schildert, sind
Elemente der eigenen Lösungsfindung.

In diesem Sinne ist der Mitarbeiter der Experte für sein Problem und die Führungskraft nimmt ihn in die Eigenverantwortung. Die Führungskraft übernimmt die Funktion eines aufmerksamen Begleiters bzw. die eines pro-aktiven
Moderators. Damit vermeidet sie, dass sie sich in letzter Konsequenz um viele
Dinge kümmern muss, die originär nicht ihre Aufgaben sind und ihr stattdessen
die Zeit für ihre eigentlichen Führungsaufgaben nehmen.

Der Zweck heiligt die Mittel

Diese Methode mag vielleicht ungewöhnlich und zeitaufwendig erscheinen. Sie
ist jedoch eine zusätzliche Handlungsoption, die lediglich etwas Bereitschaft für
zunächst ungewohnte Lösungswege erfordert. Für diejenigen, die an der Wirksamkeit der Methode zweifeln, sei festgestellt, dass sie in der systemischen Psychotherapie großen Erfolg erzielt. Und was bei kranken Menschen funktioniert,
kann doch bei gesunden ebenfalls hilfreich sein.
    Der Ansatz empfiehlt sich ebenso für die unternehmerische Beratung. Re-
nommierte Beratungsgesellschaften mit exzellent ausgebildeten Fachleuten leisten großartige Arbeit. Doch häufig werden mit ihrer Hilfe keine optimalen,
nachhaltigen Lösungen geschaffen. Die schöpferische, kreative Problemlösungs-
kraft des Unternehmens und seiner Mitarbeiter wird häufig nur rudimentär aktiviert. Die wahren Experten für das Unternehmen arbeiten im Unternehmen,

wie zum Beispiel das pflegerische, medizinische und therapeutische Personal, die ganz nah am Patienten arbeiten und Kernleistungen erbringen. Sie haben das Potenzial, unternehmerische Probleme zu lösen, bedürfen jedoch häufig einer unterstützenden und lösungsorientierten Moderation.

»Die Tatsachen gehören alle nur zur Aufgabe, nicht zur Lösung« (Ludwig Wittgenstein).

Elementare Voraussetzung für eine effektive Zusammenarbeit in einem Krankenhaus ist eine Vertrauensbasis zwischen Geschäftsführung, Betriebsleitung, Aufsichtsgremien, Führungskräften und den Mitarbeitern aller Dienstarten. Dies ist eine conditio sine qua non für eine erfolgreiche Unternehmensführung und eine große Herausforderung für alle Beteiligten.

»Manche behandeln ein Problem, als sei es die Ursache für seine Lösung« (Bernd Hellinger 2007).

4.10 Fazit

Es gibt noch zahlreiche weitere lösungsorientierte Techniken. Sie haben sich aus den verschiedenen praktischen Tätigkeiten von Therapeuten und Business Coaches entwickelt. In den vorherigen Abschnitten wurde beispielhaft dargestellt, dass sich einige dieser Tools sehr gut für den Einsatz im Arbeitsalltag einer Führungskraft eignen. Damit ist das systemische Coaching ein wesentlicher Grundpfeiler für die Systemisch-Lösungsorientierte Führung und dient im Rahmen des MbS einer nachhaltigen Steuerung eines Unternehmens.

Zum Schutz vor psycho-mentalen Belastungen, und um auf die sich stellenden Herausforderungen lösungsfokussiert reagieren zu können, ist es nahezu unabdingbar, dass die Führungskräfte selbstreflektorisch an sich arbeiten. Die Praxis zeigt allerdings eine stark entgegenstehende Verhaltensweise. Extrem belastete Menschen sind mehr mit ihren Zu- und Abneigungen und mit den vermeintlichen Konsequenzen ihres Handels beschäftigt als mit ihrem unmittelbaren Handeln selbst. Ihre Aufmerksamkeit bleibt auf die Sicht auf andere gefangen. Auf das, was ihnen an anderen nicht gefällt und das, was kommen, nicht kommen oder schiefgehen könnte. Dieses Verhalten verhindert die Konzentration auf die gegenwärtige Situation und wirkt geradezu als Misserfolgsgenerator. Die Erfahrung lehrt, dass die Kraft zu überzeugendem Auftreten und erfolgreichem Handeln aus der unbefangenen Konzentration auf das Hier und Jetzt erwächst.

Die heutige Arbeitswelt belastet Führungskräfte zudem durch eine noch nie dagewesene Informationsflut (Big Data). Zugleich nehmen im Zuge der Technologisierung und Globalisierung der Wirtschaft die Komplexität am Markt und die Vergleichbarkeit von Leistungen zu. Die Notwendigkeit steter Verbesserungen, Weiterentwicklungen und Schaffung von Kundenlösungen, schnellerer Time to Market–Zyklen sowie die Zunahme des weltweiten Wettbewerbs selbst für Lokalmärkte generieren einen hohen Leistungsdruck.

Vor diesem Hintergrund mag die Führungskraft nicht immer die Zeit und Muße haben, für eine angenehme Gesprächsatmosphäre zu sorgen. Es gibt Situationen, da ist man als Chef, als schneller, konsequenter Entscheider gefragt. Dennoch ist die Grundhaltung der Systemisch-Lösungsorientierten Führung eine wesentliche Bereicherung im Berufsalltag von Führungskräften.

Im Zeitalter der Informationsgesellschaft ist die Systemisch-Lösungsorientierte Führung für die zunehmend komplexer werdende Arbeitswelt ein wertvolles Instrument für eine erfolgreiche und nachhaltige (systemische) Unternehmens- und Menschenführung.

5 Grundlage von MbS – Transformation von Naturgesetzen und Exkurs: Psychologie und Technologie

Viele Unternehmen verfügen über fachlich hoch qualifiziertes Personal und legen großen Wert auf permanente Aus- und Weiterbildungen. Sie investieren in Technologie und Infrastruktur und haben moderne Controllingsysteme im Einsatz. Dennoch haben Führungskräfte häufig den Eindruck, dass die Arbeitsprozesse suboptimal funktionieren. Es scheint, dass die Ablaufprozesse zäh laufen und trotz hohem Qualifikationsstand der Mitarbeiter und hohem Organisationsgrad der Infrastruktur nicht immer optimale Ergebnisse erreicht werden. Obwohl jeder sein Bestes gibt, ist die Zusammenarbeit unzureichend.

> »Unsere Probleme sind universell. Die Lösungen dieser Probleme basieren auf universellen Grundsätzen, die naturwissenschaftlichen Gesetzmäßigkeiten gleichen. Viele Managementmoden und Trends kommen und gehen. Insbesondere die Erkenntnisse aus der Systemtheorie zeigen, dass die Wege zur Effektivität und Effizienz naturwissenschaftlichen Gesetzen gleichen. Sie unterliegen in ihrer Universalität, Klarheit und Einfachheit keinen Modetrends. Letztendlich beruht aber jeder nachhaltige Erfolg darauf, dass wir im Einklang mit den Naturgesetzen/Prinzipien handeln« (Covey 2005).

MbS hat den Anspruch, diese Naturgesetze in die Unternehmenspraxis zu übertragen und daraus Nutzen zu ziehen.

Beispiel: Platon stellte im Phaidros fest, dass die Realität natürliche Gelenke gemäß der natürlichen Bildung habe und dass man […] imstande sei, beim Zerlegen in Unterarten den Schnitt nach den Gelenken zu führen, der Natur entsprechend (Platon 2013).

Auch Unternehmenssysteme haben natürliche Gelenke. Es sind die Schnittstellen in den Prozessabläufen, die durch Funktionstrennungen und Aufgabenteilungen entstehen. Oft werden in Unternehmenssystemen künstliche Abgrenzungen zwischen Abteilungen und Dienstarten vorgenommen, ohne darauf zu achten, wo die *Gelenke* der Organisation und die Strukturen wirklich sind. Willkürlich Grenzen zu ziehen hat aber reale Folgen, die Führungskräften meist nur unzureichend bewusst sind. So wird oft die Natur, oft aus Unwissenheit, Verblendung oder aus Machtmotiven, manipuliert und scheint dann nicht mehr zu funktionieren. Doch die Natur funktioniert. Was nicht funktioniert ist falsche Organisation. Deshalb ist es empfehlenswert, die *Gelenke* unserer Gedanken und Konzepte mit denen der Natur in Übereinstimmung zu bringen (Boysen 2013).

Dafür bedarf es eines ungetrübten, systemischen Blicks auf die natürlichen Gelenke der Organisation entlang der kunden-(patienten)orientierten Wertschöpfungskette in Abstimmung mit den daran beteiligten Organisationseinheiten (Systemelementen).

Erfolg oder Misserfolg ist eine Frage der Beachtung/ Missachtung natürlicher Prinzipien und Gesetze

Es gibt zahlreiche natürlichen Gesetze, die eine Bedeutung für ein Unternehmenssystem haben. Anhand eines Beispiels soll an dieser Stelle die Denk- und Funktionsweise der Systemisch-Lösungsorientierten Führung erläutert werden.

Das Minimumgesetz (von lateinisch minimum, das Geringste; von Carl Sprengel 1828 veröffentlicht, von Justus von Liebig in erweiterter Form popularisiert) besagt, dass das Wachstum von Pflanzen durch die im Verhältnis knappste Ressource (Nährstoffe, Wasser, Licht etc.) eingeschränkt wird. Diese Ressource wird auch als Minimumfaktor bezeichnet. Bei Vorliegen eines solchen Mangelfaktors hat es keinen Einfluss auf das Wachstum, wenn eine Ressource hinzugegeben wird, die bereits im benötigten Umfang vorhanden ist. Das Minimumgesetz ist unter anderem eine wichtige Grundlage bei der Düngung. Als Modell des Gesetzes fungiert die *Minimum-Tonne*: Eine Tonne mit unterschiedlich langen Dauben lässt sich nur bis zur Höhe der kürzesten Daube füllen. Genauso kann ein Organismus sich nur so weit entwickeln, wie es die knappste Ressource erlaubt. In der ökonomischen Theorie der Produktion wird ein ähnliches Gesetz durch die Leontief-Produktionsfunktion beschrieben. Die Leontief-Produktionsfunktion, benannt nach Wassily Leontief, ist eine besondere mikroökonomische Produktionsfunktion. Sie wird als linear-limitational bezeichnet, da die Produktionsfaktoren in einem festen Verhältnis zueinander und in einem festen Verhältnis zum Ausstoß (Output) eines Betriebes oder einer Anlage stehen. Die Ausbringungsmenge erreicht eine Limitation, wenn ein Produktionsfaktor nicht in ausreichendem Maße zur Verfügung steht (Lexikon der Biologie 1999).

Ein Krankenhaus erstellt einen Business Plan (BC) über einen Zeitraum von fünf Jahren. Diese Mittelfristplanung dient unter anderem als Grundlage für die Baufinanzierung eines neuen Bettentraktes. Sie enthält eine Reihe von Prämissen, darunter eine angenommene organisch wachsende Leistungsentwicklung sowie die Neugründung einer Wirbelsäulen- sowie Adipositaschirurgie. Der BC bestätigt die Wirtschaftlichkeit der Baumaßnahme anhand einer integrierten Discounted Cash Flow Rechnung. Sind jedoch alle zum Leistungserstellungsprozess erforderlichen Parameter berücksichtigt worden? Steht noch ausreichend OP- und Bettenkapazität sowie Fachpersonal in allen erforderlichen Dienstarten für den Investitionszeitraum zur Verfügung? Wurden mögliche Aktivitäten des Wettbewerbs berücksichtigt u.v.a. mehr?

Weitere Beispiele für Naturgesetze und ihre Analogien zum Management finden sich beispielsweise in dem Buch von Werner Boysen, »Grenzgänge im Management« (Boysen 2013).

Die Bedeutung der Soft Skills

Wie bereits ausgeführt, können soziale Systeme nicht allein durch Hard Skills und Methodenkompetenz gesteuert werden. Ebenfalls werden Soft Skills benötigt. Darunter wird die Fähigkeit verstanden, das Verhalten und die Einstellungen von Mitarbeitern positiv zu beeinflussen. Damit sind aber nicht unbedingt die in der Literatur als Soft Skills eingedeutschten weichen Fähigkeiten gemeint, die neben der sozialen Kompetenz im engeren Sinne auch Neigungen, Interessen und Persönlichkeitsmerkmale wie Belastbarkeit, Team- und Kommunikationsfähigkeit, Frustrationstoleranz u. a. einschließen. Vielmehr sind, wie weiter oben beschrieben, eine systemische Denkweise, Empathie, die Fähigkeit, Dinge aus der Metaebene zu beurteilen und zu kommunizieren, sowie eine hohe Sprachkompetenz entscheidend. Hilfreich ist dies zur Befähigung für ein entscheidendes unternehmerisches Ziel: individuelle Einstellungen, Werte, Fähigkeiten und Handlungsziele von Mitarbeitern mit denen einer Gruppe zu verknüpfen. Die Absicht ist, ein gemeinsames Verständnis von sinnstiftenden Werten und Unternehmenszielen zu erreichen und in diesem Sinne ggf. auch das Verhalten und die Einstellungen des Individuums und der Gruppe positiv zu beeinflussen.

Dazu ist es wichtig, die Mitarbeiter entsprechend ihrer Eignung und ihrer Neigung einzusetzen, anstatt Motivationsgurus zu beauftragen, sie für xy zu begeistern.

Lässt sich der Mensch *begeistern*? Wer geht täglich mit großer Begeisterung seiner Arbeit nach? Jeden Tag? In der Praxis ist es doch vielfach so, dass die Menschen das machen möchten, was sie können oder wozu sie sich berufen fühlen. Eltern lieben (in der Regel) ihr Kind und sind für es da. Immer mit Begeisterung? Spätestens in der dritten nicht durchgeschlafenen Nacht ist die Begeisterung dahin. Wir kümmern uns aber dennoch um unsere Kinder. Und zwar meistens ein Leben lang. Warum? Wir tun es, weil wir es manchmal einfach tun müssen, uns dafür entschieden haben und lieben, es zu tun. Mal mit, mal ohne Begeisterung. Aber darauf kommt es auch gar nicht an.

Viele Pflegekräfte haben sich für den helfenden Dienst am Menschen entschieden. Sie tun dies aus großer innerer Überzeugung und Leidenschaft. Aber sicher nicht immer nur mit Begeisterung. Sondern Stattdessen?

5.1 Das Flow-Prinzip

An dieser Stelle sei auf Mihaly Csikszentmihalyi verwiesen, dem Autor der Bücher »Flow – der Weg zum Glück« und »Das Flow-Erlebnis. Jenseits von Angst und Langeweile: im Tun aufgehen« (Csikszentmihalyi 2010, 2008). Darin beschreibt er ein Phänomen, das er als Flow-Prinzip bezeichnet. Damit ist das Gefühl der völligen Vertiefung und des Aufgehens in eine Tätigkeit bezeichnet.

Um Flow zu erfahren, darf der Einzelne sich weder über- noch unterfordern, sonst kann er sich nicht auf das fokussieren, was er tut. Flow entsteht in der Balance zwischen Herausforderung und Können und liegt in einem Bereich zwischen Angst aus Überforderung und Langeweile aufgrund von Unterforderung. Der Flow-Zugang und das Flow-Erleben sind dabei individuell. Um sich bei einer Aufgabe in den Zustand des Flows zu versetzen, sollte einem die Tätigkeit gefallen. Die Anforderung sollte so hoch sein, dass sie die volle Konzentration erfordert. Sie darf jedoch nicht so hoch sein, dass man überfordert ist. Dann ist die Mühelosigkeit nicht mehr gegeben. Das Flow-Erlebnis wird durch die beiden Faktoren Mindestanforderung und Anforderungsgrenze (in der Grafik siehe Abbildung als Linien) beschränkt.

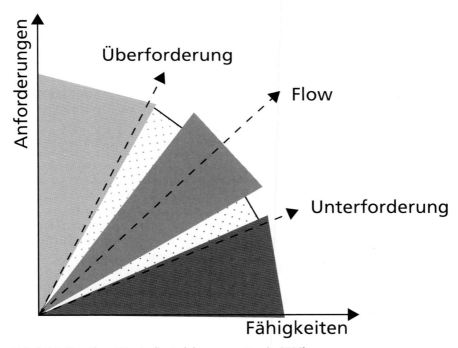

Abb. II.5.1: Das Flow-Prinzip (in Anlehnung an Burzig 2006)

Stress, Überforderung und Angst liegen über der ersten Linie von oben. Langeweile, Unterforderung und Routine liegen unter der dritten Linie. Der Flow liegt genau dazwischen, und wenn Fähigkeiten und Anforderungen zusammen steigen, wird der Bereich des Flows größer. Der Flow ist wie ein sich ausdehnender Strahl zwischen der ersten und der dritten Linie und nicht allein die zweite Linie.

Durch das Eintreten in eine solche Phase entsteht eine Selbst- und Zeitvergessenheit. Keine Begeisterung, sondern vielmehr eine Hingabe an eine Aufgabe, die volle Aufmerksamkeit erfordert. Alle Bewegungsabläufe werden in harmonischer Einheit durch Körper und Geist mühelos erledigt.

»Wenn Du liebst, was Du tust, wirst Du nie wieder arbeiten« (Konfuzius).

Csikszentmihalyi hebt hervor, wie wichtig es ist, dass die Tätigkeit spielerisch ist. Nicht etwa im Sinne von nicht ernst nehmen, sondern in dem Sinne, dass der Mensch sie gestalterisch vollzieht und in der Tätigkeit wie bei einem spannenden Spiel darin aufgeht und seinen freien Ausdruck findet. Zugleich betont er die Bedeutung des Loslassens (nicht zu verwechseln mit Aufgeben) vom Erwartungsdruck des Erfolgs einer Handlung, um von Sorge und Angst frei zu sein (Csikszentmihalyi 2010, 2008).

Wer ständig einem Leistungsdruck und einem Kontrollwahn ausgeliefert ist, wird diesen Zustand nicht erreichen. Dafür muss die Negativspirale von Macht- und Leistungsmotivation sowie Angst – wie sie Singer in ihrem Konzept des *Caring Economics* ebenfalls beschreibt – durchbrochen werden (Singer 2013) (► Teil II, Kapitel 5.3).

Flow ist ein Zustand und keine Technik. Für das Erleben des Flowzustandes müssen ablenkende Störelemente beseitigt sein. Der Flowzustand kann auch gemeinsam in einer Gruppe erlebt werden. Dafür muss wiederum die Gruppe von störenden Elementen befreit sein. Flow kann von jedem erlebt werden. Das Erreichen bedarf keiner besonderen Techniken. Es ist auch an keine bestimmte Tätigkeit gebunden (Csikszentmihalyi 2010, 2008).

> »Wenn man zwei Stunden lang mit einem Mädchen zusammensitzt, meint man, es wäre eine Minute. Sitzt man jedoch eine Minute auf einem heißen Ofen, meint man, es wären zwei Stunden. Das ist Relativität« (Albert Einstein).

Führungsaufgabe ist es, Mitarbeiter entsprechend ihren Fähigkeiten und den an sie gestellten Anforderungen einzusetzen und mögliche Störfaktoren zu beseitigen.

Pflegekräfte haben sich überwiegend für diesen Beruf entschieden, um sich um Menschen zu kümmern. Statt pflegefremde Arbeitsprozesse durchführen zu müssen, hätten sie gerne mehr Zeit für ihre Patienten. Wenn ihnen das ermöglicht wird und sie entsprechend ihrer Fähigkeit eingesetzt und gefördert werden, haben sie im Flowzustand die Möglichkeit, ihre Aufgabe ohne das Gefühl der steten Überforderung zu erfüllen.

> »Die permanente Überbelastung der Pflegeberufe ist nicht richtig. Das Klagen darüber schadet nur der Personalgewinnung« (Hug 2013).

Die Anpassung an Anforderung, Fähigkeit und Zielklarheit kann zu einem Aufgehen in der Tätigkeit und zu einer Veränderung der Zeitwahrnehmung sowie dem Verschwinden von Sorgen führen. Die Tätigkeit, die gerade ausgeführt wird, geht dann wie von selbst. Hier handelt es sich nicht um einen Dauerzustand, sondern um einen temporären Zustand. Vermutlich hat ihn jeder Mensch, entweder in seiner Kindheit beim Spielen, in der Freizeit oder in der Arbeit, schon einmal erlebt. Eine Person, die weiß, was und wie sie etwas zu tun hat und deren Fähigkeiten den Anforderungen der Tätigkeit gerecht werden, kann sich ganz auf das Ausführen der Tätigkeit einlassen. Die volle Aufmerksamkeit kommt dem Lösen der Aufgabe zugute. Die Person ist nicht mehr abgelenkt durch Störfaktoren und hat die Chance, sich auf die Aufgabenbewältigung zu konzentrieren. Es besteht eine hohe Übereinstimmung von äußeren Anforderungen und inneren Wünschen und Zielen (Csikszentmihalyi 2008).

Die Übereinstimmung zwischen Anforderung und Fähigkeit ist entscheidend. Das kennen wir seit unserer Kindheit: Wenn wir etwas nicht verstehen und wir etwas nicht können, vergeht uns die Lust am Spiel bzw. der Arbeit. Wir können uns nicht konzentrieren und sind in Gedanken längst woanders.

Daher ist es ratsam, zum Einstieg in ein neues Thema, wie beispielsweise die Implementierung eines neuen Enterprise Resource Planning (ERP)-Systems, nicht direkt mit der höchsten Schwierigkeitsstufe anzufangen. Sinnvoller ist es, behutsam in das Thema einzusteigen und sich nach und nach zu steigern und die Eigenheiten des Spiels kennenzulernen. Einen Flowzustand kann man nicht erzwingen oder dessen Eintritt vorhersagen. Man kann ihn nur vorbereiten und die Rahmenbedingungen dafür schaffen. Bereits lautes Reden, unleidige Kollegen, herrische Führungskräfte, Druck und Zwang und viele andere Störungen können Flow verhindern. Die größte Wahrscheinlichkeit, einen Flow-Zustand zu erleben, haben Menschen in Situationen ohne Überforderung und Langeweile.

5.2 Selbstbestimmung – Eine Konsequenz aus der Selbstorganisationstheorie

Das von Csikszentmihalyi beschriebene Flow-Prinzip bedeutet die intrinsische, freie Hingabe an eine Sache, ein völliges Absorbiertwerden des Erlebens von der voranschreitenden Handlung.

Bezüglich der intrinsischen Hingabe liefert die Selbstbestimmungstheorie interessante Erkenntnisse. Sie geht auf die Wissenschaftler Edward L. Deci und Richard M. Ryan des Departments of Clinical and Social Sciences in Psychology an der Universität in Rochester zurück. Bei der Selbstbestimmungstheorie handelt es sich um eine Theorie zur Erklärung der menschlichen Motivation. Auf Basis der Arbeiten des amerikanischen Psychologen Abraham Maslow begründen Deci und Ryan, dass Menschen unterschiedlich motiviert sein können. Dabei unterscheiden sie zwischen der Amotivation, das heißt es fehlt völlig an Motivation, der extrinsischen Motivation, das heißt die Motivation kommt durch ein Belohnungssystem von außen und der intrinsischen Motivation, das heißt die Motivation wird von innen heraus reguliert. Aus dem Modell der Bedürfnispyramide nach Maslow leiteten Deci und Ryan drei Faktoren für die intrinsische Motivation ab: Autonomie, Kompetenz und soziale Eingebundenheit (Deci und Ryan 1985).

Die Annahme von lediglich drei Grundbedürfnissen für die Bedeutung der intrinsischen Motivation sieht der amerikanische Psychologe Tim Kasser kritisch. Er zählt den Faktor Sicherheit ebenfalls zu den Faktoren der intrinsischen

Motivation, entsprechend des Sicherheitsbedürfnisses aus der Maslowschen Bedürfnispyramide (Kasser 2004).

Die Faktoren gelten als Antreiber für ein permanentes Streben nach persönlicher Entwicklung und Wohlbefinden. Aus diesem Grund ist auch keine endgültige Befriedigung solcher Bedürfnisse möglich. Der Wunsch nach der Erfüllung dieser Bedürfnisse ist die Voraussetzung für das Zustandekommen der intrinsischen Motivation. Die intrinsische Motivation besitzt die stärkste Kraft. Aus ihr strömt der innere Wille, etwas erreichen zu wollen (Deci und Ryan 1985).

Die Systemisch-Lösungsorientierte Führung zielt mit den weiter oben beschriebenen Techniken darauf ab, die Kompetenz und die Autonomie des Mitarbeiters zu steigern. Mit der damit verbundenen Geisteshaltung bindet die Führungskraft den Mitarbeiter in die Unternehmensstruktur ein und vermittelt ihm dadurch Sicherheit und Orientierung. Damit werden die Voraussetzungen für eine intrinsische Motivation bei den Mitarbeitern geschaffen.

Prof. Elmar Mayer vermittelte seinen Controllingstudenten einen Praxistipp, wie sie in ihrem Berufsleben etwas umsetzen können, was sie selbst als sinnvoll erachteten. Sie sollten die Idee der zuständigen Führungskraft so präsentieren, dass diese die Entscheidung zur Umsetzung mit der Überzeugung fällt, selbst auf die Idee gekommen zu sein. Dann hat die Idee eine gute Chance zur erfolgreichen Umsetzung (Mayer 1985).

5.3   Soziale Neurowissenschaft

In Kapitel 4.6 wurde auf den unmittelbaren Einfluss des Mentaltrainings auf das Individuum hingewiesen. Weitere Erkenntnisse dazu liefert uns die relativ junge Wissenschaft der sozialen Neurowissenschaft. Die Hirnforscher der klassischen Neurowissenschaft studieren, wie das Gehirn Sinneseindrücke verarbeitet, Erfahrungen speichert und welches Antwortverhalten daraus entsteht. Der Schwerpunkt liegt auf der Entschlüsselung der Schaltkreise im Gehirn sowie der spezifischen Kontakte zwischen den Nervenzellen (Synapsen). Die Untersuchungen erfolgen mithilfe molekularbiologischer, genetischer und elektrophysiologischer Verfahren. Im Zentrum aller Bemühungen steht immer der Versuch, die neuronalen Mechanismen aufzuklären, die normalem und pathologischem Verhalten zu Grunde liegen (Max-Planck Gesellschaft 2013).

Mit anderen Worten: Sie möchten verstehen, wie sich Menschen verhalten und was dabei im Hirn geschieht bzw. umgekehrt und welche Hirnaktivitäten welche Verhaltensweisen auslösen und steuern.

Die soziale Neurowissenschaft untersucht dagegen nicht, was der Einzelne fühlt und denkt, sondern stattdessen, wie das Gehirn weiß, was die anderen fühlen und denken. Schließlich laufen Emotionen genauso im Gehirn ab wie Sprache, Denken und Wahrnehmung.

Caring Economics durch Mentaltraining

Professor Tania Singer untersucht, wie mentales Training wirkt und ob man das Mitgefühl zum Beispiel durch regelmäßiges Meditieren bewusst stärken kann.

In Experimenten konnte sie nachweisen, dass man tatsächlich die Motivation fürs Miteinander durch Training stärken kann. Genauso wie im Fitnesstraining den Körper und durch Selbstcoaching die Psyche, könne man das Gehirn trainieren. Dabei ändern sich Reaktionsweisen. Das gehe mit einer Steigerung des Wohlbefindens einher. Zum Beispiel würde dadurch der Stress aufgrund von Wettbewerb und Konkurrenz reduziert. Man könne sogar lernen, sein *Herz zu öffnen*. Damit ist die Schulung von Dankbarkeit, Liebesfähigkeit und sozialer Motivation gemeint. Es wird das Ziel verfolgt, dass sich die Menschen auch nach diesen Werten ausrichten und nicht ausschließlich an Macht und Gewinn orientieren. Letzteres ist ebenfalls wichtig. Es kommt jedoch auf eine ausgewogene Balance an. Die gleichzeitige Orientierung an emotionalen Faktoren ist für Ökonomen, so Singer, eine besonders schwer zu schluckende Pille. Ein häufig genannter Vorbehalt ist, dass man sich so nicht auf dem Weltmarkt, zum Beispiel gegenüber der aggressiven Wirtschaftspolitik der Asiaten, behaupten könne. In dieser reinen Ausrichtung auf Wettbewerb und Macht, immer effizienter, effektiver und schneller sein zu müssen als der andere sieht sie das Problem. So seien wir in der Dynamik zwischen Macht- und Leistungsmotivation sowie der Angst, zu kurz zu kommen, gefangen. Angst dürfe aber kein Argument gegen die Möglichkeit sein, unser Wertesystem zu verändern. Schließlich gäbe es genügend Experimente, die zeigen, dass für den Menschen die eigene Nutzenoptimierung nicht alles sei. Die große Mehrheit der Menschen verhält sich nur dann egoistisch, wenn sie sich an schlechte Erfahrungen erinnert und niemanden aus Angst vor ungerechter Behandlung traut. Singer hält es für möglich, das Gewicht von Egoismus zu mehr Altruismus zu verlagern. Zu diesem Zweck hat sie unter dem Begriff der »Caring Economics« eine Kooperation mit dem Kieler Institut für Weltwirtschaft geschlossen.

Es sei an der Zeit, sich von dem Menschenbild tradierter Wirtschaftsmodelle zu lösen, die fälschlicherweise immer noch davon ausgehen, dass die Vorlieben stabil bleiben, das Verhalten frei von Gefühlen bestimmt sei und sich alles nur um den eigenen Nutzen drehen würde (Singer 2013).

Caring Economics ist ein gutes Beispiel dafür, wie im Sinne von MbS wissenschaftliche Erkenntnisse dazu anregen können, über die Doppelt-Werteorientierte Steuerung von Unternehmen und das Führen von Menschen Systemisch-Lösungsorientiert nachzudenken (▶ Teil II, Kapitel 6.1).

»Es wäre gut, Politiker und Führungskräfte würden auch anfangen zu fühlen. Sie sollten die Erfahrung machen, wie sich dadurch Bewusstsein erweitern lässt und den moralischen Wandel dadurch erst ermöglicht« (Tania Singer 2013).

5.4 Psychologie und Unternehmensführung

Es darf nicht übersehen werden, dass psychologische Effekte eine große Auswirkung auf die Führung von Unternehmen haben. Die volkswirtschaftlichen Folgen sind gravierend. Mitarbeiter, die innerlich gekündigt haben, verursachen einen erheblichen Schaden. Nach den aktuellen Hochrechnungen des Gallup Instituts belaufen ich die jährlichen Kosten durch Produktivitätseinbußen infolge von innerer Kündigung und beruflicher Resignation auf 73 bis 95 Milliarden Euro (Gallup 2015).

Zum Vergleich: Aus den Angaben zum Stammkapital im Anhang des Europäischen-Stabilitäts-Mechanismus (ESM) ergibt sich eine Obergrenze der deutschen Haftung von ca. 190 Milliarden Euro. Das entspricht den Produktivitätseinbußen von im Schnitt rund 2 bis 2,5 Jahren. Zudem sind emotional ungebundene Mitarbeiter eher zum Arbeitgeberwechsel bereit. Die Kosten der ungewollten Fluktuation sind hoch. Auch auf die Stimmung und auf die Motivation der verbleibenden Beschäftigten sowie auf die Außendarstellung der Unternehmen wirkt sich eine hohe Kündigungsrate negativ aus. Gravierende Auswirkungen hat eine mangelnde Bindung der Mitarbeiter auch auf die Innovationskraft von Unternehmen.

Gallup Engagement Report

Die Ursachen für geringe emotionale Mitarbeiterbindung lassen sich in der Regel auf Defizite in der Personalführung zurückführen. Viele Arbeitnehmer steigen hoch motiviert in ein Unternehmen ein, werden im Laufe der Zeit jedoch zunehmend desillusioniert, verabschieden sich irgendwann ganz aus dem Unternehmen oder kündigen innerlich. Die Hauptrolle in diesem Prozess spielt fast immer der direkte Vorgesetzte. Aus motivierten Leuten werden Verweigerer, wenn ihre Bedürfnisse und Erwartungen bei der Arbeit über einen längeren Zeitraum ignoriert werden. Man fragt sie nicht nach ihrer Meinung, gibt ihnen weder positives Feedback noch eine konstruktive Rückmeldung zur Arbeitsleistung und interessiert sich nicht für sie als Mensch. Der große Einfluss guter oder mangelnder Führung wird beim Thema Innovationskultur besonders deutlich. Das Fazit der Studie: Unternehmen dürfen ihr Humankapital nicht vernachlässigen und müssen dem Führungsverhalten größere Bedeutung beimessen als bisher. Der Erfolg eines Unternehmens hängt von verschiedenen Faktoren ab. Dabei wird einer oft übersehen: Die Mitarbeiter! (Gallup 2015).

5.5   Unsere evolutionspsychologische Prägung

Die Evolutionspsychologie ist ein Wissenschaftszweig, der das Erleben und das Verhalten des Menschen mit Erkenntnissen über die Evolution erklärt.

Der Begriff der evolutionären Psychologie wurde 1973 von Michael Ghiselin geprägt (Ghiselin 1973). Im Gegensatz zu anderen Teildisziplinen der Psychologie soll die Evolutionspsychologie auf jedes Teilgebiet der Psychologie anwendbar sein. Sie ist also inhaltlich nicht auf einzelne Methoden begrenzt. Stattdessen hat sie zum Ziel, der gesamten Psychologie einen methodischen Ansatz zur Verfügung zu stellen (Sell et al. 2006).

In der evolutionären Psychologie spielen klassische psychologische Erklärungen weiterhin eine Rolle. Sie werden jedoch durch Erkenntnisse über die Stammesgeschichte des Menschen ergänzt. Die Evolutionspsychologie möchte mit Hilfe der Übertragung von Grundsätzen aus der Evolutionsbiologie dazu beitragen, das soziale Verhalten des Menschen mithilfe von evolutionären Theorien zu erklären (Sell et al. 2006).

Evolutionspsychologische Arbeiten beschäftigen sich beispielsweise mit der Betrugserkennung und dem Phänomen des reziproken Altruismus. Damit ist die Anwendung des Verhaltensschemas gemeint: »Ich helfe Dir mit p, wenn Du mir mit q hilfst«. Eine reziprok altruistische Gemeinschaft ist einer egoistischen Gemeinschaft überlegen. Der Grund liegt darin, dass bei der gegenseitigen Hilfe der Gewinn im Allgemeinen für alle Beteiligten höher ist als das Investment (▸ Teil II, Kapitel 2.3 Beispiel des Bienenvolks). Allerdings sind reziprok altruistische Gemeinschaften nicht stabil, da sie schnell betrügerisches Verhalten hervorbringen. Betrüger genießen alle Vorteile einer reziprok altruistischen Gemeinschaft, ohne selbst Arbeit investieren zu müssen. Da betrügerisches Verhalten den größten Vorteil bringt, wird es sich, unsanktioniert, durchsetzen und somit die reziprok altruistische Gemeinschaft zum Kollabieren bringen. Daraus folgt, dass eine reziprok altruistische Gemeinschaft nur dann stabil sein kann, wenn wirksame Strategien zum Erkennen und Sanktionieren von betrügerischem Verhalten entwickelt werden (Trivers 1971).

Der Betrug und die Vorteile, die damit verbunden sind, sind so faszinierend, dass in allen Systemen, so auch in Unternehmen, betrogen wird. Damit ist nicht nur Korruption gemeint. Auch die vielen kleinen und großen Eifersüchteleien, Eitelkeiten, Lügen am Arbeitsplatz und das *Phänomen des altruistischen Bestrafens* richten einen ungeheuren gesellschaftlichen und wirtschaftlichen Schaden an. In unserer Gesellschaft wurden daher zahlreiche Regeln und Gesetze erlassen sowie Kontroll- und Sanktionsmechanismen etabliert (▸ Teil I, Kapitel 1.5). Um Betrügereien zu vermeiden, wurden diese mit der Zeit immer weiter verfeinert. Mit dem Resultat, dass es trotz einer zunehmenden Anzahl von Gesetzen und Regeln immer wieder zu Betrugsfällen kommt. Offene, komplexe Systeme lassen sich jedoch nicht zielgerichtet steuern (▸ Teil II, Kapitel 2.5 und 6.4).

Statt in zunehmenden Maße weitere Vorschriften und Gesetze zu erlassen, könnte dazu übergegangen werden, systemgerechte Kontrollmechanismen einzuführen. Diese könnten zum Beispiel die Schaffung von Transparenz und Reduktion von Anonymität, die Zuordnung eindeutiger Verantwortlichkeit, die Implementierung sich selbst kontrollierender Regelkreise, die Etablierung dezentraler Kontrollinstanzen, partizipativer Führungsstile, teilautonomer Gruppen, miteinander vernetzter Selbstverwaltungen und von Sanktionsmechanismen mit *Renommierverteiler* sein. Mit letzterem ist die Konsequenz gemeint, Namen von Betrügern einer breiten Öffentlichkeit bekannt zu machen, um eine abschreckende Wirkung auf potenzielle Nachahmer zu erzielen. Damit könnte verhindert werden, dass der Nutzen beim Individuum und die Kosten bei der Allgemeinheit liegen.

Evolutionspsychologen gehen davon aus, dass sich in der Evolution beim Menschen ein angeborener Mechanismus zum Erkennen von betrügerischem Verhalten entwickelt hat. Allerdings folgt aus den bisherigen Überlegungen nicht zwingend die Existenz eines derart spezialisierten Moduls.

Eine solches Modul könnte mit den evolutionspsychologisch gebildeten Elementarinstinkten zu tun haben, wie sie Gerd Gigerenzer in seinem Buch »Bauchentscheidungen« beschreibt (Gigerenzer 2008). Demnach könnte es sich um eine menschliche intuitive Fähigkeit handeln, eine Kompetenz des *Bauchgefühls*.

Eine alternative Hypothese besagt, dass sich das Erkennen von betrügerischem Verhalten einfach aus der allgemeinen Fähigkeit des logischen Schließens ergibt. Menschen hätten die Fähigkeit, Schlüsse aus der Wenn-Dann-Form zu ziehen. Folglich könnte sich das Erkennen von betrügerischem Verhalten aus der allgemeinen Fähigkeit des logischen Schließens ergeben. Die Psychologin Leda Cosmides und ihr Mann John Tooby, ein Anthropologe, schließen diese Hypothese experimentell aus. Sie führten eine Reihe von Experimenten durch. Darin wurde überprüft, in welchem Maße Personen einfache logische Schlussmuster beherrschen. Diese Experimente zeigten, dass sich das Erkennen von betrügerischem Verhalten nicht einfach aus der Fähigkeit zum logischen Schließen ableiten lässt. Schließlich sei das Erkennen von betrügerischem Verhalten weitaus besser als die Fähigkeit zum logischen Erkennen von Widersprüchen. Man sollte daher die Existenz eines speziellen Betrugserkennungsmechanismus annehmen (Cosmides et al. 1992).

Wie dieses Experiment vermuten lässt, ist ein Großteil unseres geistigen Lebens unbewusst und beruht auf Prozessen, die mit verstandesgemäßer Logik nichts zu tun haben. Die Wissenschaft ist auf dem Weg, durch eine systemische, interdisziplinäre Forschung mehr über unser Innerstes in Erfahrung zu bringen. Insbesondere für systemisch-phänomenologische Ereignisse sind uns die wissenschaftlichen Erklärungen jedoch noch unbekannt.

5.6   Menschliche Denkfehler und Irrwege

Die psychologischen Denk- und Irrwege sind vielfältig. Sie beeinflussen die Gestaltung unserer Arbeitswelt stärker als wir es uns oft zugestehen. Es ist eine Führungsaufgabe, diese Denkfallen und Irrwege menschlichen Denkens zu beachten. Sie völlig ausschließen zu können, ist vermutlich utopisch. In Form von Checklisten können Führungskräfte wichtige unternehmerische Entscheidungen auf das Vorliegen solcher Phänomene prüfen und kritisch hinterfragen. Evolutionspsychologisch sind wir Elemente sozialer Systeme. Das beinhaltet auch, dass wir in der Gemeinschaft effektivere Lösungen finden als allein. Das ist ein gewichtiges Argument für den Ausbau von Teamarbeit.

Viele Phänomene menschlicher Denkschwächen finden sich bespielhaft in dem Buch »Die Psychologie der Entscheidung« von Jungermann, Pfister und Fischer.

Denkfehler und Irrtümer

Macht über unsere Impulse gewinnen/Entscheidungen bei Unsicherheit:

- Basisratenfehler
- Konversionsfehler
- Konjunktionsfehler
- Der Spieler Trugschluss
- Overconfidence
- Ambiguitäts – Aversion
- Rückschaufehler
- Kognitive Täuschungen

- Authority bias
- Availibility bias
- Chauffeur Wissen
- Action bias
- Sunk Cost Fallacy
- Swimmer Bodies Illusion
- Knappheitsirrtum
- Survivorship Bias
- Hyperbolic discounting

 Kurzfristdenken. Das Problem, das zwischen Handlung und späterem Erfolg sehr viel Zeit liegt, reproduziert Fehler.

Abb. II.5.2: Phänomene aus der Entscheidungstheorie – Denkfehler menschlichen Handelns (eigene Darstellung)

Die Tragik der Allmende oder die Tragödie des Allgemeinguts bezeichnet ein sozialwissenschaftliches und evolutionstheoretisches Modell. Nach diesem Modell werden frei verfügbare, aber begrenzte Ressourcen nicht effizient genutzt und sind durch Übernutzung bedroht, was auch schließlich die Nutzer selbst bedroht (Ostrom 1999).

233

Eine Lösung dieses sozialen Dilemmas besteht nach Elinor Ostrom darin, dass die betroffenen Individuen die Ressource im Rahmen einer geeigneten selbstorganisierten Institution verwalten. Für das Zustandekommen einer entsprechenden Übereinkunft seien sowohl eine glaubwürdige Selbstverpflichtung der Beteiligten wie auch das Etablieren wirkungsvoller Kontrollmöglichkeiten notwendig. Derartige institutionelle Arrangements auf Gemeinde- oder genossenschaftlicher Ebene seien oft erfolgreicher als zentralstaatliche Kontrolle, weil vor Ort vorhandenes Wissen genutzt werden könne. Die Sozialpsychologie zeigt, dass maximenbasiertes, also nicht zweckorientiertes, Vertrauen möglich ist. In diesem Fall legen sich die Beteiligten darauf fest, dass der Andere sich trotz alternativer Defektionsmöglichkeiten (Defektion = Ablehnen des Angebotes zur Zusammenarbeit) kooperativ verhalten wird. Dies steht im Gegensatz zum instrumentellen Vertrauen, das auf einem reinen Kalkül beruht (Ostrom 1999).

Haltung und Handlung

Der Bonner Wirtschaftsprofessor Armin Falk und seine Bamberger Kollegin Nora Szech haben eine Studie durchgeführt, die nachweisen sollte, wie der Markt die Menschen zu unmoralischem Handeln verführt. Ursächlich hierfür ist die Anonymität des Marktes. Durch den Abstand zwischen uns und den Folgen unserer Entscheidung ignorieren Menschen ihre eigenen moralischen Werte sobald sie in der Anonymität des Marktes Vorteile für sich nutzen können (Falk und Szech 2013).

> Die meisten Konsumenten sind entschieden gegen Kinderarbeit und Tierquälerei. Beim Einkauf ignorieren sie hingegen oft ihre eigenen moralischen Werte und kaufen preiswerte Textilien und Billigfleisch.

Menschen sind sehr häufig veränderungsresistent, weil sie ihre lieb gewonnenen Schutz- und Handlungsmechanismen nur ungern ändern und durch andere ersetzen wollen. Die Haltung und das Denken zu ändern, kommt einem geistig-seelischen Paradigmenwechsel gleich. Das erfordert Mut. Einmal geschafft gilt es jedoch, die Bereitschaft und den Durchhaltewillen zu zeigen, diese Leistung immer wieder aufs Neue erbringen zu wollen.

> »Wenn die meisten sich schon für armseliger Kleider und Möbel schämen, wie viel mehr sollten wir uns da erst unserer armseligen Ideen und Weltanschauungen schämen« (Albert Einstein).

Aus der Kognitionspsychologie

In Experimenten haben Kognitionspsychologen unsere unzuverlässige menschliche Wahrnehmung nachgewiesen. Unsere Erinnerungen betrügen uns und momentane Gedanken und Gefühle steuern sehr stark unsere allgemeinen, gegenwärtigen Bewertungen. Der amerikanische Psychologe Daniel Kahnemann hat über diese Mechanismen ein Buch geschrieben (Kahnemann 2014). Die selektive Verfügbarkeit von Daten sorgt dafür, dass die Gegenwart im Vergleich zur Vergangenheit meist schlecht abschneidet. Wenn wir die Gegenwart bewerten, fallen uns eher unsere aktuellen Probleme ein. Denken wir dagegen an die Vergangenheit, sind die Probleme entweder verblasst, gelöst oder weniger dramatisch. Unser Gehirn gibt negativen Signalen immer den Vorrang.

Eine einzige Küchenschabe ruiniert die Anziehungskraft einer Schüssel Kirschen. Eine Kirsche in einer Schüssel voller Schaben hat keinen Effekt. Vermutlich ist die Vorliebe für Widrigkeiten ein Produkt der Evolution. Zumal bei der Kriminalität das subjektive Bedrohungsgefühl und die reale Gefahr besonders weit auseinanderliegen. Wer seine Aufmerksamkeit stark auf das Schlechte und das Gefährliche richtet, hat größere Chancen zu überleben.

Medien nutzen für ihre Zwecke dieses Wahrnehmungsmuster und verstärken damit diesen Effekt. Darum sind Berichte über Krisen und Katastrophen dominant. Sie bedienen lediglich ein tradiertes Bedürfnis. Der Alltag und die Normalität sind nicht medienfähig.

Bad News are Good News

Die Meldung über eine Seuche, einen Organspendeskandal, einen Abrechnungsbetrug oder einen Politikerskandal zieht Leser und Zuschauer in ihren Bann. Zahlreiche Experten melden sich zu Wort, die es schon immer so kommen sahen (Rückschaufehler/hindsight bias) (vgl. Schweizer 2005).

Im Nachhinein haben sie gute Erklärungsmodelle parat, jedoch häufig, ohne zukunftsfähige Lösungsvorschläge zu unterbreiten. Unzureichende Gesetze werden bemängelt und die Politik sieht sich genötigt zu reagieren. Dies gibt Anlass zu weiteren Beiträgen und so entsteht der Eindruck einer Ereigniskette. In Wirklichkeit existiert diese nicht. Relativ schnell bricht die Empörungswelle ein, das Interesse lässt nach und der Überdruss setzt ein. Was genau passiert ist, haben die meisten Leser inzwischen vergessen. Es bleiben jedoch Unsicherheit, Misstrauen und das Gefühl, dass alles irgendwie immer schlimmer wird. Die in dem betroffenen Bereich verantwortlichen Akteure haben hingegen nachhaltige Erschwernisse, wie z. B. durch zusätzliche bürokratische Anreicherungen des Kontrollwahns durch neue Gesetze, Regelungen und Vorschriften. Mit dem Resultat: viel Aufwand, wenig Nutzen.

Immer wenn sich ein schlimmes Bus- oder Eisenbahnunglück ereignet, folgen zeitnah weltweit weitere ähnliche Ereignisse. Handelt es sich um eine mysteriöse Unfallserie oder nur um eine selektive Wahrnehmung und mediale Berichterstattung?

Warum sich Wahrnehmungen und Tatsachen unterscheiden

Welchen Einfluss dieser Effekt hat, lässt sich an den Ergebnissen einer repräsentativen Umfrage erkennen, die TMS Infratest für die ZEIT durchgeführt hat (Drösser und Spiewak 2013).

235

In dieser repräsentativen Umfrage wurden den Teilnehmern zehn pessimistische Aussagen vorgelegt. Sie wurden gefragt, ob sie dieser Ansicht zustimmen oder ob sie sie ablehnen. Das Ergebnis: Bei sieben von zehn Fragen bestätigten die Befragten die düstere Sicht der Dinge entgegen der Realität. Denn der Welt geht es so gut wie noch nie. Warum unterscheiden sich also Wahrnehmungen und Tatsachen derart eklatant? Laut dem Global Burden of Disease Report der WHO verliert die Menschheit mittlerweile mehr Lebensjahre durch Übergewicht als durch Unterernährung. Warum nehmen wir gute Nachrichten nicht zur Kenntnis? Warum malt der Mensch sich die Welt selbst dann düster aus, wenn die unmittelbare Erfahrung dazu wenig Anlass gibt? Diesen Effekt kann man auch sehr gut im Unternehmensalltag beobachten.

Beispiel: Bei einer Mitarbeiterbefragung gab der Großteil der Mitarbeiter an, dass sie persönlich das Leitbild des Unternehmens vorleben. Bei der Beantwortung der Frage, ob dies die Kollegen auch tun, wurde dies überwiegend verneint. Ein offensichtlicher Widerspruch, wenn jeder von sich behauptet, er würde das Leitbild leben.

Wovon hängt Ihre persönliche Risikobereitschaft ab?

Ein weiterer psychologischer Effekt ist der so genannte Besitztumseffekt (endowment effect) (Kahnemann 2012). Für die Beschreibung dieses Phänomens bekam Daniel Kahnemann 2002 den Nobelpreis für Wirtschaftswissenschaften. Laut diesem Effekt ist der Schmerz über einen Verlust immer stärker als die Freude über einen vergleichbaren Gewinn. Je mehr jemand besitzt, desto größer ist die Verlustangst. Je besser die Lebensverhältnisse in einem Land sind, desto größer ist die Angst der Bürger vor Einbußen und desto geringer ist die Bereitschaft zum Risiko. Wer dagegen wenig zu verlieren hat, geht höhere Risiken ein. Dieses Maß für die Risikobereitschaft ist wichtig bei der Beurteilung von unternehmerischen Entscheidungen.

5.7   Der technologische Fortschritt

Der technologische Fortschritt zu Beginn des 21. Jahrhunderts war atemberaubend und vermutlich aufgrund der zunehmenden Digitalisierung und Vernetzung der Welt erst der Anfang einer exponentiell verlaufenden Entwicklung. Beispielsweise gibt es das iPhone erst seit sieben Jahren und ist aus dem Alltag vieler Menschen nicht mehr wegzudenken (Apple Pressemitteilung 2007).

Es scheint bereits vergessen, wie die Welt vorher war. Selbstfahrende Autos schienen vor kurzem noch eine irre Spinnerei zu sein und sind heute schon möglich (Reinartz 2015). Längst verschieben Computer global vernetzt rasend schnell Aktien hin und her. Kein Mensch kommt so schnell noch mit (Siedenbiedel 2013). Viele Firmen arbeiten daran, Drohnen kommerziell zu nutzen (Auricchio-Ammann 2013).

Wissenschaftler arbeiten im Wettstreit um die Entwicklung künstlicher Intelligenz und machen Fortschritte. Lernende Computer und intelligente Roboter sind keine Science Fiction mehr. Experten gehen davon aus, dass wir mit 90-prozentiger Wahrscheinlichkeit bis zum Jahr 2075 eine Maschine entwickeln, die dem Menschen in all seinen kognitiven Fähigkeiten ebenbürtig ist. Also nicht nur in logischem Denken, sondern auch in Kreativität, Intuition und Fähigkeit zur strategischen Planung. Da eine solche Intelligenz sich selbstständig verbessern könnte, prophezeit der Philosoph Nick Bostrom eine Intelligenzexplosion, die sich innerhalb von Wochen oder nur Stunden vollzieht. Bostrom ist Direktor des Future of Humanity-Instituts in Oxford und beschreibt dieses Szenario in seinem Buch »Superintelligenz: Szenarien einer kommenden Revolution« (Bostrom 2014).

Ray Kurzweil beschreibt in seinem Buch »Menschheit 2.0« (im englischen Original: »The Singularity is Near«) einen Zeitpunkt in der Zukunft, an dem sich Mensch und Maschine miteinander verschmelzen und die Menschheit in eine neue Zivilisationsstufe katapultieren. Er bezeichnet den Zeitpunkt als Singularität (Kurzweil 2014).

Der Begriff der Singularität stammt aus dem lateinischen »singularitas« und bedeutet »Einzelnsein«, »Alleinsein«. In der Mathematik, Physik und Astrophysik werden Singularitäten als Unendlichkeiten charakterisiert (Müller 2015).

Die Singularität ist für Kurzweil die doppelt-überproportionale Beschleunigung des Fortschritts. So schnell, dass alles innerhalb der nächsten Jahrzehnte auf eine große Fortschrittsexplosion zusteuert. Was das bedeutet, darüber kann heute nur spekuliert werden. Eins scheint eindeutig: Die langsame menschliche Intelligenz wird ersetzt durch eine Kombination aus Mensch und Maschine, was eine Art Superintelligenz erzeugen kann, die unsere heutige Vorstellungskraft übersteigt. Mithilfe technischer Mittel werden die Grenzen zwischen Mensch und Maschine aufgelöst. Diese technologische Entwicklung ist in ihrer Dimension und ihrer Schnelligkeit beängstigend. Daher sind Politik, Industrie und Wissenschaft gleichermaßen dringend gefordert, Rahmenbedingungen zu definieren, um die Folgen auf die Gesellschaft zu kontrollieren. Denn diese Singularität könnte einen exponentiellen Fortschritt erzeugen, sodass die Menschheit eine neue Stufe erreicht. Durch die sich gegenseitig beschleunigende Technologien wird eine neue Dimension der Weiterentwicklung erreicht (Kurzweil 2014). Die Grundlage dafür schaffen die zunehmende Rechenkraft und Fähigkeiten von Maschinen, die aufgrund des Mooreschen Gesetzes die Leistungsfähigkeit von Computerchips etwa alle 18 Monate verdoppelt (IT Wissen 2015).

Nach Kurzweils Theorie werden, nachdem die Computer die Buchhalter, Musiker und Taxifahrer arbeitslos gemacht haben, auch menschliche Organe durch bessere nichtbiologische Materialien ersetzt. In unseren Körpern könnten kleine Nanoroboter viel effektiver sein als die Blutkörperchen. Das neue Zeitalter der Singularität terminiert er auf das Jahr 2045. Der Zeitpunkt, ab dem die

237

Intelligenz der Maschinen die Intelligenz aller menschlichen Gehirne übersteigt. Kurzweil erklärt das anhand von vielen Zahlen. Weil die Kapazität der Computer aufgrund des Mooreschen Gesetzes exponentiell steigt, werden bald einfache Computer schneller rechnen können als alle menschlichen Gehirne zusammen.

Seine Gedanken und Ideen wirken einer irren Fantasie entsprungen und größenwahnsinnig. Sie beängstigen nicht nur, sie sind auch äußerst umstritten. Während seine Befürworter in ihm einen Visionär der GNR (Genetik, Nanotechnologie und Robotik) und der Künstlichen Intelligenz sehen, werten seine Kritiker seine Methode als unwissenschaftlich und einige seiner Versprechen als quasireligiös (Knoke 2012).

Seine Zukunftsvision klingt abstrus. Dennoch sollten sie nicht als bloße Spinnerei abgetan werden. Schließlich ist Kurzweil kein Romanautor. Er ist Chefingenieur bei Google, hat 19 Ehrendoktorwürden und Verdienstmedaillen erhalten und berät das US-Militär. Zudem hat er den Flachbrettscanner und den Sprach-Synthesizer erfunden und hält Dutzende weitere Patente. Er steht mit seiner radikalen Fortschrittsgläubigkeit auch nicht allein. Sie ist der prägende Wesenszug der Forscher des Silicon Valley und besteht aus dem Glauben an die grenzenlosen Möglichkeiten der Technologie. Sie sei zu erreichen aufgrund immer neueren, größeren Schritten in immer kleineren zeitlichen Abständen. Ihre Vertreter sind beispielsweise Sergey Brin (Google), Tim Cook (Apple), Mark Zuckerberg (Facebook), Joe Gebbia (Airbnb), Peter Thiel (Payback) (Schulz 2015).

Ihre Motivation ist in erster Linie nicht Macht durch Reichtum. Sie treibt der Glaube an ihre Botschaft, ihre Ideologie an. Sie wollen die Zukunft gestalten und das nicht lokal, sondern global. Sie wollen die Welt verändern, weil sie davon überzeugt sind, dass ihre Arbeit zum Wohle der Menschen ist. Sie wollen jedoch nicht, dass ihnen jemand vorschreibt was und wie sie etwas zu tun haben. Sie halten die Politik und ihre Regulierungen für einen Anachronismus und ein Hindernis für den Fortschritt. Vielmehr ist ihr Weltbild geprägt vom Libertarismus in der Tradition radikaler Denker wie Noam Chomsky, Ayn Rand und Friedrich Hayek (Schulz 2015).

Diese Technologisierung unserer Welt ist hinsichtlich ihrer Größe und Radikalität nur schwer zu verstehen. Ursächlich hierfür sehen Soziologen und Psychologen an, dass die vergangenen 100.000 Jahre Menschheitsgeschichte lokal und scheinbar linear verlief. Diese Entwicklung unserer Zivilisation wird durch die zunehmende Technologisierung jedoch global und exponentiell. Die fortschreitende Globalisierung und Digitalisierung verändert nicht wie bislang bloß Branchen. Sie verändert die Art wie wir denken und wie wir leben. Dieser Wandel erfolgt in der Zukunft global und wird zunehmend von wenigen Köpfen zentral gesteuert (Schulz 2015).

Was sich dadurch entwickelt ist mehr als der Siegeszug einer neuen Technologie. Es ist auch mehr als ein Wirtschaftsphänomen. »Im Gange ist ein gesellschaftlicher Wandel, dem sich am Ende niemand wird entziehen können. Es ist eine Umwälzung, lediglich vergleichbar mit der Industrialisierung des 19. Jahrhunderts – nur das alles viel schneller geht« (Schulz 2015).

Wie die Zukunft auch immer aussehen mag. Als gesichert kann angesehen werden, dass der Trend der neuen Technologien und ihre Globalisierung nicht mehr aufzuhalten sind. Sich gegen diesen Trend zu stellen ist vermutlich genauso wirkungslos, wie vor 100 Jahren die Pferdedroschken vor der Automobilindustrie schützen zu wollen.

Doch bei all dem Vorteil den die Technik für die Menschheit auch bringen mag, ist sie gefährlich, wenn sie außer Kontrolle gerät. Nur, wie stellen wir sicher, dass eine solche Superintelligenz kontrollierbar oder uns wenigstens garantiert freundlich gesinnt bleibt (Bostrom 2014)?

Eine wichtige Aufgabe der demokratischen Gesellschaften wird darin bestehen, ein Regelwerk für die digitale Zukunft zu entwerfen. Lineare Erklärungsmodelle werden dazu nicht mehr ausreichen. Bei dem Entwurf eines neuen Führungsmodells sollte berücksichtigt werden, wie die Protagonisten der Technologieelite denken: Pläne und genaue Vorhersagen werden abgelöst durch ambitionierte Ziele, Visionen und Missionen. Zudem verabschieden sie sich vom linearen Denken. Zu erkennen ist dies beispielsweise an der Gründung der Singularity University. Sie soll Führungskräften und Unternehmensgründern beibringen, nicht mehr linear zu denken. Sie sollen ihre Unternehmen ständig in Bewegung halten und nie aufhören zu experimentieren. Wer hingegen an alten Geschäftsmodellen festhält, hat in der digitalisierten Wirtschaftswelt keine Zukunft mehr. Die Welt der Bits ist weitgehend frei von hemmenden Regeln. Ganz anders als die Welt der Atome, die stark reguliert ist und sich deswegen so langsam entwickelt, wie etwa in der Medizin (Schulz 2015).

Ihre Grundüberzeugung beginnt mit der Orientierung an Menschen mit ihren Haltungen und Gedanken und nicht mit Methoden oder Maßnahmen. Im Kern geht es darum, so zu denken, wie die Menschen, die die Idee benutzen werden (Schulz 2015). Zu ihren Überzeugungen gehört, dass jeder Mensch weltweit mit unzähligen Handlungsmöglichkeiten geboren wird. Eine der wesentlichen Aufgaben von Führungskräften besteht folglich darin, diese Potenziale in konkrete Handlungen umzusetzen und sich von alten Strukturen zu lösen, weil sie die Handlungsfähigkeiten von Mitarbeitern und Führungskräften einschränken.

Ein Unternehmen ist in einem digitalen Zeitalter nicht mehr nach den Prinzipien und Methoden der Old Economy zu führen. Die Zukunftsplanung durch die eindimensionale Fortschreibung gegenwärtiger Zustände hat ausgedient. Stattdessen erfordert sie eine systemische Auseinandersetzung damit, wie die Zukunft aussehen könnte. Dies kann beispielsweise in der Art und Weise erfolgen, wie im Kapitel 4.9 beschrieben ist. Die Führungskraft versetzt sich, durch eine Pseudoorientierung in der Zeit, gedanklich in die Zukunft und blickt zurück, um die Entwicklungen, Wege und Ressourcen dahin zu beurteilen und zu beschreiben.

5.8   Fazit

Die Grundlagen von MbS können Führungskräfte dazu anregen:

- sich statt auf Verfehlungen zu fokussieren, den Blick auf die erzielten Erfolge zu richten und positive Aspekte durch redundante Information zu verstärken, um sie besser wahrnehmen zu können,
- anstelle einer Problemsprache mehr Lösungssprache zuzulassen,
- entgegen negative Kritik passiv zu erdulden, aktiv nützliche Lösungsvorschläge einzufordern,
- auf die Gefahr zu achten, nur das als Realität zu betrachten, worauf sie sich fokussieren und nicht zu vergessen, dass es im Grunde eine durch eigene Initiative geschaffene Realität ist,
- keine Rücksicht auf etablierte Strukturen zu nehmen, wenn es um die Zukunftsausrichtung des Unternehmens geht,
- systemisch-vernetzt zu denken statt linear-kausal,
- sich ambitionierte Ziele zu setzen, um wichtige Inhalte umzusetzen und attraktive Visionen zu erreichen,
- sich an den Menschen mit ihren Geisteshaltungen und Gedanken zu orientieren statt sich Gedanken um Methoden und Maßnahmen zu machen,
- sich von Strukturen zu lösen die Handlungsoptionen und -fähigkeiten von Mitarbeitern einschränken,
- sich gedanklich in die Zukunft zu versetzen um Technologietrends, Ressourcen und Potentiale in konkrete Handlungen und neuen Lösungsmöglichkeiten umzusetzen,
- so zu denken, wie die Menschen, die eine Idee benutzen werden und dann zu handeln.
- Nicht den Ernst des Lebens sollten wir leben, sondern mehr Begeisterung am Leben leben.

6 Beispiele der Anwendbarkeit von MbS

6.1 Zentraler Bestandteil einer Doppelt-Werteorientierten Unternehmensführung

MbS überbrückt im Rahmen der Doppelt-Werteorientierten Unternehmensführung die scheinbaren Gegensätze zwischen der nachhaltigen Steigerung des Unternehmenswertes einerseits und der Berücksichtigung ethisch-moralischer Grundsätze andererseits.

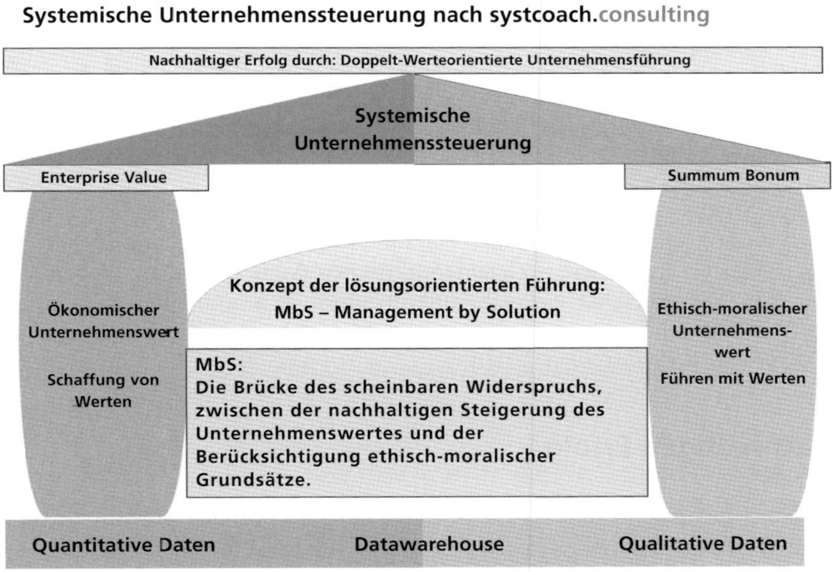

Systemische Unternehmenssteuerung nach systcoach.consulting

Abb. II.6.1: Systemische Unternehmenssteuerung (eigene Darstellung)

MbS unterstellt die ökonomische Wertsteigerung, auch für gemeinnützige Unternehmen und Non-Profit-Organisationen, als das höchste anzustrebende unternehmerische Ziel. Je effizienter und effektiver Werte geschaffen werden, desto größer ist der Nutzen, den auch gemeinnützige Unternehmen stiften können, ohne sich jedoch dabei der Gewinnmaximierung verpflichten zu müssen.

Darüber hinaus dient die Beachtung ethisch-moralischer Werte der Sicherung einer nachhaltigen Unternehmenssteuerung.

Studien belegen, dass eine einseitige, nur auf den ökonomischen Nutzen gerichtete Unternehmenssteuerung große Probleme aufwirft. Immer mehr Mitarbeiter und Führungskräfte fühlen sich einer ungeheuren Arbeitsbelastung und einem starken Erfolgsdruck ausgesetzt. Sie empfinden die gelebte Unternehmenskultur als unmenschlich, rücksichtslos und wenig wertschätzend. Viele Führungskräfte sprechen von einer vitalen Erschöpfung. Sie ist gekennzeichnet durch ständige Müdigkeit, Energiemangel und Entmutigung. In einer solchen Situation haben Mitarbeiter den Glauben an ihr Unternehmen verloren. Sie sehen keinen Sinn mehr in ihrer Tätigkeit. Hinzu kommen mentale Arbeitsbelastungen durch Intransparenz, Machtspiele und Orientierungslosigkeit.

So verwundert es nicht, dass 43 % aller Beschäftigten in Deutschland glauben, dass der Stress bei der Arbeit insbesondere für Führungskräfte besonders zugenommen habe. 87 % der Personalmanager geben an, dass starker Erfolgsdruck der größte belastende Faktor für Führungskräfte sei. Es folgen Zeitdruck, ständige Erreichbarkeit, fehlender Freizeitausgleich und eine zunehmende Arbeitsverdichtung. Durch diese mentale Belastung erhöht sich das Risiko für Herzinfarkte (Schoener 2013).

MbS gibt Führungskräften Anregungen zur Bewältigung

- der Herausforderungen in einer sich permanent ändernden, komplexen Welt,
- eines gestiegenen Leistungs- und Arbeitsdrucks,
- zunehmender Daten- und abnehmender Informationsmengen.

MbS versucht, auf einer anderen Ebene des Denkens, einer anderen Dimension, quasi auf einer Metaebene, Lösungen für die drängenden Probleme zu liefern. Praxisbeispiele verdeutlichen, welchen praktischen Mehrwert diese Führungsmethode hat. Die zunächst vielleicht unkonventionell anmutenden Methoden können die Unternehmen leistungsfähiger machen und ihnen einen klar erkennbaren Mehrwert liefern (Godat 2010).

Für nachhaltigen Erfolg

Es hat nichts mit Kapitalismuskritik oder christlichen Sozialenzykliken zu tun, wenn die Werte des Menschen gegen den Markt verteidigt werden. Ein langfristiger Erfolg eines Unternehmens hängt nicht nur von seiner produktiven Leistungsfähigkeit ab. Es wird auch von seinem Selbstverständnis geprägt. Dieses Selbstverständnis spiegelt sich in Werten und Grundsätzen wider. Diese wiederum bestimmen das Denken und das Handeln jedes Einzelnen. Dies prägt die Arbeitsbedingungen und das Betriebsklima, was einen Effekt auf das Denken und Handeln jedes einzelnen Mitarbeiters zur Folge hat. Das hat etwas mit Soft Skills zu tun, mit denen immer noch einige Manager Probleme haben. Moralische Kompetenz ist jedoch kein Luxus, den sich lediglich ein paar humanistisch gebildete Manager leisten können. Sie zahlt sich für jedes Unternehmen und jeden Menschen aus.

Werteorientiertes Führen

Werteorientierte Führung ist ein passender Stil in der heutigen Zeit. Insbesondere, was die Motivation und die Bindung von sogenannten *young professionals* angeht. Wie Studien ergaben, würde die Mehrzahl von ihnen das Unternehmen verlassen, wenn nicht ihren persönlichen Erwartungen entsprochen wird, wie zum Beispiel genügend freie Zeit für Familie und Hobbies (Schüller und Fuchs 2006).

Zukünftig wird eine Unternehmensführung gebraucht, die stärker mitarbeiter- und werteorientiert handelt als bisher sowie ein höheres Maß an persönlicher Freiheit ermöglicht.

Die Doppelt-Werteorientierte Unternehmensführung ist die Konsequenz der Erkenntnis, dass nachhaltig keine optimale Unternehmenswertsteigerung ohne Berücksichtigung ethisch-moralischer Werteprinzipien und ohne Einbeziehung der Mitarbeiter zu erzielen ist. Um Missverständnisse vorzubeugen: Kurzfristige Erfolge sind wesentlich schneller ohne Berücksichtigung menschlicher Werte zu erzielen. Dafür gibt es zahlreiche Beispiele aus Wirtschaft, Politik, Militär und Sport. Die Frage lautet jedoch: Welche Strategie verfolge ich und ist mir kurzfristiger Erfolg oder nachhaltiges Wachstum wichtiger?

Auch die Aufsichtsgremien der Organisationen stehen vor großen Herausforderungen. Als oberste Kontrollinstanz eines Unternehmens haben sie die Aufgabe, die Geschäftsführung zu beraten und zu überwachen. Die Kontrollgremien übernehmen damit eine große Verantwortung und werden immer häufiger in Haftungsfragen in die Pflicht genommen. Zur Erfüllung ihrer Kontroll- und Beratungsfunktion werden sie mit verfügbaren Zahlen, Daten und Fakten zugeschüttet. Statt die Aufmerksamkeit auf einer Fülle von Zahlen und offensichtlichen Fakten zu richten, könnte mehr Aufmerksamkeit auf effektive Führungsgrundsätze und auf ein Qualitätsdenken im zwischenmenschlichen Umgang zur Nutzung des Mitarbeiterpotenzials gelegt werden. Dabei könnte es hilfreich sein, wenn die Aufsichtsgremien den Vorstand auf Basis des systemisch–lösungsorientierten Denkens und Führens begleiten, unterstützen und überwachen. So könnten beispielsweise auftretende Abwehrmechanismen des Vorstandes identifiziert werden, um einen notwendigen Prozess der Veränderung zu mehr Effektivität anzustoßen. Führungskräfte sollten keine Angst davor haben, Erkenntnisse aus der Therapie und aus der Wissenschaft zum Nutzen für das zwischenmenschliche Miteinander und für das Wachstum von Personen und Persönlichkeit(en) zu verwenden. Der Nutzen und die Chancen davon überwiegen (vgl. Covey 2010).

6.2   Die Grundlage von Führungskräfte-, Mitarbeiter- und Patientencoaching

MbS bietet die Möglichkeit, die Resilienz der Führungskräfte und Mitarbeiter zu steigern. Wodurch? Dieses Führungsprinzip stärkt die Lösungs- und Netzwerkorientierung, anstatt sich auf Probleme und Schwierigkeiten zu fokussieren, leugnet diese aber nicht. Es fördert die Entwicklung von Selbstverantwortung und Selbstwirksamkeit der Mitarbeiter, indem sie die persönlichen Potenziale und Ressourcen der Mitarbeiter aktiviert. Durch die Stärkung dieser Faktoren erhöht es die Resilienz der Mitarbeiter.

Selbstverantwortung bedeutet, Verantwortung für die eigene Haltung, die eigenen Handlungen und die eigenen Gefühle zu übernehmen. Selbstwirksamkeit ist die Überzeugung davon, Einfluss auf das eigene Leben zu haben und etwas an der Situation ändern zu können. Lösungsorientierung heißt, sich zukunftsorientiert veränderten Bedingungen anzupassen, die richtigen Schlüsse aus dem, was passiert, zu ziehen und daraus zu lernen, um auf Basis der eigenen Kompetenzen und Ressourcen nach neuen Handlungsoptionen zu suchen. Netzwerkorientiert sind Menschen, die bereit sind, Hilfe von außen anzunehmen und Kooperationen aufzubauen, die ihnen in schwierigen Zeiten Unterstützung bieten.

MbS kann als ein wertschätzendes, sinnstiftendes Instrument der Führung genutzt werden, um die Bindung der Mitarbeiter an das Unternehmen zu erhöhen.

Dominik Godat spricht in diesem Zusammenhang von »brainwash of clients for systemic thinking« oder »die Sehnsucht nach Lösungen wecken«.

»So wie die Betrachtung des Leids nicht zur Wahrheit führt, führt die Beschäftigung mit Problemen nicht zu Lösungen« (Krishnamurti 2006).

Patientencoaching

Auf der Grundlage des MbS wurde ein Konzept entwickelt, um Mitarbeiter des medizinischen und pflegerischen Diensts in die Techniken des systemischen Coachings im Umgang mit Patienten einzuführen. Die Mitarbeiter sollen in die Lage versetzt werden, Patienten lösungsorientiert zu unterstützen und zu begleiten, um deren eigene Kräfte und Ressourcen zur Bewältigung ihrer Krankheit zu erkennen und zu nutzen. Neben dem Nutzen der systemischen Arbeit für alle Anwendungsbereiche der Unternehmensführung ist die Integration des Patientencoachings eine lohnende Investition in die Zukunft.

»Die Integration von Patientencoaching bedeutet, eine breite Effizienzsteigerung in alle Richtungen. Das betrifft alle, u. a. Industrie, Krankenkassen, Ärzte und natürlich vor allem den ›Endkunden‹ Patient« (Dr. Meyer–Lutterloh, Vizepräsident der DGbV e. V. Berlin).

6.3 Die Bedeutung des MbS für Unternehmen der Healthcare-Branche

Die Unternehmen der Healthcare-Branche sollten sich aus folgenden Gründen mit besonders hoher Priorität den genannten Themen zuwenden: Im Gesundheitswesen geht es oft um existenzielle Fragestellungen und Situationen. Die Kernkompetenz eines Krankenhauses besteht in der Behandlung und dem Erhalt unseres höchsten Gutes, der physischen und psychischen Gesundheit und dem Leben der Patienten. Das erfordert einen sensiblen, aufmerksamen Umgang mit Patienten und ihren Angehörigen.

> »Nach Adjustierung von Patientenrisiken zeigte sich, dass das Risiko einer Komplikation inkl. Tod für Patienten etwa fünfmal höher ist, wenn sie von einem Team operiert werden, das in (...) Phasen selten oder nie ›gutes Teamverhalten‹ aufweist gegenüber solchen Teams, die dies während aller Phasen (...) oder häufig praktizieren« (Mazzocco et al. 2009).

Angeblich sterben allein in den USA jedes Jahr 7.000 Menschen an der schludrigen Handschrift ihrer Ärzte auf unleserlichen Rezepten. Apotheker scheinen sich nicht zu trauen, die Rezepte aus Sicherheitsgründen abzuweisen (Le Ker 2007).

Der Widerspruch, einerseits in einem besonderen Marktumfeld zu agieren und andererseits marktgesetzliche Prinzipien erfüllen zu müssen, bleibt politisch ungelöst. Dem Gesundheitsbereich wurde ein Wettbewerbssystem übergestülpt, in dem die Preise für Leistungen gedeckelt und die Finanzierung von Investitionen nur unzureichend sichergestellt wurden. Doch anstatt dass die Systembeteiligten gemeinsam daran arbeiten, das System zu verbessern, wird beklagt, zu viel Wettbewerb mache keinen Sinn und sei unethisch. Es wird sogar von namhaften Politikern negiert: »Das Gesundheitswesen ist kein Markt und darf auch keiner werden« (Lauterbach 2013).

Liegt aber nicht ein Markt vor, sobald Angebot und Nachfrage zusammentreffen? Ob wir es möchten oder nicht: Aufgrund der Marktkräfte bilden sich Preise. Dieser Teilaspekt des Marktsystems ist durch den Gesetzgeber (mit den besten Absichten) reguliert – jedoch mit weitreichenden Problemen. Es gibt bereits Stimmen, die das im Jahr 2003 eingeführte diagnosebezogenes Fallpauschalen-System wieder ganz abschaffen möchten (Schüßler 2014; Die Linke 2008).

Leider ist es eine häufig vorkommende Reaktion, dass sich Menschen in Weisheiten darüber übertreffen, was nicht funktioniert. Viel wichtiger jedoch ist die lösungsorientierte Frage: Was stattdessen? Sind die unwirtschaftlichen, ressourcenverschwendenden Zeiten der tagesgleichen Pflegesätze und Sonderentgelte bereits vergessen? Müssen wir nicht, bei aller berechtigten Forderung nach einer Daseinsvorsorge, sicherstellen, dass Medizin finanzierbar bleibt? Was sind die Alternativen? Ein Gesundheitsmarkt mit verantwortungsvoller, unternehmerischer Gewinnorientierung – nicht zu verwechseln mit Gewinnmaximierung – oder Versorgungsverpflichtung um jeden Preis? Welches Gesundheitswesen wollen wir? Interessante Gedanken hierzu finden sich in dem Buch von Eugen Münch: »Netzwerkmedizin – Ein unternehmerisches Konzept für die altersdominierte Gesundheitsversorgung.«

In einem ähnlichen Dilemma zwischen Gewinn und Gemeinwohl steckt die Deutsche Bundesbahn. Vor knapp 20 Jahren war die Behörde schwerfällig, marode und heruntergewirtschaftet. Zwischenzeitlich lagen die Personalkosten höher als der Gesamtumsatz, bei riesigen Schulden. Die Bahn-Reform von 1994 machte aus der großen Behörde ebenfalls einen Zwitter. Eine Bahn, die handelt wie ein normales Wirtschaftsunternehmen, aber gleichzeitig für alle da sein muss und deren Schienennetz, als Infrastruktur, zum Allgemeinwohl erhalten und ausgebaut werden soll.

Der vermeintliche Widerspruch zwischen einer ökonomischen Unternehmensführung einerseits und einer Qualitätsorientierung andererseits wird in keiner Branche so kontrovers geführt wie im Krankenhausbereich. Dieser Widerspruch kann überwunden werden, wenn eine hohe Qualität als eine Voraussetzung für einen nachhaltigen unternehmerischen Erfolg gesehen wird. Falsche Leistungsanreize, wie zum Beispiel Mengenziele für OP-Zahlen, sollten durch sinnvolle, systemkonforme Anreize ersetzt werden, um das bestehende System zu verbessern, anstatt es komplett in Frage zu stellen.

Die Kosten- und Leistungsrechnung, wie zum Beispiel die Kostenträger-, Deckungsbeitrags-, Prozesskosten- oder Profitcenterrechnung, ist in der Gesundheitsbranche im Vergleich zu anderen Branchen noch unterentwickelt. Dies führt dazu, dass in vielen Kliniken lediglich einfach verfügbare Leistungsindikatoren wie Fallzahlen und Case Mix Punkte für Zielvereinbarungen von Führungskräften genutzt werden. Sinnvoller wäre der Einsatz von Deckungsbeiträgen zur Steuerung der Wirtschaftlichkeit in Verbindung mit Qualitätsindikatoren zur Sicherung der Patientenversorgung.

Zudem ist es wichtig, systemrelevante Faktoren anzuerkennen. Es ist beispielsweise in einem Land mit freier Marktwirtschaft nicht möglich, eine Zwei-Klassen- bzw. Servicemedizin zu verhindern. Für Reiche werden immer bessere und umfassendere medizinische Leistungen bzw. Serviceleistungen angeboten als für den Durchschnitt. Nachfrager, die es sich leisten können, werden am Markt die vermeintlich besten bzw. teuersten Angebote in Anspruch nehmen. Dies kann nicht verhindert werden. Eine hochwertige medizinische Versorgung für alle sollte jedoch möglich und finanzierbar sein und sichergestellt werden.

Die Menschen sorgen sich in der Regel nicht sehr um ihre Gesundheit. Es ist hinlänglich bekannt, dass Rauchen, Alkohol und Bewegungsarmut ungesund sind und zu viel und falsches Essen krank macht. Viele Menschen scheren sich jedoch nicht darum. Zumindest solange ihr Körper und ihr Geist funktionieren. Wenn sie dann erkranken, müssen andere alles daran setzen, sie zu *reparieren*, koste es was es wolle. Schließlich geht es um Leben und Gesundheit und sie haben ja in eine Vollkaskoversicherung eingezahlt. Es funktioniert leider so nicht. Wenn den Menschen das Recht auf individuelle Selbstschädigung zusteht, haben sie auch für die Konsequenzen gerade zu stehen. Daher muss die Frage von der Politik und der Gesellschaft ehrlich beantwortet werden: Was soll die Krankenversicherung zahlen, was der Staat (also solidarisch die Allgemeinheit) und was muss der Mensch selber tragen und – ganz wichtig – was ist verzichtbar? An diese Themen traut sich (verständlicherweise) kein Politiker ran.

Die Arbeitsverdichtung hat in den letzten Jahren aufgrund zunehmender marktwirtschaftlicher Prinzipien enorm zugenommen. Neben den immer enger werdenden ökonomischen Rahmenbedingungen haben auch die zunehmenden Anspruchshaltungen der Patienten und ihrer Angehörigen dazu geführt. Es wurden bereits große Anstrengungen unternommen, die Produktivität in den Krankenhäusern zu verbessern. Dennoch besteht bei der Reorganisation der Versorgungsstrukturen (Effektivitätssteigerung) und bei der Optimierung von Prozessabläufen (Effizienzsteigerung) weiter Handlungsbedarf. Mit einem Know-how-Transfer aus anderen Branchen, zum Beispiel aus der Automobilindustrie oder aus einer High Risk Organization wie der Atomenergiewirtschaft oder den Fluggesellschaften, tun sich manche Krankenhäuser noch schwer. Doch es ist wichtig, sich neuen erprobten Methoden und Lösungsansätzen zu öffnen. Die Einrichtungen der Gesundheitsbranche können von den Erfahrungen anderer Branchen profitieren (und umgekehrt).

Die mediale Aufmerksamkeit auf Vorkommnisse in Krankenhäusern ist enorm hoch. Die Berichterstattung verletzt oft das Gerechtigkeitsgefühl der mit der Behandlung der Patienten betrauten Mitarbeiter. Dies findet statt vor dem Hintergrund der wenigen, zu recht kritisierten, Ausnahmefälle im Vergleich zu den Millionen ambulanter und stationärer Patienten, die jährlich in deutschen Krankenhäusern erfolgreich behandelt werden. Viele Mitarbeiter haben mit guten Vorsätzen und aus Idealismus den Beruf gewählt. Doch statt möglicherweise Dankbarkeit und Wertschätzung zu erfahren, fühlen sie sich der öffentlichen Kritik ausgesetzt. Das zehrt an den Ressourcen motivierter Mitarbeiter. Dies sollte von verantwortungsvollen Führungskräften gewürdigt und beachtet werden.

In Zeiten der Generation Y und eines Fachkräftemangels funktionieren die alten Führungsstrukturen und -methoden immer weniger. Der Wettbewerb um Mitarbeiter und die Bedeutung der Mitarbeiterbindung wird zunehmen. Die mitarbeiterorientierte Gestaltung von Arbeitsplätzen rückt in den Mittelpunkt der unternehmerischen Führung. Dies wird sich nur durch eine Einbeziehung der Mitarbeiter erfolgreich realisieren lassen. Das bedarf einer hohen Führungskompetenz.

»Die ärztliche Profession ist wahrscheinlich (...) die letzte Bastion der Hierarchie in Reinkultur. (...) Bei den heute zunehmend bestehenden Schnittstellen zu anderen Dimensionen (Ökonomie, Politik, Marketing) muss die heutige Führungskraft mit der klassisch despotisch hierarchischen Herangehensweise scheitern. Hier muss die Mischung zwischen Führung und Management stimmen« (Dr. Matthias Albrecht, Arzt und Krankenhausgeschäftsführer, November 2008).

»Die ärztlichen Leiter in den Kliniken, insbesondere den Universitätskliniken, beeinflussen durch ihren Führungsstil in außerordentlicher Weise das Arbeitsklima in der stationären Krankenversorgung. Dort erfahren Medizinstudierende in der Regel zuerst die Realität des Arbeitsalltags. Der Deutsche Ärztetag fordert, dass alle in diesen Posi-

247

tionen Verantwortlichen die dazu notwendigen Führungsqualitäten nachweisen« (Beschluss des 113. Deutschen Ärztetages).

Die Bedeutung und die Wirkung aufmerksamer Kommunikation verstehen und anwenden ist im Umgang mit erkrankten Menschen von besonderer Bedeutung. Das Ziel sollte sein, von der Problemsprache zur Lösungssprache zu kommen, auf eine hohe Sprachkompetenz zu achten, den Fokus auf Stärken und Ressourcen zu richten, um die Patienten auf ihrem Weg wertschätzend und unterstützend zu begleiten.

6.4 Controlling im MbS – Prinzip der Unternehmenssteuerung

Erst im Jahr 1993 wurde im Krankenhausbereich mit der Implementierung von Controllingsystemen durch die Einführung des DRG-Systems begonnen. Jedoch selbst 23 Jahre danach wird es oft nicht als das genutzt, was es wirklich ist: Als die systematische, systemische Methode und als das zentrale Steuerungsinstrument zur Erfüllung von Führungsaufgaben. Gemäß dem MbS ist das Controlling das Instrument einer ganzheitlichen Unternehmenssteuerung. Nach einem weiterentwickelten Begriffsverständnis hat das Controlling die Aufgabe, die Rationalität der Führung zu sichern. Nicht zur Sicherung der Funktion als solcher, wie z. B. der Planung oder der Informationsversorgung, sondern zur Sicherung des damit verbundenen Zwecks. Die Gewährleistung der Führungsqualität macht den Kern des Controllings aus. Dieses weiterentwickelte Begriffsverständnis des Controllings weicht in seinen Grundannahmen von den ursprünglichen Auffassungen ab. Dem älteren Verständnis von Controlling lag implizit das Bild des *homo oeconomicus* zugrunde. Die Sicht des modernen Controllings als Rationalitätssicherung geht dagegen explizit von kognitiv begrenzten und potenziell opportunistisch handelnden Menschen aus. Dieses Bild kommt der Realität sehr viel näher als die Annahme des homo oeconomicus. Die neueste Controlling-Auffassung ist damit als verhaltensorientiert einzuordnen (vgl. Weber 2013; Ulrich und Gilbert 1995; Gomez und Probst 2007).

Die übergeordnete Führungsaufgabe ist in der Regel der Erhalt der Organisation und somit die nachhaltige Sicherung des Geschäftsbetriebes. Entscheidend ist der Blick für das Ganze und die Bündelung und Fokussierung aller Unternehmensressourcen auf die Erreichung gemeinsamer Ziele. Führungsverantwortung lässt sich nicht übertragen. Auch nicht an den Controller. Denn seine Funktion ist es, durch sein Fachwissen die Führungskräfte bei der Steuerung ihres Verantwortungsbereiches mit dem Blick auf das Unternehmen als Ganzes zu unterstützen. Auch lassen sich Teilaspekte von Führungsverantwortung durch die Ablehnung der Übernahme ökonomischer Verantwortung für den eigenen Handlungsbereich – wie dies oft beim ärztlichen (Leitungs-)Personal geschieht, nicht übertragen. Diese Verantwortung will man nur zu oft an den kaufmännischen Direktor oder an Geschäftsführer übertragen.

Wenig lösungsorientiert sind teilwiese geäußerte Aussagen von Vertretern des ärztlichen Dienstes, wie zum Beispiel: »Wir sind für die medizinische Versorgung unserer Patienten zuständig. Die Finanzierung gehört nicht zu unserer Aufgabe. Darum sollen sich andere kümmern.« In keiner anderen Branche wird unternehmerische Verantwortung vom Führungspersonal derart negiert. Begründet wird dies damit, dass es sich bei den Kunden um Patienten handelt. Der Erhalt und/oder die Wiederherstellung ihrer Gesundheit dürfe nicht mit wirtschaftlichen Größen bemessen werden. Muss Medizin jedoch nicht letztlich immer finanzierbar sein?

Wozu die Negierung einzelner Systembestandteile führt, erkennt man am Zustand anderer komplexer Systeme, wie zum Beispiel den hoch verschuldeten Volkswirtschaften Europas oder den Finanz- und Sozialversicherungssystemen, die lediglich auf Kosten nachfolgender Generationen (noch) finanziert werden können. Aus systemtheoretischer Sicht fehlen systemrelevante Regulatoren.

Es ist die Aufgabe der Controller mit ihrem fachlichen und methodischen Know-how alle Führungskräfte in einer Organisation zu unterstützen, das Unternehmen bzw. einzelne Unternehmensbereiche individuell, in einer auf die Bedürfnisse des Hauses abgestimmten Form, zu steuern. Dafür muss der Controller die Leistungserstellungsprozesse kennen(lernen). Die Leistungserbringer müssen dem Controller dafür alle relevanten Informationen zukommen lassen. Voraussetzung dafür ist, wie bei jeder ziel- und zweckorientierten Zusammenarbeit, eine Atmosphäre der kollegialen Zusammenarbeit und des gegenseitigen Vertrauens, anstatt einer Kultur des Misstrauens und des Kontrollwahns. Alle Führungskräfte sind verpflichtet, zum Erhalt und zur Weiterentwicklung der Organisation beizutragen. Dazu bedarf es einer werteorientierten Unternehmenssteuerung. Darunter fallen nicht nur ökonomische Aspekte, die das Ergebnis unternehmerischen Handelns messen. Zur nachhaltigen Steuerung eines Unternehmens ist die Optimierung der Werttreiber einer Organisation wesentlich. Wertreiber sind die Kernprozesse der Leistungserbringung.

Abschied vom linear-kausalen Denken

Wir müssen uns zunächst von dem linear-kausalen (wenn…, dann…) Denken verabschieden. Ansonsten ist vieles nicht verstehbar, wenn komplexe Zusammenhänge bestehen. Zudem führt dieses unsystemische Handeln zu einer zunehmenden Anzahl von Fehlentscheidungen und Naturkatastrophen. Man sagt Albert Einstein nach, darauf hingewiesen zu haben, dass man bedeutsame Probleme niemals mit derselben Denkweise lösen kann, durch die sie entstanden sind.

> »Eine neue Art von Denken ist notwendig, wenn die Menschheit weiterleben will« (Albert Einstein).

Analogie zum Controlling Regelkreis

Im Berufsleben umgesetzt bedeutet systemisches Denken nicht nur kurzfristig und im engeren Umfeld zu denken. Stattdessen sollten möglichst alle langfristigen Konsequenzen und Auswirkungen berücksichtigt werden. Systemisches Denken lässt sich demnach zu Recht mit den Attributen ganzheitlich und nachhaltig beschreiben. Hier gibt es Analogien zum Controlling Regelkreis (International Group of Controlling 2010) oder zum Phasenmodell des Risikomanagements (Krystek und Fiege 2014).

Zur Kunst des Steuerns

Unsere Probleme sind universell. Sie sind weder länderspezifisch, kultur- noch mentalitätsbedingt. Jahrhundertelang gab es wissenschaftliche Auseinandersetzungen zwischen Determinismus und Teleologie. Der Determinismus ist die Auffassung, dass alle – insbesondere auch zukünftige – Ereignisse durch Vorbedingungen eindeutig festgelegt sind.

Teleologie ist die Lehre, dass Handlungen oder Entwicklungsprozesse an Zwecken orientiert sind und durchgängig zweckmäßig ablaufen.

Erst die von Norbert Wiener begründete Kybernetik brachte die Lösung. Sie bot mit dem Rückkopplungsprinzip (Feedback) einen Bezugsrahmen, in dem beide Prinzipien eingehen können. Die Kybernetik, die Wissenschaft der Steuerung und Regelung von lebenden Organismen und sozialen Organisationen, wurde treffenderweise auch mit der Formel die *Kunst des Steuerns* beschrieben (▶ Teil I, Kapitel 3.7). Wenn ein Ereignis ganz oder teilweise, positiv oder negativ, verstärkend oder abmildernd auf das System zurückwirkt, hat es sich rückgekoppelt und wirkt damit beeinflussend auf das System zurück. Es ist damit sowohl zielgerichtet als auch determiniert.

> »Aus der modernen Selbstorganisationstheorie und aus der Erkenntnistheorie von Humberto Maturana ergibt sich die klare Erkenntnis, dass man selbstorganisierende lebende oder auch soziale Systeme nicht bewusst steuern kann« (Renartz 2012).

Dennoch versucht es der Mensch permanent und scheitert häufig daran, nur mit seinem Verstand sein Leben zu steuern. Auch ein Arzt kann einen Patienten ohne dessen Mittun nicht heilen. Eine Führungskraft kann ohne die aktive Beteiligung ihrer Mitarbeiter ein Unternehmen nicht erfolgreich führen.

> »Der denkende Mensch hat die wunderliche Eigenschaft, dass er an die Stelle, wo das unaufgelöste Problem liegt, gern ein Fantasiebild hinfabelt« (Johann Wolfgang von Goethe).

6.5   Benötigt die Gesundheitsbranche einen eigenen Führungsansatz?

Ziel unternehmerischen Handelns ist branchenunabhängig stets das Streben nach einem möglichst großen Kundennutzen unter Beachtung höchster Qualität und ökonomischer Prinzipien. Dafür bedarf es einer Führung, die neben hohem Fachwissen und Berufserfahrung über eine große methodische und eine hohe soziale Kompetenz verfügt. Hierzu gehören Eigenschaften wie Kommunikationsfähigkeit, Moderationsfähigkeit, Kreativität, Beharrlichkeit, Entscheidungskompetenz und Einfühlungsvermögen (Weiterbildungsordnung 2014).

Daher kann die Frage, ob die Gesundheitsbranche einen eigenen Führungsansatz benötigt, mit einem Nein beantwortet werden.

»Total Quality Management (TQM) ist eine Führungsmethode, die auf der Mitwirkung aller Mitglieder einer Organisation basiert. Die Führung wird so ausgerichtet, dass alle Mitarbeiter tatsächlich die Möglichkeit haben mitzuwirken. Qualität wird letztlich durch die Menschen des Unternehmens erzeugt. Doch nur wenn das Umfeld stimmt, können Menschen ihre volle physische und psychische Energie in den Dienst des Kunden stellen« (Hummel 1997).

7   Schlusswort

Wie beschrieben ist das MbS ein Führungsmodell, das sich weiterentwickeln soll. In dem Sinn wie die Evolution dafür sorgt, dass sich intelligente Systeme an die Gegebenheiten und Veränderungen in ihrer Umwelt anpassen. Daher möchte ich um Ideen zur Weiterentwicklung, Anmerkungen, Feedbacks, Beispiele und Metaphern bitten, die dazu beitragen, dass sich ein Systemisch-Lösungsorientierter Führungsstil etabliert, der zur Bewältigung zukünftiger Herausforderungen neue Handlungsoptionen bietet.

Abschließen möchte ich mit einem Zitat von Albert Schweizer

> »95 % meiner Patienten sind hier, weil sie falsch denken. Warum soll es denn nicht möglich sein, durch richtiges Denken wieder gesund zu werden?«

In diesem Sinne wünsche ich Ihnen viele gesunde Gedanken!

Literaturverzeichnis Teil II

Allport K., Esser A. (2013) Neuro-Risikomanagement und MaRisk – Was bedeuten die Erkenntnisse der Gehirnforschung für die neuen Anforderungen an die Risikosteuerung in der Finanzindustrie? Vortrag: Europeanfinanceforum am 14.2.2014 in Frankfurt.

Apple Pressemitteilung (2007) Apple erfindet mit dem iPhone das Mobiltelefon neu. (http://www.apple.com/de/pr/library/2007/01/09Apple-Reinvents-the-Phone-with-iPhone.html, Zugriff am 30.05.2016).

Assländer F., Grün A. (2006) Spirituell führen. Schwarzach am Main: Vier Türme.

Auricchio-Ammann R. (2013) Das fliegende Auge – Gewerblicher Einsatz von Flugdrohnen. (http://www.baumetall.de/BM-2013-6/Gewerblicher-Einsatz-von-Flugdrohnen, QUlEPTU1MzkwNyZNSUQ9MTAyOTI2.html?UID=2AF33AED13BBEEEDA9A-C42514AADEBF80A7F97675FBBE30C86, Zugriff am 30.05.2016).

Bateson G. (1981) Die Ökologie des Geistes. Berlin: Suhrkamp.

Bateson G. (1984) Geist und Natur – eine notwendige Einheit. Berlin: Suhrkamp.

Bateson G., Jackson D.D. (1964) Some Varieties of Pathogenic Organization. In: Rioch D. (Hrsg.) Disorders of Communication Bd. 42, Research Publications. Association for Research in Nervous und Mental Disease. Baltimore: Williams&Wilkins. S. 270-283.

Becker F., Reinhard-Becker E. (2001) Systemtheorie: Eine Einführung für die Geschichts- und Kulturwissenschaften. Frankfurt am Main: Campus.

Bertalnaffy L.v. (1948) Zu einer allgemeinen Systemlehre, Biologia Generalis. New York/Cambridge: MIT Press/Wiley & Sons.

Biedermann K. (2008) Studienbriefe zum systemischen Coach. Köln: Ascoach.

Blanchard O., Illing G. (2006) Makroökonomie. München: Addison-Wesley.

Bostrom N. (2014) Superintelligenz: Szenarien einer kommenden Revolution. Berlin: Suhrkamp.

Boysen W. (2013) Grenzgänge im Management. Wiesbaden: Springer Gabler.

Burzik A. (2006) Üben im Flow. In: Mahlert U. (Hrsg.) Handbuch Üben – Grundlagen – Konzepte – Methoden. Wiesbaden: Breitkopf & Härtel. S. 112-122.

Capra F. (1999) Lebensnetz. Ein neues Verständnis der lebendigen Welt. Bern: Scherz.

Cosmides L., Barkow J.H., Tooby J. (Hrsg.) (1992) The adapted mind: Evolutionary psychology and the generation of culture. New York: Oxford University Press.

Covey S.R. (2005) Die 7 Wege zur Effektivität. Offenbach am Main: GABAL.

Csikszentmihalyi M. (2010) Flow – der Weg zum Glück. Freiburg in Breisgau: Herder.

Csikszentmihalyi M. (2008) Das FLOW- Erlebnis. Jenseits von Angst und Langeweile: im Tun aufgehen. Stuttgart: Klett-Cotta.

Deep White Studie (2014) Wertekultur und Unternehmenserfolg. (http://www.deep-white.com/dw_studie_unternehmenskultur, Zugriff am 30.05.2016).

Deci E.L., Ryan R.M. (1985) Intrinsic motivation and self-determination in human behavior. Berlin: Springer.

Die Linke (2008) Entschließungsantrag vom 28.05.2008 Drucksache 16/184. (http://www.nilas.niedersachsen.de/starweb/NILAS/servlet.starweb?path=NILAS/lisshfl.web&id=nilaswebfastlink&format=WEBLANGFL&search=WP=16 %20AND%20DART=D%20AND%20DNR=532, Zugriff am 30.05.2016).

Drösser C., Spiewak M. (2013) Leider gut: Wir sehen die Welt düsterer, als sie ist. Die Zeit Nr. 13 vom 21.03.2013.

Dweck C. (2009) Selbstbild – Wie unser Denken Erfolge oder Niederlagen bewirkt. München: Piper.

Eberspächer H. (2004) Gut sein, wenn's drauf ankommt: die Psycho-Logik des Gelingens. München: Carl Hanser.

Erickson M., Rossi E.L. (2007) Hypnotherapie: Aufbau, Beispiele, Forschungen. Stuttgart: Klett-Cotta.

European Coaching Association/ECA (2014) Was ist Coaching? (http://www.european-¬coaching-association.de/view/coachingdefinition-1100.html, Zugriff am 30.05.2016).

Falk A., Szech N. (2013) Märkte untergraben die Moral. (http://www3.uni-bonn.de/¬Pressemitteilungen/099-2013, Zugriff am 30.05.2016).

Farelly F. (2008) Einführung in die Provokative Therapie – 2 DVDs. München: Auditorium Netzwerk.

Frankl V.E. (1985) Der Mensch vor der Frage nach dem Sinn: Eine Auswahl aus dem Gesamtwerk. München: Piper.

Frankl V.E. (2006) Man's Search for Meaning. Boston: Beacon Press.

Frankl V.E. (2009) Trotzdem Ja zum Leben sagen. München: Kösel.

Foerster von H., Glasersfeld von E, Hejl P. (1992) Einführung in den Konstruktivismus. München: Piper.

Gallup (2015) Pressemitteilung zum Engagement Index 2014. (http://www.gallup.com/¬de-de/181871/engagement-index-deutschland.aspx, Zugriff 30.05.2016).

Ghiselin M. (1973) Darwin and evolutionary psychology. Science, Vol 179 No. 4077, 9 March 1973: 964-968.

Gigerenzer G. (2008) Bauchentscheidungen. München: Goldmann.

Girod B., Rabenstein R., Stenger A. (2007) Signale und Systeme in der Elektrotechnik und Informationstechnik. Wiesbaden: Vieweg+Teubner Verlag.

Godat D. (2013) Lösungen auf der Spur. Zürich: Versus Verlag.

Gresser F.N. (2007) Altruistische Bestrafung – Inauguraldissertation. Saarbrücken: VDM Verlag Dr. Müller.

Grinder M. (2007) Grundsteine der Nonverbalen Kommunikation. Basel: Synergia Verlag.

Grün A. (2006) Menschen führen, Leben wecken. München: DTV.

Gomez P., Probst G.J.B. (2007) Die Praxis des ganzheitlichen Problemlösens: Vernetzt denken – Unternehmerisch handeln – Persönlich überzeugen. Bern: Haupt Verlag.

Haken H. (2004) Die Selbstorganisation komplexer Systeme – Ergebnisse aus der Werkstatt der Chaostheorie. Wien: Picus Verlag.

Haken H., Schiepek G. (2006) Synergetik in der Psychologie. Göttingen: Hogrefe.

Haken H., Haken-Krell M. (1997) Gehirn und Verhalten. München: Deutsche Verlags Anstalt.

Hellinger B. (2007) Die Quelle braucht nicht nach dem Weg zu fragen. Heidelberg: Carl-Auer-Systeme Verlag.

Heyse V., Erpenbeck J., Ortmann S. (2010) Grundstrukturen menschlicher Kompetenzen. Praxiserprobte Kompetenzen. Münster: Waxmann.

Holitzka M., Remmert E. (2006) Systemische Organisationsaufstellungen. Darmstadt: Schirmer.

Hug J. (2013) Vortrag auf dem Hauptstadtkongress 2013. Berlin: Hauptstadtkongress 2013.

International Group of Controlling (2010) IGC-Controller-Wörterbuch. Stuttgart: Schäffer-Poeschel.

IT Wissen (2015) Mooresches Gesetz. (http://www.itwissen.info/definition/lexikon/Moo-¬resches-Gesetz-Moores-law.html, Zugriff am 30.05.2016).

Jungermann H. Pfister H.R., Fischer K. (2010) Die Psychologie der Entscheidung. Heidelberg: Springer Spektrum.

Kahnemann D. (2012) Schnelles Denken – Langsames Denken. München: Pantheon.

Kamlah W., Lorenzen P. (1996) Logische Propädeutik. Vorschule des vernünftigen Redens. Berlin: Bibliographisches Institut/Hochschultaschenbücher- Verlag.

Kaplan R.S., Norton D.P. (1997) Balanced Scorecard. Stuttgart: Schäffer-Poeschel.

Kibet V. v. (1998) Vortrag: Theoretische Grundlagen systemischen Denkens. Auditorium Netzwerk, CD Art. Nr. JOK127C.

Knoke F. (2012) Ray Kurzweil fängt bei Google an. (http://www.spiegel.de/netzwelt/web¬/ray-kurzweil-technik-visionaer-faengt-bei-google-an-a-873282.html, Zugriff am 30.05. 2016).

Krishnamurti J. (2006) Vollkommene Freiheit: Das große Krishnamurti – Buch. Frankfurt am Main: Fischer.

Küppers B.O. (2012) Die Berechenbarkeit der Welt. Stuttgart: S. Hirzel Verlag.

Kurzweil R. (2014) Menschheit 2.0: Die Singularität naht. Berlin: Lola Books.

Lanier P. (2010) Reise zur Lösung. Bonn: Managerseminare Verlag.

Lau V. (2012) Abschied von der Esoterik. HR RoundTable News, Ausgabe 9/2012, Seite 10–12.

Lauterbach K. (2013) Sie brauchen ein neues Gelenk. Wie verhindert man sinnlose Operationen? Wie viel Wettbewerb verträgt das Krankenhaus? Zwei Gesundheitsexperten streiten. Die Zeit Nr. 18/2013 vom 3.5.2013.

Le Ker H. (2007) Schlampige US-Ärzte: 7000 Tote jährlich durch unleserliche Rezepte. (http://www.spiegel.de/wissenschaft/mensch/schlampige-us-aerzte-7000-tote-jaehrlich-¬durch-unleserliche-rezepte-a-460339.html, Zugriff am 30.05.2016).

Lexikon der Biologie (1999) Minimumgesetz. Spektrum Akademischer Verlag. (http://¬www.spektrum.de/lexikon/biologie/minimumgesetz/43184, Zugriff am 30.05.2016).

Loehr J.E. (2001) Die neue mentale Stärke. München: BLV Buchverlag.

Loehr, J., Schwartz, T. (2003) Die Disziplin des Erfolges: Von Spitzensportlern lernen – Energie richtig managen. Berlin: Econ.

Luhmann N. (1987) Grundriss einer allgemeinen Theorie. Berlin: Suhrkamp.

Mantz S. (2013) Unterlagen zur Basisausbildung Sprachkompetenz. Niedernberg: Sprachgut Akademie.

Marc E., Picard D. (2000) Bateson, Watzlawick und die Schule von Palo Alto. Bodenheim: Hain Verlag.

Maro F. (2011) Erfolgreich kommunizieren – interne Vortrag der HSM Leadershipveranstaltung 2011.

Maturana H.R. (1982) Erkennen: Die Organisation und Verkörperung der Wirklichkeit. Berlin: Springer.

Maturana H.R., Varela F, J. (1987) Der Baum der Erkenntnis. München: Goldmann.

Maturana H.R. (1997) Was ist Erkennen. München: Piper.

Max-Planck Gesellschaft (2013) Hirnforschung. (http://www.mpg.de/151390/hirnfor¬schung, Zugriff am 30.05.2016).

Mayer E. (1985) Studienbriefe Controlling. Fachhochschule Köln.

Mazzocco K., Petitti D.B., Fong K.T., Bonacum D., Brookey J., Graham S., Lasky R.E., Sexton J.B., Thomas E.J. (2009) Surgical team behaviors and patient outcomes. The American Journal of Surgery, Vo 197 Issue 5, May 2009. Washington: US National Library of Medicine – National Institutes of Health: 678-685.

Milowiz W. (o. J.), ASYS – Arbeitskreis für Systemische Sozialarbeit, Beratung und Supervision. (http://www.asys.ac.at/Systemtheorie/grundprinzipien.htm, Zugriff am 03.05. 2016).

Milton E., Ernest R. (2007) Hypnotherapie. Aufbau, Beispiele, Forschungen. Stuttgart: Klett-Cotta.

Müller A. (2015) Singularität. (http://www.wissenschaftonline.de/astrowissen/lexdt_s03.¬html, Zugriff am 04.04.2015).

Münch E., Scheytt S. (2014) Netzwerkmedizin – Ein unternehmerisches Konzept für die altersdominierte Gesundheitsversorgung. Berlin: Springer Gabler.

Offermanns M., Steinhübel A. (2006) Coachingwissen für Personalverantwortliche. Frankfurt am Main: Campus.

Ostrom E. (1999) Die Verfassung der Allmende. Jenseits von Staat und Markt. Tübingen: Mohr Siebeck.

Platon (2013) Phaidros. CreateSpace Independent Publishing Platform.

Radatz S. (2008) Einführung in das systemische Coaching. Heidelberg: Carl Auer.

Rauen C. (Hrsg.) (2008) Coaching-Tools Band I, (2009) Coaching-Tools Band II, (2014) Coaching-Tools Band III. Bonn: managerSeminare Verlag.

Rauen C. (2014) Coachinglexikon. (http://www.coaching-lexikon.de/Coaching, Zugriff am 30.05.2016).

Reinartz P. (2015) Wagen, hol schon mal den Harry. (http://www.zeit.de/kultur/2015-02¬/selbstfahrende-autos-google-car-apple, Zugriff am 30.05.2016).

Renartz G. (2012) Skripte der Medizinischen und Psychotherapeutischen Hypnose und Hypnotherapie. Mainz: Zentrum für Angewandte Hypnose.

Schäfer J. (2012) Wie wir irren und warum. Geo 3/2012.

Schmitz L., Billen B. (2008) Lösungsorientierte Mitarbeitergespräche. München: Redline.

Schoener J. (2013) Artgerechte Haltung. Die Zeit Nr. 27 vom 27.06.2013.

Schlippe A., Schweitzer J. (1996) Lehrbuch der systemischen Beratung und Therapie. Göttingen: Vandenhoeck & Ruprecht.

Schmidt G. (2004) Systemische und hypnotherapeutische Konzepte für Organisationsberatung, Coaching und Persönlichkeitsentwicklung. Müllheim Baden: Auditorium Netzwerk.

Schüller A.M., Fuchs G. (2006) Total Loyality Marketing. Berlin: Springer Gabler.

Schüller A. (2013) Erfolgreiche Führung durch gelebte Achtsamkeit. Vielseitig 1/2013 Fachinformation SeminarZentrum Gut Keuchhof.

Schulz von Thun (2015) Das Morgen-Land. Der Spiegel, Nr. 10/2015. vom 28.02.2015: S. 20–29.

Schulz von Thun F. (2011) Wahrheit beginnt zu Zweit – Friedemann Schulz von Thun über »Stimmigkeit« und guten Führungsstil. Die Zeit, Ausgabe 37.

Schulz von Thun F. (2014) Miteinander reden 1-4. Hamburg: Rororo.

Schweizer M. (2005) Kognitive Täuschungen vor Gericht. Dissertation Zürich.

Schüßler W. (2014) Ökonomisierung, Kommerzialisierung und Privatisierung des Gesundheitswesens – Am Beispiel des Krankenhauses. (http://www.attac-duesseldorf.¬de/vortraege/folien/pf20.07.2014.pdf, Zugriff am 30.05.2016).

Sell A., Hagen E.H., Cosmides, L., Tooby, J. (2006) Evolutionary Psychology-Applications and Criticisms. In: Nadel L. (Hrsg.) Encyclopedia of Cognitive Science. Hoboken/New Jersey: John Wiley & Sons.

Shazer S., Dolan Y. (2013) Mehr als ein Wunder: Die Kunst der lösungsorientierten Kurzzeittherapie. Heidelberg: Carl Auer.

Siedenbiedel C. (2013) Hochfrequenzhandel – Sklaven des Algorithmus. (http://www.faz.¬net/aktuell/wirtschaft/hochfrequenzhandel-sklaven-des-algorithmus-12030928.html, Zugriff am 30.05.2016).

Simon F.B. (2014) Einführung in die (System-)Theorie der Beratung. Heidelberg: Carl Auer.

Singer T. (2013) Wir müssen mehr fühlen. Die Zeit, Nr. 23/2013 vom 12.Juni 2013.

Sparrer I. (2010) Einführung in Lösungsfokussierte und systemische Strukturaufstellungen. Heidelberg: Auer-System-Verlag.

Springer Gabler Verlag (2013) Stichwort: Controlling. (http://wirtschaftslexikon.gabler.¬de/Archiv/399/ controlling-v7.html, Zugriff am 30.05.2016).

Springer Gabler Verlag (2014) Stichwort: Risikomanagement. (http://wirtschaftslexikon.¬gabler.de/Archiv/7669/risikomanagement-v10.html, Zugriff am 30.05.2016).

Springer Gabler Verlag (2015) Stichwort: Konstruktivismus. (http://wirtschaftslexikon.¬gabler.de/Archiv/2759/ konstruktivismus-v8.html, Zugriff am 30.05.2016).

Springer Gabler Verlag (2015a) Stichwort: Methodologischer Kollektivismus. (http://wirt¬schaftslexikon.gabler.de/Archiv/8344/methodologischer-kollektivismus-v7.html, Zugriff am 30.05.2016).

SRF (2013) Netto-Spielzeit: So viel Sport sehen wir wirklich. (http://www.srf.ch/radio-srf-¬3/aktuell/netto-spielzeit-so-viel-sport-sehen-wir-wirklich, Zugriff am 30.05.2016).

Stangl W. (1989) Das neue Paradigma der Psychologie. Die Psychologie im Diskurs des Radikalen Konstruktivismus. Wiesbaden: Friedrich Vieweg & Sohn Verlag.

Stangl W. (2014) Resilienz, Lexikon für Psychologie und Pädagogik. (http://lexikon.¬ stangl.eu/593/resilienz/, Zugriff am 30.05.2016).

Stierlin H. (1975) Das Tun des Einen ist das Tun des Anderen. Berlin: Suhrkamp.

Svenja H. (2013) Meine 100 besten Tools für Coaching und Beratung. Offenbach: GABAL.

Tretter F. (2005) Systemtheorie im klinischen Kontext: Grundlagen – Anwendungen. Lengerich: Pabst Science Publishers.

Trivers R. (1971) The Evolution of Reciprocal Altruism in The Quarterly Review of Biology. Chicago: The University of Chicago Press.

Ulrich H., Probst G. (1995) Anleitung zum ganzheitlichen Denken. Bern: Haupt Verlag.

Vester F. (1984) Neuland des Denkens. München: DTV.

Vester F. (2012) Die Kunst des vernetzten Denkens. München: DTV.

Völz A. (2012) Basics Psychiatrie. München: Urban & Fischer.

Walker W. (1996) Abenteuer Kommunikation Bateson, Perls, Satir, Erickson und die Anfänge des NLP. Stuttgart: Klett- Cotta.

Watzlawick P. (1983) Anleitung zum Unglücklichsein. München: Piper.

Watzlawick P. (2011) Menschliche Kommunikation. Bern: Verlag Hans Huber.

Weatherly J.N., Meyer- Lutterloh K., Herfurth B., Henke A. (Hrsg.) (2011) Patientencoaching Band 1. Bonn: eRelation Verlag.

Weatherly J.N., Meyer- Lutterloh K., Pourie R. (Hrsg.) (2012) Patientencoaching Band 2. Bonn: eRelation Verlag.

Wehrle M. (2014) Die 500 besten Coaching-Fragen. Bonn: managerSeminare Verlag.

Weiterbildungsordnung (2014) Weiterbildungsordnung der Ärztekammer Berlin. (http://¬ aekb.dgn.de/10arzt/15_Aerztliche_Weiterbildung/10_wbo/40_WBO_1994/40_RiLPer¬ sEign.html, Zugriff am 30.05.2016).

Wittgenstein L. (1984) Tractatus philosophicus. Berlin: Suhrkamp.

Yue Chi (2013) Grundlagen der Systemtheorie. München: Hausarbeit

Zittlau, J. (2011) Körperhaltung beeinflusst Mut und Führungsqualität. (http://www.welt.¬ de/gesundheit/psychologie/article12279664/Koerperhaltung-beeinflusst-Mut-und-Fueh¬ rungsqualitaet.html, Zugriff am 30.05.2016).

Stichwortverzeichnis

V

Vertical-Dyad-Linkage Theory 84
Viabilität 177 f.
Viable System Model 109

X

XY–Theorie 69

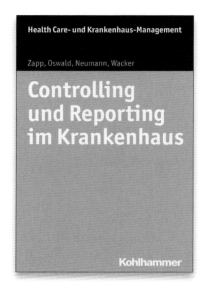

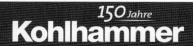

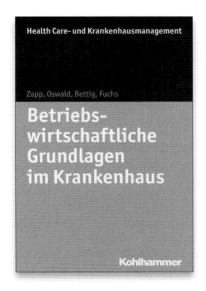

Winfried Zapp/Julia Oswald/
Uwe Bettig/Christine Fuchs

Betriebswirtschaftliche Grundlagen im Krankenhaus

2014. 234 Seiten, 54 Abb., 28 Tab.
Kart. € 39,90
ISBN 978-3-17-022608-1

auch als EBOOK

Health Care- und Krankenhaus-
Management

In diesem Lehrbuch werden die theoretischen Grundlagen für eine
Betriebswirtschaftslehre in Gesundheitseinrichtungen gelegt, praktisch aufbereitet und mit vielen Aufgaben und Fallbeispielen vertieft.
Die Autoren setzen sich insbesondere mit dem Leistungsgeschehen in
Krankenhäusern im Spannungsfeld von ökonomischer Verantwortung
und sozialem Handeln auseinander, die den Patienten in ein ökonomisches Objekt transferiert.

Prof. Dr. Winfried Zapp vertritt das Lehrgebiet Controlling in Gesundheitseinrichtungen an der Hochschule Osnabrück. **Dr. Julia Oswald**
leitet das Konzerncontrolling der Paracelsus-Kliniken. **Prof. Dr. Uwe
Bettig** lehrt an der Alice Salomon Hochschule (Berlin) Management und
Betriebswirtschaft in gesundheitlichen und sozialen Einrichtungen.
Dr. med. Christine Fuchs ist Ärztin für Chirurgie und leitet das Projektmanagement der Mühlenkreiskliniken AöR.

Leseproben und weitere Informationen unter www.kohlhammer.de

W. Kohlhammer GmbH
70549 Stuttgart
vertrieb@kohlhammer.de

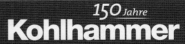

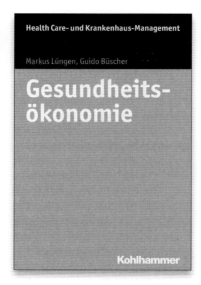
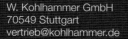
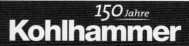